Urodynamik

Urodynamik

Diagnostik der Funktionsstörungen
des unteren Harntraktes

Udo Jonas, Helmut Heidler, Klaus Höfner
und Joachim W. Thüroff

103 Abbildungen, 31 Tabellen

2., völlig neu bearbeitete Auflage

 Ferdinand Enke Verlag Stuttgart 1998

Professor Dr. med. Udo Jonas
Professor Dr. med. Klaus Höfner
Urologische Klinik und Poliklinik
Medizinische Hochschule Hannover
Carl-Neuberg-Straße 1
D-30625 Hannover

Prim. Univ.-Doz. Helmut Heidler
Urologische Abteilung,
Allgemeines öffentliches Krankenhaus der Stadt Linz
Krankenhausstraße 9
A-4020 Linz

Univ.-Prof. Dr. med. Joachim W. Thüroff
Urologische Klinik und Poliklinik
Johannes-Gutenberg-Universität
Langenbeckstraße 1
D-55131 Mainz

Die Deutsche Bibliothek – CIP-Einheitsaufnahme

Urodynamik : Diagnostik der Funktionsstörungen des unteren
Harntraktes ; 31 Tabellen / Udo Jonas ... – 2., völlig neu bearb.
Aufl. – Stuttgart : Enke, 1998
 1. Aufl. u.d.T.: Jonas, Udo: Urodynamik
 ISBN 3-432-90942-X

Wichtiger Hinweis:
Wie jede Wissenschaft ist die Medizin ständigen Entwicklungen unterworfen. Forschung und klinische Erfahrung erweitern unsere Erkenntnisse, insbesondere was Behandlung und medikamentöse Therapie anbelangt. Soweit in diesem Werk eine Dosierung oder eine Applikation erwähnt wird, darf der Leser zwar darauf vertrauen, daß Autoren, Herausgeber und Verlag große Sorgfalt darauf verwandt haben, daß diese Angabe dem **Wissensstand bei Fertigstellung des Werkes** entspricht. Für den Inhalt der einzelnen Artikel sind die jeweiligen Autoren verantwortlich.

Für Angaben über Dosierungsanweisungen und Applikationsformen kann vom Verlag jedoch keine Gewähr übernommen werden. **Jeder Benutzer ist angehalten,** durch sorgfältige Prüfung der Beipackzettel der verwendeten Präparate und gegebenenfalls durch Konsultation eines Spezialisten festzustellen, ob die dort gegebene Empfehlung für Dosierungen oder die Beachtung von Kontraindikationen gegenüber der Angabe in diesem Buch abweicht. Eine solche Prüfung ist besonders wichtig bei selten verwendeten Präparaten oder solchen, die neu auf den Markt gebracht worden sind. **Jede Dosierung oder Applikation erfolgt auf eigene Gefahr des Benutzers.** Autoren und Verlag appellieren an jeden Benutzer, ihm etwa auffallende Ungenauigkeiten dem Verlag mitzuteilen.

Geschützte Warennamen (Warenzeichen®) werden **nicht immer** besonders kenntlich gemacht. Aus dem Fehlen eines solchen Hinweises kann also nicht geschlossen werden, daß es sich um einen freien Warennamen handelt.

Das Werk, einschließlich aller seiner Teile, ist urheberrechtlich geschützt. Jede Verwertung ist ohne Zustimmung des Verlages außerhalb der engen Grenzen des Urheberrechtsgesetzes unzulässig und strafbar. Das gilt insbesondere für Vervielfältigungen, Übersetzungen, Mikroverfilmungen und die Einspeicherung und Verarbeitung in elektronischen Systemen.

© 1980, 1998 Ferdinand Enke Verlag, P. O. Box 30 03 66, D-70443 Stuttgart – Printed in Germany
Satz und Druck: Druckerei Maisch + Queck, D-70839 Gerlingen
Schrift: 9/10 Times, System Apple Macintosh

Geleitwort

Es gibt wenige Entwicklungen in unserem Fach, die seit ihrem Beginn Anfang der 70er Jahre einen ähnlich aufwärts gerichteten Trend verzeichneten wie die Urodynamik. Aus dem ursprünglichen Bedürfnis, funktionelle Veränderungen der Speicherung und Entleerung der Blase zu messen und zu registrieren, entstand über die Zuordnung der gewonnenen Ergebnisse zu bestimmten Symptomen Schritt für Schritt die differentialdiagnostische Entschlüsselung zentraler und peripherer neurologischer Störungen der Blasen- und Sphinkterfunktion.

In einem kurzen Zeitraum von wenigen Jahren verwandelte sich die einfache, über handgefertigte Steigrohre erfolgte Messung in die elektronisch gesteuerte simultane manometrische, myographische und röntgenologische Videodokumentation komplexer Funktionsabläufe. An dieser Entwicklung hatte von Anfang an die Kooperation der Autoren mit kreativen Ingenieuren aus der forschenden Industrie entscheidenden Anteil. An ihrem vorläufigen Endpunkt stand eine dem EKG vergleichbare und in die Urologie untrennbar integrierte Diagnostik, die sich rasch zur Dienstleistung für Nachbarfächer, wie z. B. die Gynäkologie, entwickelte.

Es ist das Verdienst der Autoren, diese Subdisziplin aus den Anfängen einer klinischen „Geheimwissenschaft" zu einem Instrument der täglichen Praxis gestaltet zu haben. Zunehmende Besucherzahlen der Seminare des urodynamischen Arbeitskreises, einer der aktivsten der DGU überhaupt, geben ein beredtes Zeugnis über das breite Bedürfnis, vorhandenes Wissen aufzufrischen und hinzugekommenes zu erlernen.

Die zweite Auflage der „Urodynamik" bietet hierfür die besten Voraussetzungen. Zu ihren Besonderheiten zählt ihre unkonventionelle, wohldurchdachte Gliederung. Diese erlaubt es, aus welcher Richtung auch immer eine Frage sich stellt, ob Symptom oder registrierte Läsion, ob bloße Verdachtsdiagnose oder differentialtherapeutische Entscheidung, darauf eine schnelle Antwort zu erhalten. Auch spricht es für die Didaktik der Autoren, daß Fragen der täglichen Praxis der gleiche Stellenwert zugemessen wurde wie komplexen wissenschaftlichen.

Wurden Patienten zu Beginn des urodynamischen Zeitalters mit einer ungeklärten Symptomatik an den Neurologen überwiesen, ist der umgekehrte Weg zur Lokalisation der Läsion heute nicht mehr die Ausnahme.

Zu den besonderen Freuden eines Lehrers zählen seinerzeit nur erahnte, durch die Schüler verwirklichte Entwicklungen. Eine der bedeutendsten ist in diesem Buch dokumentiert.

Mainz, im Dezember 1997

Professor *R. Hohenfellner*

Vorwort

1980 erschien die erste Ausgabe von „Urodynamik – Diagnostik der Funktionsstörungen des unteren Harntraktes" der Autoren U. Jonas, H. Heidler, J. Thüroff. Dieses Kompendium diente dazu, die damals noch strittigen Fragen von Terminologie, Untersuchungstechnik und Interpretation unter Berücksichtigung der Empfehlungen der International Continence Society (ICS) zu standardisieren. Besonderer Wert wurde auf den Stellenwert der unterschiedlichen Untersuchungstechniken gelegt, um eine individuelle, dem Krankheitsbild angemessene Diagnostik einsetzen zu können. Letztlich sollte die urodynamische Messung so standardisiert sein, daß Kurven und Daten multizentrisch vergleichbar waren, ein in den 70er Jahren noch nicht gelöstes Problem. Die Urodynamik sollte praxisbezogen und realistisch erläutert werden, um ihr in der Diagnostik der funktionellen Blasenentleerungsstörungen und Inkontinenzen einen festen Stellenwert zuzuordnen.

1998 hat die Urodynamik ihren festen Platz im Abklärungsprogramm der unterschiedlichsten Probleme des unteren Harntraktes. Insbesondere die aktuellen Fragestellungen – z. B. in der Abklärung von mechanischen Obstruktionen und funktionellen Entleerungsstörungen – erforderten die Neuauflage des seit vielen Jahren vergriffenen Kompendiums, die jetzt unter Mithilfe von K. Höfner realisiert werden konnte.

Die Urodynamik von heute ist weitgehend standardisiert, die Fragestellungen sind klar definiert, computerunterstützte Meßplätze brachten eine neue Dimension in Untersuchungstechnik, Datenerfassung und Interpretation. So sind heute Datenanalysen und Modellvergleiche ebenso mühelos realisierbar wie statistische Analysen.

Das vorliegende, komplett überarbeitete Buch nimmt die 1980 abgehandelten Themenkomplexe wieder auf, die – aktualisiert und um die Neuerungen ergänzt – alle Facetten der Urodynamik abdecken. Der Leser wird nicht nur zur Urodynamik und Meßtechnik informiert, er erhält eine komplette Übersicht über Anatomie und Innervation, Physiologie und Befundmuster der normalen und gestörten Miktion bzw. der Inkontinenz. Die allgemeine und spezielle Diagnostik wird – unter Berücksichtigung der modernen Urodynamik in allen Teilaspekten – ausführlich beschrieben und an Beispielen der neurogenen und nicht-neurogenen Krankheitsbilder dargelegt. Ein Abdruck der ICS Standardisierungsempfehlungen und – wie in der Erstausgabe – ein „Urodynamisches Lexikon" komplettieren die Thematik der „Urodynamik".

Insbesondere die neuen Behandlungsverfahren z. B. bei BPH haben zu einer Renaissance der Urodynamik geführt, die heute mehr als noch vor einigen Jahren ein integrierter Bestandteil in der Diagnostik von Funktionsstörungen der unteren Harnwege bzw. der Inkontinenz geworden ist. So steht 1998 die Forderung, daß vor der invasiven Therapie – insbesondere bei alternativen konservativen oder minimal invasiven Formen – i. a. die urodynamische Abklärung unabdingbar ist.

So soll dieses vorliegende Buch Basisinformation, Leitlinien und Hilfestellung zur Urodynamik vermitteln. Angesprochen sind alle Kolleginnen und Kollegen, die mit der Funktionsdiagnostik des unteren Harntrakts befaßt sind.

Udo Jonas, Hannover
Helmut Heidler, Linz
Klaus Höfner, Hannover
Joachim Thüroff, Mainz

Inhalt

1 Die ungestörte Funktion des unteren Harntraktes 1
1.1 Anatomie und Innervation 1
1.2 Harnblasenfunktion 4
1.2.1 Füllphase (Speicherfunktion) 4
1.2.2 Entleerungsphase (Miktion) 5

2 Die gestörte Funktion des unteren Harntraktes 7
2.1 Symptomatologie 7
2.1.1 Gestörte Speicherphase 7
2.1.2 Gestörte Entleerungsphase 8
2.2 Pathophysiologie der Speicherphase .. 9
2.2.1 Blasenhypersensitivität (sensorische Urge) 9
2.2.2 Detrusorhyperaktivität (motorische Urge) 10
2.2.3 Hyperbare Blase (low-compliance-Blase) 11
2.2.4 Verschlußinsuffizienz 11
2.3 Klassifikation der Inkontinenz 13
2.3.1 Streßinkontinenz 13
2.3.2 Urge-Inkontinenz 15
2.3.3 Reflexinkontinenz 15
2.3.4 Überlauf-Inkontinenz 16
2.3.5 Extraurethrale Inkontinenz 16
2.4 Pathophysiologie der Entleerungsphase 17
2.4.1 Blasenhyposensitivität 17
2.4.2 Detrusorhypokontraktilität 18
2.4.3 Infravesikale Obstruktion 19

3 Allgemeine urologische Untersuchung 23
3.1 Anamnese 23
3.2 Allgemeine klinische Untersuchung .. 23
3.3 Laboruntersuchung 23
3.4 Spezielle klinische Untersuchung 23

4 Spezielle (urodynamische) Diagnostik 25
4.1 Uroflowmetrie 25
4.1.1 Indikation zur Uroflowmetrie 25
4.1.2 Apparative Ausstattung 25
4.1.3 Meßgrößen – Meßeinheiten 26
4.1.4 Untersuchungsbedingungen und Untersuchungsgang 26
4.1.5 Normalbefunde 27
4.1.6 Interpretation 28

4.2 Zystomanometrie der Speicherphase . 28
4.2.1 Indikation zur Zystomanometrie 29
4.2.2 Apparative Ausstattung 29
4.2.3 Meßgrößen – Meßeinheiten 31
4.2.4 Untersuchungsbedingungen und Untersuchungsgang 32
4.2.5 Normalbefunde 33
4.2.6 Interpretation 35
4.3 Elektromyographie 36
4.3.1 Indikation zur Elektromyographie ... 36
4.3.2 Apparative Ausstattung 36
4.3.3 Meßgrößen – Meßeinheiten 37
4.3.4 Untersuchungsbedingungen und Untersuchungsgang 38
4.3.5 Normalbefunde 39
4.3.6 Interpretation 39
4.4 Röntgen 40
4.4.1 Indikation zum Röntgen 40
4.4.2 Apparative Ausstattung 40
4.4.3 Untersuchungsbedingungen und Untersuchungsgang 40
4.4.4 Interpretation 41
4.5 Zystomanometrie der Entleerungsphase (Miktiometrie, Druck-Fluß-Messung) ... 41
4.5.1 Indikation zur Druck-Fluß-Messung . 41
4.5.2 Apparative Ausstattung 45
4.5.3 Meßgrößen – Meßeinheiten 45
4.5.4 Untersuchungsbedingungen und Untersuchungsgang 49
4.5.5 Normalbefunde 50
4.5.6 Interpretation 50
4.5.7 Spezielle Techniken: Flow – EMG ... 53
4.6 Urethradruck-Profil 53
4.6.1 Indikation zur Profilometrie 53
4.6.2 Apparative Ausstattung 54
4.6.3 Meßgrößen – Meßeinheiten 55
4.6.4 Untersuchungsbedingungen und Untersuchungsgang 56
4.6.5 Normalbefunde 58
4.6.6 Interpretation 60
4.7 Besonderheiten der Meßtechnik 61
4.7.1 Null-Punkt-Kalibrierung 61
4.7.2 Meßkatheter 62
4.7.3 Besonderheiten der digitalen Meßtechnik 64

5 Urodynamische Diagnose und Therapie 69
5.1 Streßinkontinenz (Verschlußinsuffizienz) 69

5.1.1	Urodynamische Befundmuster	69	5.6.2	Hyposensitive Blase 85
5.1.2	Streßinkontinenz der Frau	70	5.6.3	Dezentralisierte/Denervierte Blase (Areflexiver Detrusor) 87
5.1.3	Therapie der Streßinkontinenz der Frau	70	5.6.4	Spinale Reflexblase (Hyperreflexiver Detrusor mit Detrusor-Sphinkter-Dyssynergie) 90
5.1.4	Streßinkontinenz des Mannes	71		
5.1.5	Therapie der Streßinkontinenz des Mannes	71	5.6.5	Zerebral enthemmte Blase (Hyperreflexiver Detrusor ohne Detrusor-Sphinkter-Dyssynergie) 92
5.2	Urge (Drang)-Inkontinenz (Detrusorhyperaktivität – Blasen-hypersensitivität)	72	5.6.6	Spezielle neurologische Erkrankungen / Läsionen 94
5.2.1	Urodynamische Befundmuster	73	5.6.6.1	Denervierte Blase nach Beckenchirurgie 94
5.2.2	Therapie	73		
5.3	Harnverlust im Kindesalter	73	5.6.6.2	Diabetische Neuropathie 94
5.3.1	Enuresis	74	5.6.6.3	Myelodysplasie 95
5.3.2	Kindliche Harninkontinenz	76	5.6.6.4	Rückenmarkstrauma 95
5.3.2.1	Kindliche Urge-Inkontinenz	76	5.6.6.5	Apoplexie 97
5.3.2.2	Extraurethrale Harninkontinenz	77	5.6.6.6	Demenz 97
5.4	Infravesikale Obstruktion	77	5.6.6.7	M. Parkinson 98
5.4.1	Mechanische Obstruktion	78	5.6.6.8	Multiple Sklerose 99
5.4.2	Funktionelle Obstruktion	78		
5.4.3	Urodynamische Befundmuster	79	**6**	**Klassifikationen** 103
5.4.4	Therapie der funktionellen Obstruktion	82	**7**	**Standardisierungsempfehlungen der International Continence Society** 105
5.5	Detrusorhypokontraktilität (-akontraktilität)	83		
5.5.1	Urodynamische Befundmuster	83		
5.5.2	Therapie der Detrusorhypokontrak-tilität (-akontraktilität)	84	**8**	**Symptomen-Scores** 129
5.6	Neurogene Blase	85	**9**	**Urodynamisches Lexikon** 131
5.6.1	Lokalisation der neurologischen Läsion	85	**10**	**Sachregister** 135

1 Die ungestörte Funktion des unteren Harntraktes

1.1 Anatomie und Innervation

Die glatte Detrusormuskulatur ist prinzipiell dreischichtig aufgebaut, wobei die Abgrenzung der einzelnen Schichten lediglich im Bereich des Blasenhalses deutlich ist. Im Bereich des Blasenhalses lassen sich eine äußere und innere Longitudinale sowie eine mittlere zirkuläre Muskelschicht unterscheiden. Die Fasern der inneren longitudinalen Muskelschicht der Blase setzen sich direkt in die innere Längsmuskelschicht der Harnröhre fort. Die mittlere Zirkulärschicht endet am Blasenhals und setzt sich nicht in die Harnröhre fort. Die mittlere Muskelschicht beginnt 2 bis 2,5 cm oberhalb des Blasenhalses auf eine Dicke von 1,5 bis 2 cm anzuwachsen und umgibt den Meatus internus urethrae mit einem inkompletten, nach dorsal offenen Ring. Diese Muskelfasern werden 1915 von Heiss (10) als M. sphincter trigonalis beschrieben, sie sind identisch mit dem Fundusring nach Uhlenhuth (25) und Hunter (12). Die Fasern dieses dorsal offenen Fundusringes inserieren in der Muskulatur des tiefen Trigonum. Fundusring und tiefes Trigonum werden von Hutch (13) als funktionelle Einheit betrachtet und als base plate bezeichnet (Abb. 1.1). Die äußere longitudinale Muskelschicht der Blase setzt sich, ähnlich der inneren Muskelschicht, direkt in die Harnröhrenmuskulatur fort. Dabei erhalten die Muskelfasern eine spiralige Anordnung um das Urethralumen, so daß auf dem Querschnitt eine semizirkuläre Umschlingung der Urethra durch zahlreiche Muskelzüge der äußeren Längs-

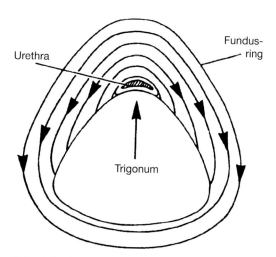

Abb. 1.1 Der Blasenhalsverschlußmechanismus nach *Hutsch* (13). Die hufeisenförmig verlaufenden Fasern des Fundusringes inserieren am tiefen Trigonum, beide Strukturen zusammen haben als „base plate" eine Verschlußfunktion des Meatus urethrae internus.

muskelschicht von ventral als auch von dorsal resultiert (14, 19) (Abb. 1.2). Die kräftige Längsmuskulatur der dorsalen Blasenwand, die die Urethra ventral hufeisenförmig umfaßt, stellt nach Heiss (10) als Annulus urethralis den Hauptteil dieser Muskelschlingen. Die äußere, spiralige Muskelschicht der Urethra verjüngt sich nach distal, da sich die Fasern zurück zur gegenüberliegenden Bla-

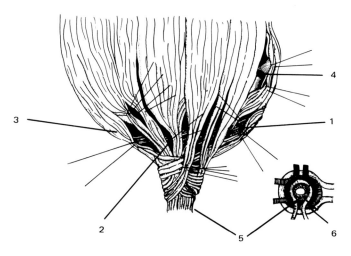

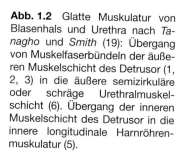

Abb. 1.2 Glatte Muskulatur von Blasenhals und Urethra nach *Tanagho* und *Smith* (19): Übergang von Muskelfaserbündeln der äußeren Muskelschicht des Detrusor (1, 2, 3) in die äußere semizirkuläre oder schräge Urethralmuskelschicht (6). Übergang der inneren Muskelschicht des Detrusor in die innere longitudinale Harnröhrenmuskulatur (5).

senwand schlingen. Die spiraligen und semizirkulären glattmuskulären Schlingen stellen im strengen anatomischen Sinne keinen Schließmuskel dar, wenngleich funktionell bei einer Tonisierung dieser Muskelzüge der Blasenauslaß auf Blasenhalsniveau verschlossen wird.

Der quergestreifte Sphinktermechanismus der Harnröhre läßt zwei Anteile unterscheiden: den Sphinkter externus als im anatomischen Sinne eigentlichen Schließmuskel sowie die periurethrale Beckenbodenmuskulatur. Die intramural in der Harnröhrenwandung gelegenen Fasern des quergestreiften Sphinkter externus umgeben die glattmuskulären Anteile der Harnröhrenwandung, ihre Hauptmasse findet sich bei der Frau im Bereich der mittleren Harnröhre, beim Mann im Bereich der membranösen Harnröhre (7, 14) (Abb. 1.3, Abb. 1.4). Beim Durchtritt durch die Beckenbodenmuskulatur tritt die Harnröhre weiterhin mit dem M. pubococcygeus als medialem Anteil des M. levator ani in Kontakt, die als periurethrale Muskulatur zum externen Sphinktermechanismus gerechnet wird (7, 14).

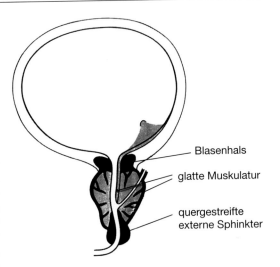

Abb. 1.4 Sphinktermechanismus des Mannes: Blasenhals, glattmuskuläre Urethra und Anteile des Prostatastroma, quergestreifter externer Sphinkter (nach *Gosling*).

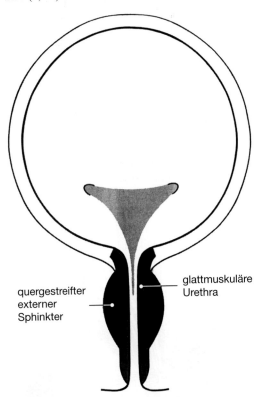

Abb. 1.3 Sphinktermechanismus der Frau: Blasenhals, glattmuskuläre Urethralmuskulatur und quergestreifter externer Sphinkter (nach *Gosling*).

Die autonome Innervation des unteren Harntraktes erfolgt durch den parasympathischen Nervus pelvicus aus dem Nucleus intermediolateralis des Sakralmarkes S 2–S 4 (23) sowie den sympathischen Nervus hypogastricus aus dem Nucleus intermediolateralis der Segmente Th 12–L 2. Dabei ist nach Elbadawi und Schenk (3) die autonome Innervation der glatten Muskulatur des unteren Harntraktes folgendermaßen charakterisiert: sowohl der Detrusor als auch die glattmuskuläre Harnröhre haben eine parasympathische-sympathische Doppelinnervation, wobei der sympathische Nervus hypogastricus Synapsen zum Ganglion pelvicum und den in der Blase gelegenen (parasympathischen) intramuralen Ganglien unterhält, wodurch eine vielfältige periphere Modulation von Impulsen möglich ist. Im Detrusor überwiegt die Anzahl von cholinergen Neuronen deutlich gegenüber den adrenergen Nervenendigungen (6). Der parasympathische Nervus pelvicus besorgt die motorische Blaseninnervation, durch Freisetzung des parasympathischen Neurotransmitters Acetylcholin wird über die Aktivierung von Muscarinrezeptoren der Detrusormuskulatur die Miktion ausgelöst (Abb. 1.5).

Während adrenerge Nervenendigungen im Detrusor spärlich sind, nimmt die Dichte im Bereich von Trigonum, Blasenhals und glattmuskulärer Harnröhre deutlich zu. Zusätzlich erfährt die glattmuskuläre Harnröhre jedoch auch eine cholinerge Innervation. Der sympathische Nervus hypogastri-

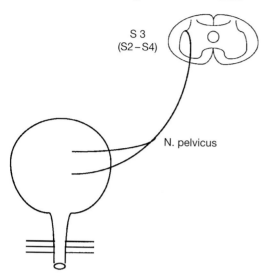

Abb. 1.5 Parasympaticus: Der parasympathische N. pelvicus stellt die motorische Innervation des Detrusor. Die Miktion wird durch Freisetzung des parasympathischen Neurotransmitters Acetylcholin über Muscarinrezeptoren des Detrusor ausgelöst.

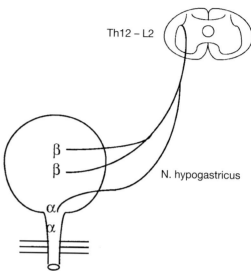

Abb. 1.6 Sympathicus: Der sympathische N. hypogastricus sichert die Kontinenz: Bei Ausschüttung des sympathischen Neurotransmitters Noradrenalin Hemmung des Detrusor über Beta-Rezeptoren und Tonisierung von Blasenhals und glattmuskulärer Harnröhre über Alpha-Rezeptoren.

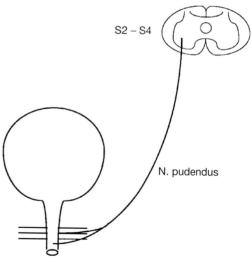

Abb. 1.7 Nervus pudendus: Die somamotorische Willkürinnervation von Beckenboden und externem Sphinkter erfolgt über den N. pudendus aus den Vorderhörnern des sakralen Rückenmarkes (S 2–S 4).

cus ist in seiner Funktion Gegenspieler des parasympathischen Nervus pelvicus: bei Ausschüttung des sympathischen Neurotransmitters Noradrenalin werden der Detrusor über inhibitorische Beta-Rezeptoren ruhiggestellt und der Blasenhals und die glattmuskuläre Harnröhre über exzitatorische alpha-Rezeptoren tonisiert, so daß eine kontinenzsichernde Funktion resultiert (Abb. 1.6). Aufgrund neuerer Untersuchungen mit radioaktiven Liganden und Rezeptorenklonierung konnte gezeigt werden, daß im Bereich des Blasenauslasses vornehmlich alpha 1-Rezeptoren vorkommen und in der glatten Muskulatur des Prostatastromas alpha 1 A-Rezeptoren.

Der quergestreifte Sphinkter externus wird wie die übrige Beckenbodenmuskulatur vom somatischen N. pudendus innerviert, der den Vorderhornzellen des Sakralmarkes der Segmente S 2–S 4 entspringt (23) (Abb. 1.7). Die Beobachtungen, daß der quergestreifte intramurale Sphinkter externus neben der somatischen Innervation auch noch unter einer parasympathisch-sympathischen Kontrolle stehe, müssen nach neueren Untersuchungen eher in Frage gestellt werden (22, 26).

Die Lokalisation der Kerne des parasympathischen N. pelvicus und des somatischen Nervus pu-

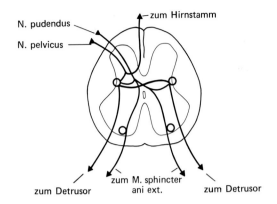

Abb. 1.8 Verschaltung von N. pelvicus und N. pudendus auf der Ebene des Sakralmarkes (S 2–S 4) durch kurze Neurone (Hemmneurone) (nach *Bradley*).

dendus in den Segmenten S 2–4 des Sakralmarkes hat zur Bezeichnung dieses Bereiches als „sakrales Miktionszentrum" geführt. Wenn auch Pudendus- und Pelvicuskerne durch kurze Hemmneurone miteinander verbunden sind (Abb. 1.8), so erfolgt doch die eigentliche Koordinierung von Detrusor und Sphinkter über lange Bahnen im N. coeruleus der Formatio reticularis des Hirnstammes, dem eigentlichen „portinen Miktionszentrum". Übergeordnete Kerne im Mittelhirn (Hypothalamus und ventrolaterale Anteile des Thalamus) und den Stammganglien (Globus pallidus, N. ruber, Substantia nigra) und kortikale Areale im Gyrus frontalis medialis des Frontallappens, im vorderen Anteil des Gyrus cingulatus und im Knie des Corpus callosum haben vorwiegend hemmende Funktion auf den Miktionsreflex.

1.2 Harnblasenfunktionen

1.2.1 Füllphase (Speicherfunktion)

Die Harnblase als viskoelastisches Hohlorgan hat die Aufgabe, die kontinuierlich anfallende Urinproduktion aufzufangen und zu speichern, so daß eine Harnentleerung in größeren Portionen und Abständen möglich wird. Die Eigenschaften der glatten Detrusormuskulatur machen eine Akkomodation unterschiedlicher Füllungsvolumina möglich, ohne daß eine wesentliche Erhöhung des intravesikalen Druckes eintritt. Eine motorische Detrusoraktivität wird während der Speicherphase über Sympathikotonus und beta-Rezeptoren im Detrusor inhibiert, gleichzeitig werden zur Kontinenzsicherung über exzitatorische alpha-Rezeptoren Blasenhals und glattmuskuläre Urethra tonisiert (5). Bei gehemmter motorischer Aktivität werden im Bereich einer Füllung unterhalb der maximalen Blasenkapazität nahezu konstante intravesikale Drücke während der Akkomodation zunehmender Füllungsvolumina nach dem La Placeschen Gesetz durch eine kontinuierliche Zunahme der Wandspannung erklärt, bis die Dehnungsgrenze der viskoelastischen Elemente der Blasenwand erreicht ist. Das Volumen-/Druckverhalten während der Blasenfüllphase wird durch die Compliance (C = $\Delta V/\Delta P$: Blasendehnbarkeit) beschrieben, die im Normbereich pro cmH$_2$O Blasendruckanstieg die Akkomodation von mehr als 25 ml Füllungsvolumen erlaubt (siehe Kapitel 4.2). Bevor es beim Erreichen der maximalen anatomischen Blasenkapazität durch Dehnung der viskoelastischen Blasenwandelemente zu einem stärkeren Druckanstieg kommt (niedrigere **terminale** Compliance), wird in der Regel über Dehnungsrezeptoren der Blasenwand Harndrang ausgelöst, so daß im Regelfall die Blase vor einer „Überdehnung" entleert werden kann (Abb. 1.9).

Abb. 1.9 Druck-Volumendiagramm bei zystomanometrischer Blasenfüllung: Im Bereich der funktionellen Kapazität nur geringer Druckanstieg bei zunehmender Blasenfüllung (hohe Compliance), erst im Bereich der maximalen anatomischen Blasenkapazität durch Dehnung der viskoelastischen Blasenwandelelemente stärkerer Druckanstieg (niedrige *terminale* Compliance). Dieser Bereich wird physiologischerweise wegen zuvor einsetzenden Harndranges und willkürlicher Blasenentleerung nur selten erreicht.

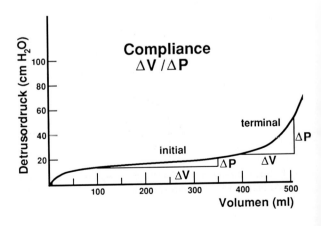

Der eigentliche Blasenverschluß wird unter Ruhebedingungen durch den Tonus der funktionellen Harnröhre sichergestellt. Im einzelnen wird der urethrale Verschlußdruck zu etwa je einem Drittel durch folgende Komponenten erbracht (1, 18, 20, 21):

1. den Tonus der glatten Muskulatur der Harnröhre,
2. den Tonus der quergestreiften Harnröhrenmuskulatur und Beckenbodenmuskulatur,
3. die Spannung des elastischen Bindegewebes in Harnröhre und periurethralem Gewebe sowie den Druck in dem submukösen Venenplexus.

Davon haben in der proximalen Urethra der sympathische Tonus sowie die nicht-nervalen Faktoren vorrangige Bedeutung, während in der mittleren Urethra der Frau und der membranösen Urethra des Mannes der somatische Tonus der quergestreiften Muskulatur des Sphinktermechanismus entscheidend ist.

Unter Streßbedingungen (z. B. Husten, Niesen) wird der Harnröhrenverschluß zusätzlich durch die passive und aktive Drucktransmission gewährleistet (4, 8, 9, 24). Die passive Drucktransmission ist der Mechanismus der Übertragung des intraabdominalen Druckes unter Streßbedingungen (Husten, Niesen) auf die Urethra wie auch auf Blase und alle anderen intrapelvinen Organe.

Der Wirkungsgrad dieses Mechanismus ist am höchsten im Bereich des Blasenhalses und nimmt nach der distalen Urethra hin kontinuierlich ab. Dasselbe Muster einer nach distal abnehmenden Drucktransmission wie innerhalb der Urethra kann auch im paraurethralen Raum registriert werden (17).

Die aktive Drucktransmission läßt sich durch Reflexkontraktion der quergestreiften intramuralen und periurethralen Muskulatur des Sphinktermechanismus unter Streßbedingungen erklären. Dieser distale Mechanismus hat seinen höchsten Wirkungsgrad im Bereich der mittleren Harnröhre der Frau und der membranösen Harnröhre des Mannes. Die distale urethrale Druckantwort erfolgt unter Streßbedingungen nach Thüroff et al. (24) geringfügig früher als alle anderen Druckschwankungen und kann diese sämtlich in der Höhe übertreffen. Dieser Mechanismus ist damit in der Lage, einen intravesikalen Druckanstieg nicht nur zu kompensieren, sondern sogar überzukorrigieren, woraus dann unter Streßbedingungen eine Erhöhung des urethralen Verschlußdruckes resultiert. Im Bereich des Punctum maximum werden nach Heidler et al. (9) $1/3$ der urethralen Druckantwort unter Streß durch den Mechanismus der passiven Drucktransmission erbracht und $2/3$ durch aktive Drucktransmission (siehe Kapitel 4.6).

1.2.2 Entleerungsphase (Miktion)

Bradley et al. (2) beschreiben vier nervale Regelkreise, ausgehend von Cortex über Hirnstamm und sakralem Miktionszentrum bis zum Zielorgan, die für Aktivierung und Koordinierung des Miktionsreflexes verantwortlich sind. Während Lapides (16) eine passive Aufdehnung des urethralen Verschlußmechanismus bei Kontraktion des Detrusors zur Miktion annahm, konnten Jonas und Tanagho (15) zeigen, daß unmittelbar vor der Detrusorkontraktion nerval eine aktive Relaxation des Sphinktermechanismus ausgelöst wird (Abb. 1.10). Dieses

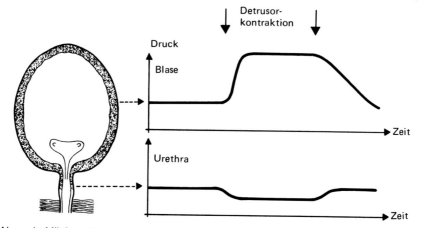

Abb. 1.10 Normale Miktion. Kurz vor Eintreten der willkürlichen Detrusorkontraktion erfolgt eine (synerge) Relaxation des Sphinktermechanismus.

koordinierte, synerge Verhalten von Detrusorkontraktion und Sphinkterrelaxation charakterisiert die normale Miktion. Hinman et al. (11) zeigten durch kontinuierliche Röntgenaufzeichnungen der Miktion, daß bei Beginn der Miktion der Blasenboden abgesenkt wird und der Blasenhals eine trichterförmige Öffnung erfährt. Bei willkürlicher Unterbrechung der Miktion wird zunächst der Harnstrahl in Höhe des externen Sphinkters gestoppt und sodann retrograd die trichterförmige Blasenhalsöffnung unter Anhebung des Blasenbodens wieder verschlossen.

Literatur

1 *Awad, S. A., J. W. Downie:* Relative contributions of smooth and striated muscles to the canine urethral pressure profile. J. Urol. 48 (1976) 347–354.
2 *Bradley, W. E., G. W. Timm, G. L. Rockswold, F. B. Scott:* Detrusor and urethral electromyelography. J. Urol. 114 (1976) 891–894.
3 *Elbadawi, A., E. A. Schenk:* Dual innervation of the mammilian urinary bladder. A histochemical study of the distribution of cholinergic and adrenergic nerves. Am. J. Anat. 119 (1966) 405–428.
4 *Enhörning, G.:* Simultaneous recording of intravesical and intra-urethral pressure. Acta Chir. Scand. Suppl. 276 (1961) 1–68.
5 *Fletcher, T. F., W. E. Bradley:* Neuroanatomy of the bladder-urethra. J. Urol. 119 (1978) 153–160.
6 *Gosling, J. A., J. S. Dixon:* The structure and innervation of smooth muscle in the wall of the bladder neck and proximal urethra. Br. J. Urol. 47 (1975) 549–558.
7 *Gosling, J.:* The structure of the bladder and urethra in relation to function. Urol. Clin. North Am. 6/1 (1979) 31–38.
8 *Heidler, H., H. Wölk, U. Jonas:* Urethral closure mechanism under stress conditions. Eur. Urol. 5 (1979) 110–112.
9 *Heidler, H., F. Casper, J. W. Thüroff:* Role of striated sphincter muscle in urethral closure under stress conditions: An experimental study. Urol. Int. 42 (1987) 195–200.
10 *Heiss, R.:* Über den Sphincter vesicae internus. Arch. Anat. Physiol. Anat. Abt. (1915) 367–384.
11 *Hinman, F., Jr., G. M. Miller, E. Nickel, E. R. Miller:* Vesical physiology demonstrated by cineradiography and serial roentgenography. Radiology 62 (1954) 713–719.
12 *Hunter, DeW. T., Jr.:* A new concept of urinary bladder musculature. J. Urol. 71 (1954) 695–704.
13 *Hutch, J. A.:* A new theory of the anatomy of the internal urinary sphincter and the physiology of micturition. Invest. Urol. 3 (1965) 36–58.
14 *Hutch, J. A.:* A new theory of the anatomy of the internal urinary sphincter and the physiology of micturition. III. Anatomy of the urethra. J. Urol. 97 (1967) 696–704.
15 *Jonas, U., E. A. Tanagho:* Studies on vesicourethral reflexes. I. Urethral sphincteric response to detrusor stretch. Invest. Urol. 12 (1975) 357–377.
16 *Lapides, J., E. P. Ajemian, B. H. Stewart, B. A. Breakey, J. R. Lichtwardt:* Further observations on the kinetics of the urethrovesical sphincter. J. Urol. 84 (1960) 86–94.
17 *Öbrink, A., G. Bunne, A. Ingelman-Sundberg:* Pressure transmission to the pre-urethral space in stress incontinence. Urol. Res. 6 (1978) 135–140.
18 *Rud, T., K. E. Andersson, M. Asmussen, A. Hunting, U. Ulmsten:* Factors maintaining the intraurethral pressure in women. Invest. Urol. 17 (1980) 343–347.
19 *Tanagho, E. A., D. R. Smith:* The anatomy and function of the bladder neck. Br. J. Urol. 38 (1966) 54–71.
20 *Tanagho, E. A., F. H. Meyers, D. R. Smith:* Urethral resistance: Its components and implications. I. Smooth muscle component. Invest. Urol. 7 (1969) 136–149.
21 *Tanagho, E. A., F. H. Meyers, D. R. Smith:* Urethral resistance: Its components and implications. II. Striated muscle component. Invest. Urol. 7 (1969) 195–205.
22 *Tanagho, E. A., R. A. Schmidt, C. G. de Araujo:* The urinary striated sphincter: What is its nerve supply? Urology 20 (1982) 415.
23 *Thüroff, J. W., M. A. Bazeed, R. A. Schmidt, D. H. Luu, E. A. Tanagho:* Regional topography of spinal cord neurons innervating pelvic floor muscles and bladder neck in the dog: A study by combined horseradish peroxidase histochemistry and autoradiography. Urol. Int. 37 (1982) 110–120.
24 *Thüroff, J. W., M. A. Bazeed, R. A. Schmidt, E. A. Tanagho:* Mechanism of urinary continence: An animal model to study urethral response to stress conditions. J. Urol. 127 (1982) 1202–1206.
25 *Uhlenhut, E., DeW. T. Hunter Jr., W. E. Loechel:* Problems in the anatomy of the pelvis. J. B. Lippincott Co., Philadelphia, 1953.
26 *Wein, A. J., G. S. Benson, D. Jacobowitz:* Lack of evidence for adrenergic innervation of the external urethral sphincter. J. Urol. 121 (1979) 324–326.

2 Die gestörte Funktion des unteren Harntraktes

2.1 Symptomatologie

2.1.1 Gestörte Speicherphase

Pollakisurie (Frequency) ohne Restharnbildung, Nykturie und imperativer Harndrang (Urge, Urgency) deuten auf eine Störung der Speicherfunktion der Harnblase hin, wobei die Harninkontinenz den schwersten Grad einer gestörten Speicherfunktion darstellt (18, 19). Bei Pollakisurie und imperativem Harndrang (Frequency/Urgency-Syndrom) lassen sich aus den anamnestischen Angaben lediglich vage Hinweise auf die Ätiologie der Beschwerden ableiten. Eine fehlende Nachtsymptomatik deutet eher auf eine psychogene als eine organische Genese der Beschwerden; Brennen beim Wasserlassen läßt z. B. an einen Harnwegsinfekt oder ein Urethradivertikel denken, und suprapubische Schmerzen werden u. a. bei der interstitiellen Zystitis regelmäßig angegeben. Da die symptomatische Reaktion des unteren Harntraktes auf verschiedenste Noxen recht uniform ist und pathognomonische Symptomkonstellationen nicht existieren, wird auch die sorgfältigste Anamnese eine zuverlässige Unterscheidung zwischen den idiopathischen Formen des Frequency/Urgency-Syndroms (Reizblase) und sekundären (symptomatischen) Formen häufig nicht erlauben. Besonders bei jahrelangen quälenden Beschwerden kann die Unterscheidung zwischen einer primär psychogenen Form und einer idiopathischen Form mit sekundärer psychischer Überlagerung unmöglich sein (18).

Die Diagnose einer idiopathischen Reizblase ist wegen der fehlenden Spezifität der Symptomatik eine Ausschlußdiagnose. Durch geeignete diagnostische Maßnahmen müssen sämtliche symptomatischen Formen ausgeschlossen werden, bei denen die Beschwerden Folgen einer Grunderkrankung sind (16) (Tab. 2.1). Insbesondere müssen unspezifische und spezifische Infektionen, anatomische Anomalien, ein postmenopausaler Östrogenmangel, infravesikale Obstruktionen und Tumoren des unteren Harntraktes als mögliche Ursachen der dargestellten Symptomatik ausgeschlossen werden.

Die Nomenklatur der Inkontinenz bietet häufig Anlaß zur Verwirrung, da sowohl Symptomatik als auch (urodynamische) Diagnose mit denselben Bezeichnungen belegt werden (19). So beschreibt z. B. das **Symptom** Streßinkontinenz einen unwillkürlichen Harnabgang unter körperlicher Belastung wie Husten, Niesen, Heben, Sport, Aufstehen oder Bewegen, das **Symptom** Dranginkontinenz einen unwillkürlichen Harnabgang in Verbindung mit einer imperativen Drangsymptomatik. Die Abklärung der zugrunde liegenden Pathophysiologie erfolgt durch urodynamische Untersuchung (s. Kapitel 4.2), die letztlich die Inkontinenzform klassifiziert und die Diagnose liefert (14, 15). Eine rein symptombezogene Klassifikation der Inkontinenzform erweist sich gegenüber der urodynamischen Diagnose in etwa einem Drittel der Fälle als falsch (8) (Abb. 2.1). So kann z. B. dem **Symptom** „Streßinkontinenz" (z. B. als Harnabgang beim Husten) die **Diagnose** „motorische Urgeinkontinenz" zugrunde liegen (wenn der Hustenstoß eine unwillkürliche Detrusorkontraktion auslöst, die letztlich den Harnverlust verursacht). Umgekehrt kann das **Symptom** „Dranginkontinenz" durch eine Sphinkterinsuffizienz (**Diagnose:** Streßinkontinenz) mit Blasenhalsöffnung und Auslösung der Drangsymptomatik durch Urineintritt in die hintere Harnröhre bedingt sein. Die Erstellung von „Streß-Scores" und „Urge-Scores" (Fragebogenanamnese) kann die urodynamische Abklärung nicht ersetzen.

Zum besseren Verständnis des klinischen Schweregrades und Leidensdruckes muß allerdings die

---

Tabelle 2.1 Ätiologie von Reizsymptomen der Harnblase.

1) **Symptomatisch**
   - unspezifischer Harnwegsinfekt
   - spezifische Zystitis (TBC, Bilharzia)
   - interstitielle Zystitis
   - Radiozystitis, Cyclophosphamidzystitis
   - Östrogenmangel
   - infravesikale Obstruktion (mechanisch, funktionell)
   - anatomische Anomalien (Urethraldivertikel, Urethralkarunkel, Urethralprolaps)
   - Fremdkörper, Steine (intravesikal, intravaginal, intrauterin)
   - Tumoren (Blase, Urethra), Prostata
   - neurologische Läsionen (suprasakral)

2) **Psychogen**

3) **Idiopathisch** (Reizblase, Urethralsyndrom, Frequency-Urgency-Syndrom)

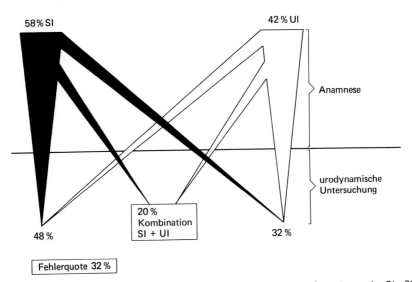

Abb. 2.1 Korrelation von Symptomen mit den urodynamischen Diagnosen, Symptome der Streßinkontinenz (SI) oder Urge-Inkontinenz (UI) werden aufgrund der urodynamischen Untersuchung in 32% der Fälle mit einer korrigierten Diagnose klassifiziert. In 20% der Fälle werden Mischformen von Streß- und Urge-Inkontinenz gefunden (8).

Anamnese detailliert und umfassend sein (siehe Kapitel 3.1). Deshalb müssen die folgenden Aspekte der Inkontinenzsymptomatik detailliert eruiert werden (19):

– Umstände (unter Belastung, mit/ohne Drang)
– Häufigkeit (periodisch/konstant, tags/nachts)
– Menge (tropfenweise/Harnspritzer/im Strahl)
– Vorlagen (Art und Größe, Wechselintervalle, Feuchtigkeitsgrad).

Zusammenhänge mit anderen Erkrankungen (Verschlimmerung bei Blasenentzündung, Asthmaanfällen etc.) und Zeitpunkt der Erstmanifestation (z. B. nach Entbindung, Hysterektomie, vorderer Plastik, Verschlimmerung nach Streßinkontinenz-Operation) liefern Hinweise auf eine mögliche Pathogenese.

2.1.2 Gestörte Entleerungsphase

Die gestörte Blasenentleerung äußert sich häufig durch eine Kombination „obstruktiver" und „irritativer" Symptome. Die Korrelation dieser Symptomatik zu objektivierbaren (urodynamischen) Befunden der zugrundeliegenden Pathophysiologie ist allerdings nur mangelhaft belegt. Gemeinhin gelten als „obstruktive" Symptome einer gestörten Blasenentleerung (7):

– Startverzögerung der Miktion
– abgeschwächter Harnstrahl
– unterbrochene Miktion
– Einsatz der Bauchpresse zur Miktion
– Miktionsverlängerung
– Nachträufeln
– Restharngefühl
– Harnverhalt und Überlaufinkontinenz.

Damit vergesellschaftet sind insbesondere bei der benignen Prostatahyperplasie die „irritativen" Symptome Pollakisurie, imperativer Harndrang, Nykturie und Dranginkontinenz. Wenngleich nach der ICS-BPH-Studie (11) die „obstruktiven" Symptome häufiger bei Patienten mit benigner Prostatahyperplasie angetroffen werden (Tab. 2.2), so werden doch Wohlbefinden und Lebensqualität stärker durch die (selteneren) irritativen Symptome beeinträchtigt (Tab. 2.3). Bei Patienten mit benigner Prostatahyperplasie konnten Abrams und Fenclcy (1) statistisch signifikante Korrelationen zum einen zwischen einer urodynamisch nachgewiesenen Obstruktion und den Symptomen Startverzögerung und abgeschwächter Harnstrahl nachweisen, zum anderen zwischen dem urodynami-

Tabelle 2.2 Prävalenz der 10 häufigsten von 19 Symptomen der BPH bei 1271 Patienten der ICS-BPH-Studie (11).

Rang	Symptom	Prävalenz
1	terminales Träufeln	94%
2	schwacher Harnstrahl	93%
3	unterbrochener Strahl	88%
4	Startverzögerung	83%
5	unvollständige Entleerung	81%
*6	imperativer Harndrang	75%
*7	Nykturie ≥2 x	74%
*8	Mehrfachmiktion	71%
*9	Pollakisurie ≥9 x	70%
10	Miktion mit Bauchpresse	69%

* irritative Symptome

Tabelle 2.3 Beeinträchtigung von Wohlbefinden/Lebensqualität durch Symptome der BPH bei 1271 Patienten der ICS-BPH-Studie (11).

Rang		Symptom	Häufigkeit
*1	(13)	Dranginkontinenz	84%
*2	(11)	Nachträufeln	84%
*3	(19)	nächtliche Inkontinenz	81%
*4	(6)	imperativer Harndrang	80%
*5	(9)	Pollakisurie ≥9 x	76%
6	(5)	unvollständige Entleerung	76%
7	(1)	terminales Träufeln	76%
*8	(7)	Nykturie ≥2 x	74%
*9	(8)	Mehrfachmiktion	73%
10	(16)	Schmerzen in der Blase	73%

* irritative Symptome, ( ) Rangfolge der Prävalenz (Tab 2.2)

schen Befund einer Detrusorhyperaktivität und den Symptomen Pollakisurie und imperativer Harndrang.

Nach dem derzeitigen Kenntnisstand der Korrelation von Symptomatologie und Pathophysiologie sollte es vermieden werden, von „obstruktiven" Symptomen zu sprechen, wenn es sich dabei um die Symptome einer gestörten Blasenentleerung handelt, für die eine Obstruktion lediglich **eine** mögliche – wenn auch häufige – Ursache ist. Andere Ursachen einer gestörten Blasenentleerung wie die Blasenhyposensitivität und die Detrusorakontraktilität lassen sich sicherlich symptomatologisch nicht von der Obstruktion abgrenzen. Die deskriptive und damit bessere Bezeichnung „Miktionssymptome" sollte daher die bisher gebräuchliche Bezeichnung „obstruktive Symptome" ersetzen (4).

Ebenso sollte es vermieden werden, von „irritativen" Symptomen zu sprechen, wenn es sich dabei um Symptome einer gestörten Speicherfunktion handelt, für die eine „Irritation" z. B. durch eine BPH lediglich **eine** mögliche – wenn auch häufige – Ursache ist. Für die Bewertung der Symptome Pollakisurie, imperativer Harndrang und Nykturie macht es einen wesentlichen Unterschied, ob sich diese Symptome aufgrund einer „Irritation" ohne Blasenentleerungsstörung und Restharnbildung präsentieren oder das Resultat einer Einschränkung der funktionellen Blasenkapazität durch erhebliche Restharnmengen auf dem Boden einer Blasenentleerungsstörung sind. Extremfall dieser Situation stellt die Überlaufinkontinenz dar, bei der das Füllungsvolumen die maximale Blasenkapazität übertrifft. Die deskriptive und damit bessere Bezeichnung „Speichersymptome" sollte daher die bisher gebräuchliche Bezeichnung „irritative Symptome" ersetzen (4).

2.2 Pathophysiologie der Speicherphase

2.2.1 Blasenhypersensitivität (sensorische Urge)

Die Pathophysiologie der sensorischen Urge (Hypersensitivität) basiert auf einer vermehrten Anflutung sensorischer Reize, die zu einem verfrühten und verstärkten Harndrang und damit zu einer funktionell verringerten Blasenkapazität (Pollakisurie) führen (16). In der Zystomanometrie findet sich eben diese Angabe des verfrühten ersten Harndranges ohne Druckkorrelat im Sinne unwillkürlicher Detrusorkontraktionen. Der Detrusor bleibt während der gesamten Füllungsphase stabil (ohne ungehemmte Kontraktionen), die Blasenentleerung erfolgt willkürlich, allerdings wegen des erhöhten Miktionsreizes verfrüht bei noch inadäquater Blasenfüllung (Abb. 2.2). Eine rein sensorische Urge findet sich z. B. bei der interstitiellen Zystitis (6), aber auch bei Radiozystitis und postmenopausalem Östrogenmangel.

2.2.2 Detrusorhyperaktivität (motorische Urge)

Bei der motorischen Urge (Detrusorhyperaktivität) findet sich in der Zystomanometrie synchron zum Auftreten der Drangsymptomatik eine unwillkürliche Detrusorkontraktion (16) (Abb. 2.3). Solche unwillkürlichen Detrusorkontraktionen können spontan oder auf Provokation hin (z. B. Husten) auftreten und sind im Prinzip meßtechnisch nicht von ungehemmten Kontraktionen infolge einer suprapontinen neurogenen Enthemmung (zerebral enthemmte neurogene Blase z. B. bei M. Parkinson, Apoplex) zu unterscheiden. Eine nicht-neurogene

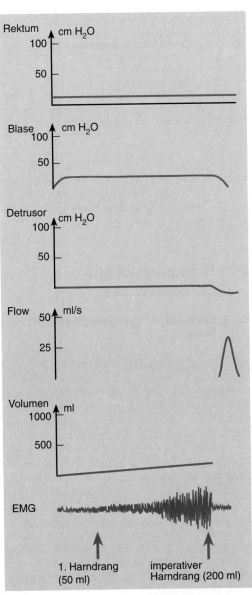

Abb. 2.2 Zystomanometrie bei sensorischer Urge: Verfrühter (50 ml) erster Harndrang ohne nachweisbare Detrusoraktivität, imperativer Harndrang bei 200 ml, imperative Miktion durch Beckenbodenrelaxation.

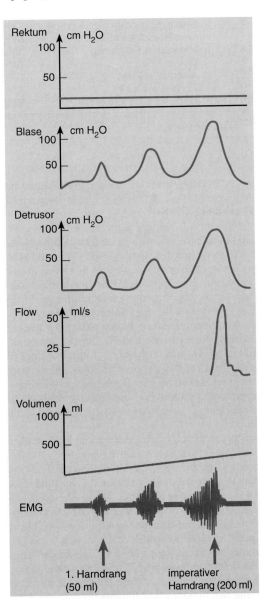

Abb. 2.3 Zystomanometrie bei motorischer Urge: Verfrühter (50 ml) erster Harndrang bei Auftreten der ersten Detrusorinstabilität, imperativer Harndrang bei 200 ml bei verstärkter Detrusorinstabilität, imperative Miktion nach Beckenbodenrelaxation.

Detrusorhyperaktivität wird als Detrusorinstabilität bezeichnet und geht im allgemeinen mit einer durch den Harndrang ausgelösten Beckenbodenkontraktion zur Verhinderung eines unfreiwilligen Harnverlustes einher. Die neurogene Detrusorhyperaktivität wird als Detrusorhyperreflexie bezeichnet. Bei zerebralen und inkompletten spinalen Läsionen ist die Blasensensibilität und damit Drangsymptomatik teilweise erhalten, bei kompletten spinalen Läsionen (Reflexblase, Reflexinkontinenz) fehlen definitionsgemäß Blasensensorik und Drangsymptomatik.

2.2.3 Hyperbare Blase (low-compliance-Blase)

Bei einer hyperbaren Blase (low-compliance-Blase) findet sich in der Zystomanometrie ein im Verhältnis zur Zunahme des Blasenfüllungsvolumens inadäquat starker Anstieg des intravesikalen Druckes (16) (Abb. 2.4). Der gesteigerte Druckanstieg ist Ausdruck einer verminderten Akkomodationsfähigkeit der viskoelastischen Blasenwandelemente. Die Compliance ($C = \Delta V/\Delta P$, Blasendehnungsfähigkeit) ist dabei unter den Normwert von 25 ml/cm H_2O erniedrigt. Die Compliance hat eine strukturelle Komponente (statische Compliance) und eine funktionelle Komponente (dynamische Compliance). Beispiele für eine vorwiegend strukturell bedingte low-compliance-Blase sind Radiozystitis, tuberkulöse Zystitis und Bilharziose, Beispiel für eine primär vorwiegend funktionell bedingte low-compliance-Blase ist die neurogene Reflexblase.

2.2.4 Verschlußinsuffizienz

Eine Verschlußinsuffizienz oder Sphinkterinsuffizienz stellt das pathophysiologische Korrelat für die Diagnose Streßinkontinenz dar. Nach den Empfehlungen der International Continence Society (ICS) wird die Diagnose Streßinkontinenz durch den zystomanometrischen Nachweis eines unwillkürlichen Harnverlustes unter körperlicher Belastung (Streß) bei Abwesenheit jeglicher Detrusoraktivität definiert (3). Dieser urodynamischen Definition liegt demnach eine Untersuchungstechnik (Zystomanometrie) zugrunde, die die Sphinkterfunktion nicht direkt evaluiert (Abb. 2.5).

Demnach basiert die urodynamische Diagnose „Streßinkontinenz" definitionsgemäß lediglich auf der Zystomanometrie und nicht auf der Durchführung eines Urethradruckprofiles. Allerdings stellt das Urethradruckprofil die einzige klinisch-urodynamische Untersuchungstechnik zur direkten Evaluierung des urethralen Sphinktermechanismus dar, die Daten über Funktion und Pathophysiologie des Verschlußmechanismus zu liefern in der Lage ist. Damit ermöglicht das Urethra-

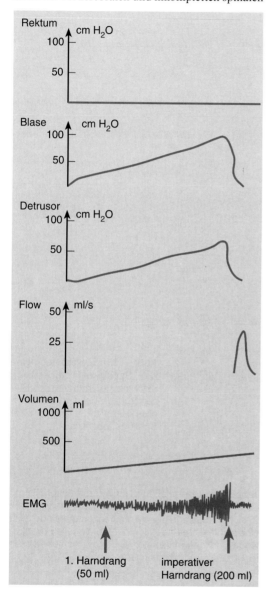

Abb. 2.4 Zystomanometrie bei hyperbarer Blase (low compliance Blase): Stetiger Blasendruckanstieg bei schon geringen Füllungsvolumina ohne erkennbare (zyklische) Detrusoraktivität, dabei verfrühter erster Harndrang (50 ml), imperative Miktion bei 200 ml nach Sphinkterrelaxation.

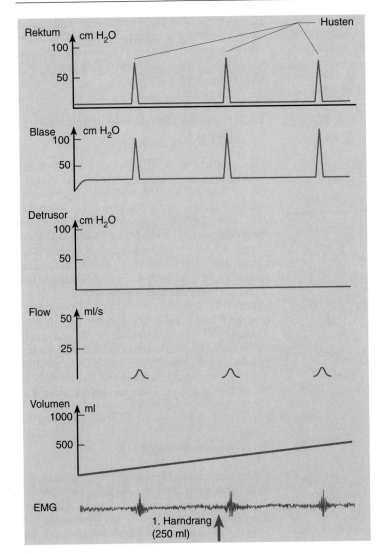

Abb. 2.5 Zystomanometrie bei Streßinkontinenz: Durch extrinsische Erhöhung des Blasendruckes beim Husten passiver Harnverlust infolge einer Sphinkterinsuffizienz.

druckprofil die Qualifizierung und Quantifizierung einer Sphinkterinsuffizienz, die durchaus prognostische und therapeutische Bedeutung hat (19, 20). Im Urethra**ruhe**profil zeigt sich mit zunehmendem klinischen Inkontinenzgrad eine Abnahme des maximalen Urethraverschlußdruckes und/oder der funktionellen Urethralänge (20) (Tab. 2.4). Bei der totalen Inkontinenz (Streßinkontinenz Grad III, s. auch Absatz 2.3.1) findet sich in der Regel schon im Urethraruheprofil eine hypotone Urethra (maximaler Urethraverschlußdruck <25 cm H_2O) (Abb. 2.6a, b). Die Prognose für die komplette Wiederherstellung der Kontinenz ist bei der hypotonen

Tabelle 2.4 Korrelation des Urethradruckprofils mit dem klinischen Inkontinenzgrad nach Stamey (n = 273). Mit Zunahme des Inkontinenzgrades findet sich eine signifikante Reduktion der funktionellen Urethralänge und des maximalen Urethraverschlußdruckes ($p < 0,05$, zwischen allen Gruppen).

klinischer Inkontinenzgrad	funktionelle Urethralänge (cm)	maximaler Urethraverschlußdruck (cmH_2O)
Grad 1 (62%)	2,6 ± 0,2	59 ± 2,0
Grad 2 (29%)	2,3 ± 0,1	36 ± 2,2
Grad 3 (9%)	1,8 ± 0,3	22 ± 3,4

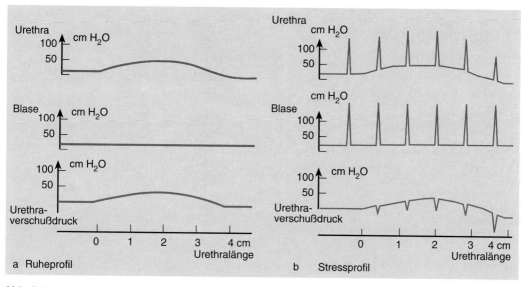

Abb. 2.6 a, b Urethradruckprofil bei Streßinkontinenz infolge einer hypotonen Urethra.
a) Ruheprofil: Normale Urethralänge, erniedrigter (< 25 cmH$_2$O) maximaler Urethraverschlußdruck (hypoton).
b) Streßprofil: Trotz guter Drucktransmission beim Husten (Verhältnis von Druckantwortzacken in Blase und Urethra) geht bei nur geringfügigem Absenken des niedrigen Ausgangsniveaus des Urethraverschlußdruckes der positive Gradient verloren.

Urethra ungünstiger. Dies hat Konsequenzen für die präoperative Patientenaufklärung und auch die Wahl des Operationsverfahrens.

Das Urethra**streß**profil evaluiert den Urethraverschlußdruck unter Belastungsbedingungen (Abb. 2.7 a, b). Ein pathologischer Befund kann durch eine verminderte passive Drucktransmission des intraabdominellen Druckes auf die Urethra und/ oder eine insuffiziente aktive Reflexkontraktion von Beckenboden und Sphinkter externus bedingt sein. Die Ursache ist häufig eine Beckenbodenschwäche, die gleichzeitig auch zum Deszensus führen kann. Diese Beckenbodenschwäche reduziert einerseits die Effektivität der Reflexkontraktionen von Beckenboden und externem Sphinktermechanismus unter Streßbedingungen. Andererseits führt sie zur Beeinträchtigung der passiven Transmission des intraabdominellen Druckes auf die proximale Urethra durch Verlagerung des Blasenauslasses aus dem abdomino-pelvinen Druckübertragungsbereich. Die Behandlungserfolge bei Streßinkontinenz mit normotonem Urethraruheprofil und verminderter Drucktransmission im Urethrastreßprofil sind exzellent, wobei sämtliche Standardverfahren der Suspensions- und Schlingenplastiken etwa gleich gute Ergebnisse erzielen.

2.3 Klassifikation der Inkontinenz

2.3.1 Streßinkontinenz

Definition: Die Streßinkontinenz ist der unwillkürliche Harnabgang unter körperlicher Belastung aufgrund eines insuffizienten Sphinkterapparates.

Das **Symptom** Streßinkontinenz beschreibt einen unwillkürlichen Harnabgang in Zusammenhang mit körperlicher Belastung.

Die **Diagnose** Streßinkontinenz ist definiert durch den zystomanometrischen Nachweis eines unwillkürlichen Harnverlustes unter körperlicher Belastung (Streß) bei Fehlen jeglicher gleichzeitiger Detrusoraktivität (3). Zum Stellenwert des Urethradruckprofils siehe Kapitel 2.2.4.

Symptomatik. Typisch für die Streßinkontinenz ist die Angabe des unwillkürlichen Harnverlustes unter körperlicher Belastung, wobei die Symptomatik tagsüber stets ausgeprägter ist als nachts im Liegen (19, 20). Nach Stamey (13) werden drei klinische Schweregrade unterschieden:

Grad I: Harnverlust unter schwerer körperlicher Belastung (Heben, Husten, Niesen),

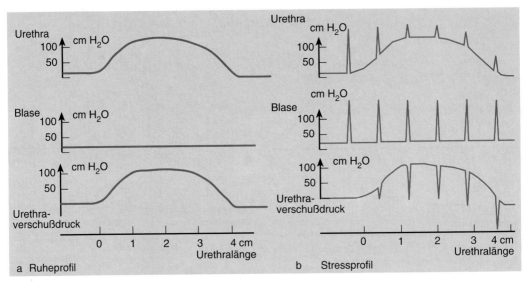

Abb. 2.7 a, b Urethradruckprofil bei Streßinkontinenz infolge einer hyporeaktiven Urethra
a) Ruheprofil: Normale Urethralänge, normaler Urethraverschlußdruck.
b) Streßprofil: Trotz guten Ausgangsniveaus des Urethraruheverschlußdruckes geht wegen einer schlechten Drucktransmission (Verhältnis der Druckantwortzacken von Blase und Urethra) beim Husten der positive Gradient des Urethraverschlußdruckes verloren.

Grad II: Harnverlust unter leichter körperlicher Belastung (Aufstehen, Gehen),
Grad III: Harnverlust auch im Liegen (totale Inkontinenz).

Pollakisurie erklärt sich häufig als vorsorgliche Blasenentleerung, um der Inkontinenz bei gefüllter Blase vorzubeugen. Imperativer Harndrang kann aufgrund eines sensorischen Reizes durch Hareintritt in die hintere Harnröhre bei geringer Blasenhalsöffnung unter Belastung ausgelöst werden oder aber wird bei einer prolongierten Beckenbodenkontraktion empfunden, die einem drohenden Harnverlust vorbeugen soll. Wenn diese **Symptome** als „Dranginkontinenz" bezeichnet werden, schließt dies die **Diagnose** „Streßinkontinenz" durchaus nicht aus. Allerdings kann eine solche Nomenklatur, die Symptome und Diagnosen mit denselben Begriffen belegt, Anlaß zu Verwechslungen geben (s. Kap. 2.1.1, „Gestörte Speicherphase").

Pathophysiologie. Eine Sphinkterinsuffizienz (s. Kap. 2.2.4) kann durch die Verlagerung des Blasenauslasses aus dem abdominopelvinen Druckübertragungsbereich durch Beckenbodenschwäche mit Absinken des Blasenhalsbereiches unter Belastung („Hypermobilität") oder in Ruhe bedingt sein und/oder durch eine Hypotonie des intrinsischen urethralen Sphinktermechanismus (hypotone Urethra). Streßinkontinenz aufgrund einer Beckenbodenschwäche kann mit oder ohne Deszensus einhergehen. Liegt ein Deszensus vor, ist dieser nicht Ursache der Harninkontinenz, sondern vielmehr haben Harninkontinenz und Deszensus die gemeinsame Ursache einer Beckenbodenschwäche. Ätiologisch kommen Überdehnung und Denervierung der Beckenbodenmuskulatur nach vaginaler Entbindung sowie Inaktivitätsatrophie und Bindegewebsschwäche in Betracht. Die hypotone Urethra führt im allgemeinen zu einer höhergradigen Inkontinenz (Grad II–III). Ursache sind morphologische und funktionelle Läsionen von Mukosa/Submukosa/Muscularis der funktionellen Harnröhre. Beim postmenopausalen Östrogenmangel kann die Abdichtfunktion der Harnröhrenschleimhaut, deren Proliferation östrogenabhängig ist, durch Schleimhautatrophie („atrophe Urethritis") und verminderte Kongestion der submukösen Venenplexus beeinträchtigt sein. Direkte Läsionen der Urethra (Entbindung, iatrogen) können durch Narbenbildung der intrinsischen glatten und quergestreiften Muskulatur der Urethra zu deren Insuffizienz führen. Schließlich können neurologische Erkrankungen oder Läsionen sowohl zur Denervierung des glattmuskulären als auch des quergestreiften Sphinkteranteils führen (s. Kap. „Neurogene Blase").

Zur Pathophysiologie des insuffizienten Verschlußmechanismus s. Kap. 2.2.4 „Verschlußinsuffizienz".

2.3.2 Urge-Inkontinenz

Definition. Die Urge-Inkontinenz ist der unfreiwillige Harnverlust unter imperativem Harndrang, dem urodynamisch eine Hypersensitivität (sensorische Urge-Inkontinenz) oder ein instabiler Detrusor (motorische Urge-Inkontinenz) zugrunde liegen (19).

Symptomatik. Der dranghafte Harnverlust ist Leitsymptom der Urge-Inkontinenz, weitere Symptome sind Pollakisurie und imperativer Harndrang. Bei der motorischen Urge-Inkontinenz ist häufig eine belastungsabhängige Triggerkomponente anamnestisch eruierbar, wobei die Symptomatik tagsüber ausgeprägter ist als nachts. Wenn das **Symptom** des belastungsabhängigen Harnverlustes als „Streßinkontinenz" bezeichnet wird, kann dies durchaus mit der **Diagnose** „Urge-Inkontinenz" vereinbar sein. Allerdings birgt eine Nomenklatur, in der Symptome und Diagnosen mit denselben Begriffen belegt werden, immer dann Anlaß zu Verwechslungen, wenn Symptomatik und Diagnose nicht konkordant sind (s. auch Kap. 2.2.1 „Gestörte Speicherphase").

Bei der sensorischen Urge-Inkontinenz deutet eine tags und nachts gleich starke Symptomatik auf eine somatische Ätiologie (z. B. interstitielle Zystitis, tuberkulöse Zystitis), während eine überwiegende Tagessymptomatik auf eine psychogene Ätiologie schließen läßt. Beschwerden beim Wasserlassen im Sinne von Brennen (Dysurie) und Schmerzen (Algurie) können Hinweise auf einen Harnwegsinfekt als Ursache der Urge-Inkontinenz sein (19).

Pathophysiologie. Bei der sensorischen Urge-Inkontinenz sind vermehrte sensorische Impulse und/oder eine erniedrigte Reizschwelle der Blase Ursache für einen verfrühten ersten Harndrang, einen imperativen Harndrang mit Harnverlust sowie eine Einschränkung der funktionellen Blasenkapazität (s. auch Kap. 2.2.1 „Blasenhypersensitivität"). Eine motorische Detrusoraktivität während der Blasenfüllungsphase im Sinne eines instabilen Detrusors ist nicht nachweisbar. Eine sensorische Urge-Inkontinenz kann durch entzündliche Blasenerkrankungen, einen postmenopausalen Östrogenmangel, ein Carcinoma in situ der Blase oder auch psychogen bedingt sein (19).

Bei der motorischen Urge-Inkontinenz findet sich eine nicht unterdrückbare, unwillkürliche Detrusoraktivität im Sinne eines instabilen Detrusors als Ursache der dranghaften Harninkontinenz (s. Kap. 2.2.2 „Detrusorhyperaktivität"). Als Ursachen kommen Harnwegsinfekte, intravesikale Fremdkörper (z. B. Blasenstein), infravesikale Obstruktionen und psychosomatische Faktoren in Betracht. Zahlreiche Fälle müssen allerdings im Sinne einer Ausschlußdiagnostik als „idiopathisch" klassifiziert werden (19).

Zur Pathophysiologie der Detrusordysfunktion s. auch Kap. 2.2.1 „Blasenhypersensitivität", Kap. 2.2.2 „Detrusorhyperaktivität" und Kap. 2.2.3 „Hyperbare Blase".

2.3.3 Reflexinkontinenz

Definition. Die Reflexinkontinenz ist der unfreiwillige Harnverlust aufgrund unwillkürlicher, nicht hemmbarer Detrusorkontraktionen, wobei der motorischen Hyperaktivität ursächlich eine neurologische Läsion/Erkrankung des suprasakralen Rückenmarkes oder suprapontiner Bahnen und Kerne der Blaseninnervation zugrunde liegt (17, 19) (hyperreflexiver Detrusor).

Während der Begriff „hyperreflexiver Detrusor" die Lokalisation einer neurologischen Läsion nicht berücksichtigt und somit universell anwendbar ist, sind für suprasakrale Rückenmarksläsionen die Begriffe „spinale Reflexblase" und „Reflexinkontinenz" reserviert und für suprapontine Läsionen der Begriff „zerebral enthemmte Blase" (17).

Symptomatik. Die „unbemerkte" Harninkontinenz erklärt sich durch den Sensibilitätsverlust bei kompletten suprasakralen Rückenmarksläsionen. Typisch ist die Kombination mit einer Blasenentleerungsstörung (Restharnbildung) aufgrund einer Detrusor-Sphinkter-Dyssynergie. Die Symptomtrias Sensibilitätsverlust, Harninkontinenz und Blasenentleerungsstörung ist nahezu pathognomonisch für die Reflexblase bei suprasakraler Rückenmarksläsion (19). Bei inkompletten suprasakralen Rückenmarksläsionen oder suprapontinen neurologischen Erkrankungen oder Läsionen von Bahnen und Kernen der Blaseninnervation und (teil-) erhaltener Sensibilität kann der Harnverlust wie bei der motorischen Urge-Inkontinenz unter imperativem Harndrang auftreten. Bei suprapontinen Läsionen fehlt die Detrusor-Sphinkter-Dyssynergie, es handelt sich hier im wesentlichen um eine zwar ungehemmte, ansonsten aber physiologisch ablaufende Miktion.

Pathophysiologie/Ätiologie. Ursache für die Reflexinkontinenz ist die mangelhafte zentrale Hemmung der sakralen Reflexbögen durch Unterbrechung suprasakraler Bahnen und/oder Läsionen in supraspinalen Kernen der Blasen- und Sphinkterkontrolle. Die Ätiologie der Reflexinkontinenz beinhaltet sämtliche Läsionen oder Erkrankungen des Zentralnervensystems, die suprasakrale Bahnen und/oder Kerne der Blasen- und Sphinkterkontrolle betreffen, ob sie nun auf traumatische, degenerative, vaskuläre, entzündliche oder tumoröse Prozesse zurückzuführen sind (s. auch Kap. „Neurogene Blase").

2.3.4 Überlaufinkontinenz

Definition. Die Überlaufinkontinenz ist der unwillkürliche Harnverlust bei Blasenüberfüllung bzw. -überdehnung.

Symptomatik. Da die Überlaufinkontinenz Symptom und Resultat der Dekompensation einer Blasenentleerungsstörung mit ausgeprägter Restharnbildung oder Harnverhaltung ist (Incontinentia paradoxa), hängt die Begleitsymptomatik im wesentlichen von der Dauer der Vorgeschichte ab (19). Immer werden sich in der Anamnese vorangegangene Symptome einer Blasenentleerungsstörung aufdecken lassen (s. Kap. 2.2.2 „Gestörte Entleerungsphase"). Bei chronischer Retention kann die Überlaufinkontinenz ohne imperativen Harndrang einhergehen, immer finden sich allerdings Pollakisurie und Nykturie als Ausdruck der eingeschränkten funktionellen Blasenkapazität.

Pathophysiologie. Bei der Überlaufinkontinenz aufgrund einer chronischen Retention übersteigt der intravesikale Druck trotz meist fehlender Detrusoraktivität infolge der Überdehnung der viskoelastischen Elemente der Blasenwand den maximalen urethralen Verschlußdruck, so daß pathophysiologisch eine „passive" Inkontinenz resultiert. Bei akutem Eintritt des Ereignisses können zusätzliche unwillkürliche Detrusorkontraktionen (instabiler Detrusor) im Sinne einer frustranen Miktion zur Erhöhung des intravesikalen Druckes beitragen, woraus die Symptome des quälenden und drangen Harnverhaltens mit Überlaufinkontinenz resultieren.

2.3.5 Extraurethrale Inkontinenz

Definition. Die extraurethrale Inkontinenz ist der Harnverlust unter Umgehung eines prinzipiell funktionstüchtigen urethralen Sphinktermechanismus (19).

Symptomatik. Charakteristisch ist ein ununterbrochener Harnverlust tags und nachts. Bei geringen Harnmengen (ektoper Ureter) kann allerdings dadurch eine positions- bzw. belastungsabhängige Inkontinenz vorgetäuscht werden, daß im Liegen die Speicherkapazität der Vagina nicht oder nur wenig überschritten wird und dementsprechend der Harnverlust geringer zu sein scheint. Bei der angeborenen Form einer ektopen Uretermündung besteht der Harnverlust lebenslang, wobei im Kindesalter eine Fehlinterpretation als Enuresis typisch ist. Bei den erworbenen Formen läßt sich anamnestisch meist ein zeitlicher Zusammenhang mit einer Intervention (Operation, Entbindung, Radiatio) eruieren. Für die Verletzungsfistel ist der unmittelbar postoperativ auftretende vaginale Harnverlust charakteristisch. Bei Nekrosefisteln und auch Verletzungsfisteln mit primärer Urinombildung und erst sekundärer vaginaler Fistelbildung muß mit Intervallen von Tagen bis zu einigen Wochen zwischen auslösendem Ereignis und Eintreten der Harninkontinenz gerechnet werden, bei radiogenen Fisteln sogar mit Intervallen bis zu mehreren Jahren.

Pathophysiologie/Ätiologie. Es werden angeborene oder erworbene Ursachen für die Umgehung des urethralen Sphinktermechanismus unterschieden. Beispiel für eine kongenitale Ätiologie ist die ektope Uretermündung. Beispiele für eine erworbene Ätiologie sind Ureterovaginalfistel, Vesikovaginalfistel und Urethrovaginalfistel.

Wenn bei einer Verletzungsfistel des Ureters das Urinextravasat zunächst kompartimentiert bleibt (Urinom) oder intraperitoneal (urinöser Aszites) oder über liegende Wunddrainagen abgeleitet wird, kann sich die vaginale Fistelbildung erst verzögert etablieren. Bei primär geschlossenen Läsionen des Harntraktes durch Ligatur, instrumentelle Quetschung, präparatorische Denudierung, Hämatom- und Lymphozelenbildung kann es sekundär infolge von Ischämie und Infektion zur Ausbildung von Nekrosen kommen, die dann zur Fistelbildung (Nekrosefistel) oder im Bereich des Ureters zur Stenosierung auch ohne Fistelbildung führen können (16). Das bei der Nekrosefistel obligate Intervall von Tagen bis zu einigen Wochen bis zum Auftreten der Fistel kann bei radiogenen Nekrosefisteln infolge radiogener Spätschäden bis zu mehreren Jahren betragen.

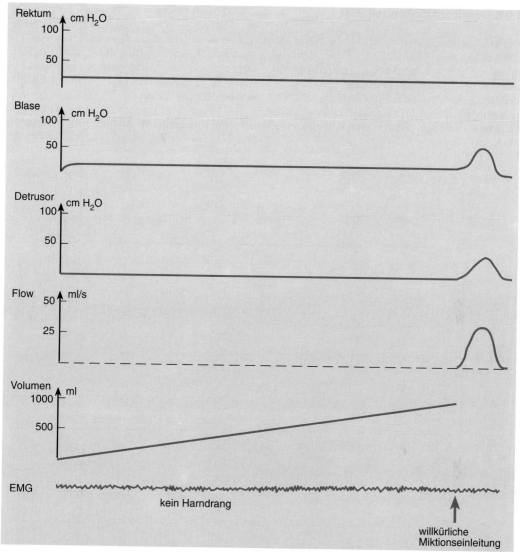

Abb. 2.8 Zystomanometrie bei Blasenhyposensitivität: Vergrößerte Blasenkapazität (1000 ml) ohne Harndrangauslösung und ohne Druckanstieg in der Blase während der Füllung (hohe Compliance). Die Möglichkeit der willkürlichen Miktion ist erhalten.

2.4 Pathophysiologie der Entleerungsphase

2.4.1 Blasenhyposensitivität

Eine isolierte Störung der Reizaufnahme oder -leitung sensorischer Dehnungssignale der Blase bei prinzipiell erhaltener Motorik ist häufig nur durch elektrophysiologische Ableitung von evozierten sakralen Potentialen von einer habituellen Variante (infrequent voiders, lazy bladder syndrome) abzugrenzen. Ätiologisch kommen periphere autonome Neuropathien infolge von Stoffwechselerkrankungen (Diabetes mellitus, Urämie, Amyloidose) oder toxischen Schäden (Alkohol, Drogen) sowie neurologische Erkrankungen wie Tabes dorsalis und funikuläre Myelose bei Vitamin B_{12}-Mangel in Betracht (21). Urodynamisch findet sich eine vergrößerte Blasenkapazität mit verspätetem oder fehlendem Harndrang, die Miktion bleibt willkürlich einleitbar (Abb. 2.8).

2.4.2 Detrusorhypokontraktilität

Die Detrusorhypokontraktilität ist durch eine unzureichende Amplitude und/oder Dauer der miktionellen Detrusorkontraktion charakterisiert, die eine vollständige Blasenentleerung nicht erlaubt. Bei der Detrusorakontraktilität fehlt die Möglichkeit gänzlich, Detrusorkontraktionen auszulösen, die Miktion erfolgt gänzlich durch Bauchpresse (Abb. 2.9).

Ursächlich ist zwischen myogenen Formen (Detrusordekompensation) und neurogenen Formen (untere motorische Läsion) zu unterscheiden. Die myogenen Formen werden durch glattmuskuläre Degeneration und Schädigung der gap junctions (myogene Erregungsübertragung) z. B. infolge Blasenüberdehnung erklärt.

Den neurogenen Formen liegt eine Schädigung der parasympathischen motorischen Innervation entweder auf Conus/Cauda-Ebene oder im Bereich

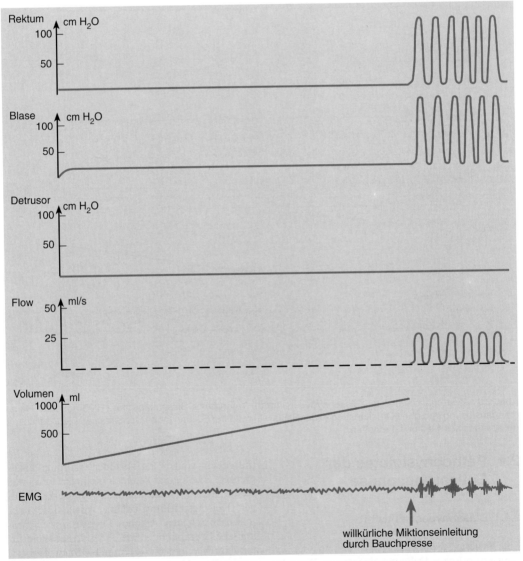

Abb. 2.9 Zystomanometrie bei Detrusorakontraktilität: Vergrößerte Blasenkapazität (1000 ml) ohne Harndrangauslösung und ohne Druckanstieg in der Blase während der Füllung (hohe Compliance). Eine Detrusorkontraktion ist willkürlich nicht auslösbar, die stakkatoartige Miktion erfolgt durch intermittierenden Einsatz der Bauchpresse.

der peripheren Innervation zugrunde (untere motorische Läsion). Im Bereich von Conus und Cauda stehen traumatische Rückenmarksläsionen (Paraplegie) und Diskusprolaps im Vordergrund, allerdings können auch degenerative oder entzündliche Erkrankungen des Spinalmarkes eine schlaffe Lähmung des Detrusors auslösen, wenn sie das sakrale Miktionszentrum betreffen. Auch Virusinfekte wie Herpes zoster (10, 22) und Borreliose (5) werden für eine untere motorische Läsion mit Detrusorakontraktilität verantwortlich gemacht.

Bei postpartalen Blasenentleerungsstörungen sind es eine prinzipiell reversible Neuropraxie durch Druck- oder Dehnungsbelastung des Plexus pelvicus in Kombination mit ödematöser Schwellung des Geburtskanals und Wundschmerzen der Episiotomie, die zur Retention führen können.

Postoperative Blasenentleerungsstörungen nach ausgedehnten Operationen im kleinen Becken (abdominosakrale Rektumamputation, Wertheim-Meigs-Operation) können durch iatrogene Läsion des Plexus pelvicus, Hämatom- und Abszeßbildung, Periduralanästhesie und Einschränkung der unterstützenden Bauchpresse durch den Wundschmerz bedingt sein.

Eine urodynamische Differenzierung zwischen myogener und neurogener Detrusorakontraktilität wird in manchen Fällen mit Hilfe des Denervierungshypersensibilitätstestes (Carbacholtest, Lapides-Test) möglich (9). Demnach kann bei einer neurogenen Läsion die Denervierungshypersensibilität nach subkutaner Injektion von 0,25 mg Carbachol zystomanometrisch durch einen intravesikalen Druckanstieg nachgewiesen werden (positiver Test), der bei intakter Innervation durch zentralnervöse Gegenregulation nicht eintritt.

2.4.3 Infravesikale Obstruktion

Eine infravesikale Obstruktion ist eine Blasenentleerungsstörung, die durch einen in Relation zur Höhe der Detrusorkontraktion inadäquaten Harnfluß charakterisiert ist (Abb. 2.10) (siehe Kapitel 4.5).

Nach der Ursache des infravesikalen Miktionshindernisses werden anatomisch bedingte, **mechanische** infravesikale Obstruktionen und neuromuskulär bedingte, **funktionelle** infravesikale Obstruktionen unterschieden.

Mechanische infravesikale Obstruktionen können als starre oder elastische Einengungen des Harnröhrenlumens imponieren. Die starre Einengung der Harnröhre bedingt nach Schäfer (12)

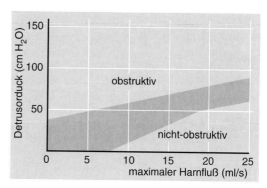

Abb. 2.10 Nomogramm zum Eintragen von maximaler Harnflußrate und zugehörigem Miktionsdruck (2). Beim Vorliegen einer Obstruktion findet sich eine für den gegebenen Miktionsdruck zu niedrige maximale Harnflußrate.

eine konstriktive Obstruktion, bei der die Hydrodynamik hinlänglich exakt durch den Widerstand (Resistance) beschrieben wird ($R = P/Q^2$), wie er für starre Röhren zutrifft. Prototyp einer konstriktiven Obstruktion ist die Urethrastriktur. Die elastische Einengung der Harnröhre bedingt eine kompressive Obstruktion, deren mathematische Beschreibung wesentlich komplizierter als die Widerstandsformel für starre Röhren ist. Prototyp einer kompressiven Obstruktion ist die benigne Prostatahyperplasie. Übergänge zwischen beiden Obstruktionstypen sind geläufig.

Funktionelle infravesikale Obstruktionen können auf Höhe des Blasenauslasses oder Höhe des quergestreiften Sphinktermechanismus auftreten. Die funktionelle Obstruktion des quergestreiften Sphinkters auf der Grundlage einer neurologischen Erkrankung oder Läsion des suprasakralen Rückenmarkes (z. B. traumatisch bedingt) wird als Detrusor-Sphinkter-Dyssynergie bzw. Detrusor-Beckenboden-Dyssynergie bezeichnet. Da die Dyskoordination hier primär zwischen Detrusor und der somatisch innervierten quergestreiften Muskulatur des Beckenbodens und Sphinkter externus auftritt, wird diese Form auch als „somatische Dyssynergie" bezeichnet. In der Urodynamik tritt typischerweise eine der Detrusorkontraktion entgegengerichtete (dyssynerge) simultane Beckenbodenkontraktion auf mit Aktivitätsvermehrung im Beckenboden- oder Sphinkter-EMG als Ausdruck der funktionellen Obstruktion (Abb. 2.11). Im Miktionszysturethrogramm erscheint dabei die proximale Urethra zwiebelförmig ballonniert. Eine funktionelle Obstruktion des Sphinktermechanismus bei **Fehlen** einer neurogenen Ätiologie z. B. im

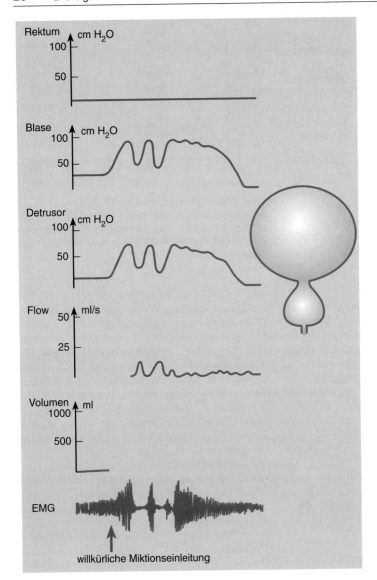

Abb. 2.11 Druck-/Flußmessung (Miktiometrie) bei Detrusor-Beckenboden-Dyssynergie: Trotz kräftiger Detrusorkontraktion mit hohen, undulierenden Miktionsdrücken wird aufgrund der entgegengerichteten (dyssynergen) Beckenbodenkontraktion (EMG) nur ein schwacher, fluktuierender Harnfluß erzielt. Im Miktionszysturethrogramm zwiebelförmige Erweiterung der proximalen Urethra und Engstellung im Beckenbodenbereich zum Zeitpunkt der Beckenbodenkontraktion.

Kindesalter wird als „dysfunktionelle Miktion" bezeichnet.

Der seltenere Befund einer funktionellen Obstruktion auf Höhe des Blasenauslasses (Detrusor-Blasenhals-Dyssynergie) hat in der Regel keine erkennbare neurogene Ätiologie. Es fehlt die trichterförmige Blasenhalsöffnung unter der Miktion (Abb. 2.12). Da hier die Dyskoordination zwischen Detrusor und sympathisch inneviertem Blasenauslaß auftritt, wird diese Form auch als „autonome Dyssynergie" bezeichnet. Urodynamisch findet sich in der Druck-/Flußmessung trotz adäquater Relaxation des Beckenboden-EMG ein für den miktionellen Detrusordruck nur inadäquater Harnfluß.

Literatur

1 *Abrams, P. H., R. C. L. Feneley:* The significance of symptoms associated with bladder outflow obstruction. Urol. int. 33 (1978) 171–174.

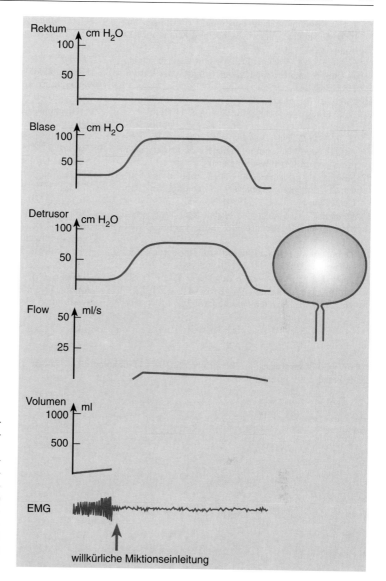

Abb. 2.12 Druck-/Flußmessung (Miktiometrie) bei Detrusor-Blasenhals-Dyssynergie: Trotz kräftiger Detrusorkontraktion mit hohem Miktionsdruck und regelrechter Relaxation des Beckenbodens (EMG) wird eine adäquate Harnflußrate nicht erzielt. Im Miktionszysturethrogramm wird die trichterartige Öffnung des Blasenhalses vermißt.

2 *Abrams, P. H., O. J. Griffiths:* The assessment of prostatic obstruction from urodynamic measurements and from residual urine. Brit. J. Urol. 51 (1979) 129–134.

3 *Abrams, P., J. G. Blaivas, S. L. Stanton, J. T. Andersen:* The standardisation of terminology of lower urinary tract function. Scand. J. Urol. Nephrol. 114 (Suppl.) (1988) 5–19.

4 *Abrams, P.:* New words for old: lower urinary tract symptoms for „prostatism". Br. Med. J. 308 (1994) 929–930.

5 *Alloussi, S., H. Derquet, V. Moll, S. Meessen, M. Ziegler:* Harnblasenentleerungsstörungen als Folge einer autonomen Neuropathie nach Borrelioseinfektion. Urologe A 29 (Suppl.) (1990) A 57.

6 *Gillenwater, J. Y., A. J. Wein:* Summary of the National Institute of Arthritis, Diabetes, Digestive and Kidney Diseases workshop on interstitial cystitis. National Institute of Health, Bethesda, Maryland, August 28–29, 1987. J. Urol. 140 (1988) 203–206.

7 *Hohenfellner, M., J. W. Thüroff:* Blasenentleerungsstörung: Startverzögerung, Harnstrahlabschwächung, Nachträufeln, Harnverhaltung, In: *Thüroff, J. W.* (Hrsg.): Urologische Differentialdiagnose, Thieme Verlag, Stuttgart, New York, 1995, S. 309.

8 *Jonas, U., U. Wenderoth:* Urodynamisch-röntgenolo-

gische Kombinationsuntersuchung: Erfahrungen mit 1000 Messungen bei Erwachsenen und Kindern. Elektromedica 47 (1979) 76–79.

9 *Lapides, J., A. Dodson:* Denervation supersensitivity as a test for neurogenic bladder. Surg. Gynec. obstet. 114 (1962) 241.

10 *Patel, B. R., M. H. Rivner:* Herpes zoster causing acute urinary retention. Sth. Med. J. 81 (1988) 929.

11 *Peters, T. J., J. L. Donovan, H. E. Kay, P. Abrams, J. M. C. H. de la Rosette, D. Porru, J. W. Thüroff:* The ICS- „BPH" Study: the bothersomeness of urinary symptoms. Neurol. Urodyn. (in Druck).

12 *Schäfer, W.:* Principles and clinical application of advanced urodynamic analysis of voiding function. Urol. Clin. N. Amer. 17 (1990) 553–566.

13 *Stamey, T. A.:* Endoscopic suspension of the vesical neck for urinary incontinence. Surg. Gynec. Obstet. 136 (1973) 547–554.

14 *Thüroff, J. W.:* Klassifikation von Blasenfunktionsstörungen. Akt. Urol. 14 (1983) 258–262.

15 *Thüroff, J. W.:* Urologische Tabellen & Tafeln 2 „Blasenfunktionsstörungen" Akt. Urol. 14 (1983) I–IV.

16 *Thüroff, J. W.:* Gynäkologische Urologie, In: *Jocham, D.* und *Miller, K.* (Hrsg.): Praxis der Urologie, Bd. II, Kap. 18, Thieme Verlag, Stuttgart, New York, 1994, S. 344.

17 *Thüroff, J. W.:* Neurogene Blase, In: *Thüroff, J. W.* (Hrsg.): Urologische Differentialdiagnose, Thieme Verlag, Stuttgart, New York, 1995, S. 110.

18 *Thüroff, J. W.:* Pollakisurie, imperativer Harndrang (Frequency-Urgency-Syndrom), In: *Thüroff, J. W.* (Hrsg.): Urologische Differentialdiagnose, Thieme Verlag, Stuttgart, New York, 1995, S. 209.

19 *Thüroff, J. W.:* Harninkontinenz, In: *Thüroff, J. W.* (Hrsg.): Urologische Differentialdiagnose, Thieme Verlag, Stuttgart, New York, 1995, S. 220.

20 *Thüroff, J. W., M. Hohenfellner:* Harninkontinenz, In: *Steffens, J.* (Hrsg.): Gynäkologische Urologie, Kap. 2, Enke Verlag, Stuttgart, 1995, S. 9.

21 *Thüroff, J. W., D. Schultz-Lampel:* Harnblasenentleerungsstörungen, In: *Steffens, J.* (Hrsg.): Gynäkologische Urologie, Kap. 3, Enke Verlag, Stuttgart, 1995, S. 43.

22 *Wheeler, J. S., Jr., M. B. Siroky, A. Pavlakis, R. J. Krane:* The urodynamic aspects of Guillain-Barré syndrome. J. Urol. 131 (1984) 917–919.

Alle Abbildungen wurden aus dem Buch „Steffens, Gynäkologische Urologie, Beitrag 2, Thüroff und Hohenfellner", Enke Verlag 1995, entnommen.

3 Allgemeine urologische Untersuchung

Die Diagnostik der Störungen im Bereich des unteren Harntraktes, die Abklärung obstruktiver Miktionsstörungen bzw. der verschiedenen Inkontinenzformen ist komplex und geht weit über eine urologische Routinediagnostik hinaus.

3.1 Anamnese

Die Anamnese ist schwierig, da sie auf subjektiven Angaben beruht, sie erfordert Zeit und Erfahrung und für den Patienten einfühlbares Verständnis für seine eigene belästigende Situation. Patienten mit jahrelanger Miktionsstörung bzw. Inkontinenz, die bereits viele Ärzte aufgesucht hatten, sind kritisch gegenüber jeder weiteren Diagnostik und kommenden Therapie.

Die Anamnese sollte sich auf die Erfassung folgender Daten konzentrieren:

- Miktionsgewohnheiten bzw. Miktionsauffälligkeiten (Enuresis, Dysurie, Pollakisurie, Nykturie, Startverzögerung, Stakkato-Miktion, Miktionsverlängerung, Nachträufeln),
- rezidivierende Infekte, Pyelonephritiden,
- Makrohämaturie,
- gestörte Sensitivität (Nichtbemerken von Harnverlust, fehlender oder gestörter Harndrang)
- urologische (Prostata, Ureter) bzw. gynäkologische (Hysterektomie, Plastiken) Voroperationen,
- Unfälle oder Operationen im Bereich der Wirbelsäule oder des kleinen Beckens,
- bestehende Geburtstraumen,
- erworbene oder angeborene neurologische Erkrankungen (Meningomyelozele, Multiple Sklerose, Morbus Parkinson, Rückenmarkstumoren o. ä.),
- Einnahme von Medikamenten (insbesondere Psychopharmaka, neurotrope Pharmaka o. ä.),
- genaue Sozial-, Sexual- und Familienanamnese.

3.2 Allgemein-klinische Untersuchung

Neben dem Allgemeinstatus, der **urologischen** Untersuchung mit dem **klinischen Ausschluß einer mechanischen infravesikalen Obstruktion** (z. B. Meatusstenose durch Harnröhrenkalibrierung mit **Bougie à boule), der gynäkologischen** Untersuchung mit Inspektion und Palpation des äußeren Genitale zur Aufdeckung von morphologischen Veränderungen im Bereich des Meatus und der Vulva (Meatusstenose, Kraurosis, Deszensus oder Atrophie des Introitus) können bereits der Elevationstest (Bonneyscher Handgriff) bzw. der Streßtest eine Streßinkontinenz vermuten lassen. Eine urodynamische Untersuchung kann nicht Anamnese, klinische Untersuchung, Labor und Röntgen ersetzen. Zuletzt ist eine **basisneurologische** Untersuchung mit Reflexprüfungen (Analreflex, Bulbocavernosus-Reflex, s. Lexikon) sowie Sensibilitätstest – „Reithosenanästhesie" – unbedingt erforderlich.

3.3 Laboruntersuchungen

Neben den urologischen Routineuntersuchungen (Kreatinin, Harnstoff, Elektrolyte) sollte vor jeder urodynamischen Messung ein Harnwegsinfekt ausgeschlossen sein. Liegt eine signifikante Bakteriurie vor, muß diese vorher behandelt werden, da neben der Gefahr einer Keimeinschwemmung durch den Katheterismus die Blasenfunktion durch Infekte deutlich gestört sein kann und Fehlinterpretationen auftreten können.

Zur Routinediagnostik der Inkontinenz der Frau in der Postmenopause gehört die Bestimmung des karyopyknotischen Indexes (KPI, s. Lexikon), mit dem eine senile Atrophie der Urethraschleimhaut als Ursache der Inkontinenz aufdeckbar ist.

3.4 Spezielle klinische Untersuchung

Die **Urethrocystoskopie** deckt Fisteln, Tumoren, Entzündungen, ektope Harnleitermündungen, pathologische Veränderungen des Blasenhalses (Blasenhalssklerose, Blasenhalsbarre, benigne Prostatahyperplasie) bzw. der Urethra (Urethrastriktur) auf. Es lassen sich Kapazität und Blasenmorphologie (Trabekel, Divertikel, Zystozele, Ureterozele u. ä.) diagnostizieren. Bei der Frau ist die Harnröhrenkalibrierung mit Bougie à boule Bestandteil der endoskopischen Untersuchung.

Die **Abdomen-Leeraufnahme** informiert über Skelettanomalien und Spaltbildungen, die zur okkulten neurogenen Blase führen können, das **Ausscheidungsurogramm** informiert über bestehende Doppelsysteme mit evtl. ektopen Mündungen.

Das Urethrogramm deckt Strikturen, Blasenhalsobstruktion und Meatusstenosen auf.

Diese Untersuchungstechniken sind jedoch **statische** Untersuchungen, die nicht in der Lage sind, funktionelle Veränderungen zu diagnostizieren. Dazu sind **Funktionsuntersuchungen** erforderlich:

- laterales Zystogramm mit Harnröhrenmarkierung (s. Kap. 5.1.2, Abb. 2)
- das Miktionszystourethrogramm,
- urodynamische Untersuchungen.

Mit dem lateralen Zystogramm mit Harnröhrenmarkierung kann Art und Grad des Descensus nachgewiesen werden. Das Miktionszystourethrogramm dient dazu, mechanische oder funktionelle Obstruktionen (Beckenbodenspastik, Detrusor-Sphinkter- Dyssynergie) aufzudecken. Zu den urodynamischen Untersuchungen s. Kap. 4.

4 Spezielle (urodynamische) Untersuchung

Urodynamische Untersuchungen lassen sich unterteilen in:

- die Uroflowmetrie,
- die Zystomanometrie,
- die Elektromyographie,
- das Röntgen,
- die Druck-Fluß-Messung,
- das Urethradruckprofil.

Diese Untersuchungen können als **Einzeluntersuchungen** sowie als **Kombinationsverfahren** durchgeführt werden.

4.1 Uroflowmetrie

Die Uroflowmetrie ist die nichtinvasive Messung und Registrierung des Harnflusses als Funktion der Zeit.

4.1.1 Indikation zur Uroflowmetrie

Die Uroflowmetrie hat als einzige nichtinvasive urodynamische Standardtechnik die Bedeutung einer orientierenden Erstuntersuchung. Der Verdacht auf das Vorliegen einer Blasenentleerungsstörung, gleich welcher Ursache, rechtfertigt den Einsatz dieses Verfahrens. So sollte jede subjektiv empfundene Harnstrahlabschwächung durch Uroflowmetrie verifiziert werden. Darüber hinaus ist bei klinischen Symptomen, wie verlängerte Miktion, Startschwierigkeiten, Restharngefühl, Harnträufeln, Pollakisurie, Nykturie, imperativer Harndrang mit oder ohne Urge-Inkontinenz, Enuresis, Restharnbildung, beidseitigem vesiko-ureteralen Reflux und Harnstauung, die Durchführung einer Uroflowmetrie indiziert.

4.1.2 Apparative Ausstattung

Zur Durchführung der Harnflußmessungen sind die im Handel erhältlichen Uroflowmeter, die nach verschiedenen physikalischen Meßprinzipien arbeiten, sämtlich geeignet (Abb. 4.1 bis Abb. 4.3).

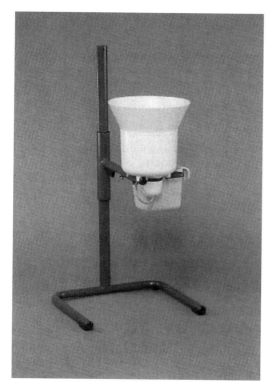

Abb. 4.1 Flowmeter nach dem Prinzip der rotierenden Scheibe (Durchflußflowmetrie) (Medtronic-Dantec).

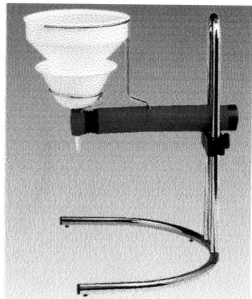

Abb. 4.2 Flowmeter nach dem Prinzip der elektronischen Waage [8] (Andromeda).

Die wichtigsten Meßprinzipien sind:

- **Prinzip der rotierenden Scheibe (Durchflußflowmetrie) (Medtronic-Dantec)** (Abb. 4.1): Das Meßprinzip beruht darauf, daß die Geschwindigkeit einer rotierenden Scheibe als Spannung in einem Tachometer gemessen und durch einen Regelkreis konstant gehalten wird. Wenn der Urin auf die Scheibe auftrifft, entsteht ein Bremseffekt. Der Regelkreis erhöht den Strom, um den Bremseffekt zu kompensieren. Die ansteigende Menge des Stroms ist proportional dem Harnfluß. Das entleerte Urinvolumen wird durch Integration des Flows über die Zeit berechnet.
- **Die elektronische Waage [8] (Andromeda)** (Abb. 4.2): Dieses Uroflowmeter ist eine elektronische Waage mit vier Dehnungsmeßstreifen. Die Masse des entleerten Urins wird als Funktion der Änderung des Widerstandes der Dehnungsmeßstreifen aufgezeichnet. Die Flowrate wird durch digitale Differenzierung der Urinmasse als Funktion der Zeit berechnet.
- **Prinzip der kapazitiven Füllstandsmessung (Wolf)** (Abb. 4.3): Das Flowmeter arbeitet nach einem kapazitiven Meßprinzip. Das Volumen im Gefäß entspricht einer bestimmten elektrischen Kapazität, die laufend gemessen wird. Durch Differentiation dieser Meßwerte erhält man die Volumenänderung pro Zeiteinheit und somit den Flow.

Es ist inzwischen Standard, daß neben der Aufzeichnung einer Harnfluß-Zeit-Kurve auch einen Ausdruck mit den Uroflowparametern entsprechend dem ICS Standard erstellt wird (Abb. 4.4) [1].

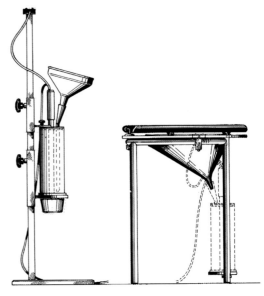

Abb. 4.3 Flowmeter nach dem Prinzip der kapazitiven Füllstandsmessung (Wolf).

4.1.3 Meßgrößen – Meßeinheiten

Die Uroflowmetrie (Harnflußmessung) ist die Messung des Urinvolumens (ml), das die Urethra in der Zeiteinheit (s) während der gesamten Miktion verläßt, die Harnflußrate wird demnach in der Einheit ml/s angegeben. Die Stärke des Harnflusses (Harnflußrate) ist abhängig vom intravesikalen bzw. Detrusordruck bei der Miktion und vom infravesikalen (urethralen) Widerstand. Pathologische Veränderungen beider Parameter kommen als Ursache einer Blasenentleerungsstörung in Betracht. Die Definitionen sind in Tab. 4.1 und Abb. 4.5 zusammengefaßt.

4.1.4 Untersuchungsbedingungen – Untersuchungsgang

Die Untersuchung sollte den Umständen einer ungestörten, normalen Miktion möglichst entsprechen. Demnach sollten die Meßgeräte in einer Toilette eingebaut werden. Industriell werden heute sowohl Miktionstrichter für Männer als auch Miktionsstühle für Frauen angeboten, so daß die Uroflowmetrie im Sitzen wie auch im Stehen durch-

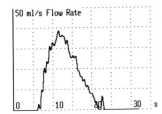

⬤ UROFLOWMETRIE-ERGEBNIS				Datum	:
				Patienten Nr.	:
Miktionszeit	T100	17	s	Name	:
Flowzeit	TQ	16	s	Geburtsdatum	:
Anstiegszeit	TQmax	5	s	Geschlecht	:
Max. Flow	Qmax	38.6	ml/s	Untersucher	:
Mittl. Flow	Qmit	19.9	ml/s	Kommentar	:
Volumen	V	327	ml		
				Diagramm Nr.	: 97

Abb. 4.4 a Listing mit Uroflowparametern entsprechend dem ICS Standard.

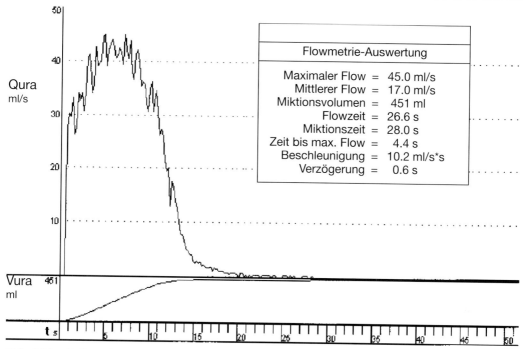

Abb. 4.4 b Listing mit Uroflowparametern entsprechend dem ICS Standard.

führbar ist. Wegen der Möglichkeit einer psychogenen Miktionshemmung ist die Durchführung einer Wiederholungsmessung zu empfehlen. Um beurteilbare und aussagekräftige Harnflußkurven zu erhalten, sollte das minimale Miktionsvolumen 150 ml betragen.

4.1.5 Normalbefunde

Die Normalkurve der Harnflußmessung zeigt eine Flußanstiegszeit von nicht mehr als einem Drittel der gesamten Miktionsdauer, danach ein Kurvenmaximum sowie einen Kurvenabfall, der halb so steil wie der Kurvenanstieg sein soll. Die Hälfte des Miktionsvolumens wird somit in dem ersten Drittel der Miktion ausgestoßen (s. Abb. 4.5). Der maximale Harnfluß ist der klinisch wichtigste Parameter. Da eine direkte Korrelation zwischen maximalem Harnfluß und dem entleerten Urinvolumen besteht, sind Normwerte nur in Relation zum Volumen anzugeben. Es empfiehlt sich die Auswertung anhand eines **Nomogrammes** (Abb. 4.6) [19, 20], in dem die Normwerte des Harnflusses in Korrelation zum Miktionsvolumen festgelegt sind. Darüber hinaus ist die Verwendung eines Flow-Index möglich. Im **Flow-Index nach Höfner** [11] (Abb. 4.7) sind klinische Beeinträchtigungsgrade des Uro-

Tabelle 4.1 Uroflowmetrie: Definitionen.

Parameter	Bedeutung	Einheit
Harnflußrate (Q)	Flüssigkeitsvolumen, das in der Zeiteinheit durch die Urethra ausgeschieden wird	ml/s
Miktionszeit (t)	Zeit vom Miktionsbeginn bis Miktionsende	s
Flußzeit	Zeit des eigentlichen Harnflusses (bei einzeitiger Miktion gleich Miktionsdauer)	s
Maximaler Harnfluß (Q_{max})	Maximal gemessener Harnfluß während der Miktion	ml/s
Mittlerer Harnfluß (Q_{ave})	Miktionsvolumen dividiert durch Flußzeit	ml/s
Flußanstiegszeit	Zeit vom Flußbeginn bis Flußmaximum	s
Miktionsvolumen (V)	Gesamtvolumen, das durch die Urethra ausgeschieden wird	ml

flows bestimmten Zahlenwerten zugeordnet (Normal: > 8, geringgradig eingeschränkt: 5–8, mittelgradig eingeschränkt: 3–5, hochgradig einge-

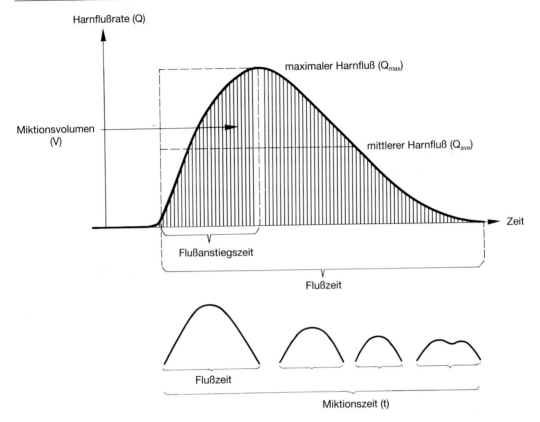

Abb. 4.5 Uroflowmetrie: Definitionen s. Tab. 4.1.

schränkt: < 3). Der angegebene Index ist zum Teil in EDV-unterstützte Geräte integriert. Weiterhin besteht eine Abhängigkeit der Normwerte von Alter und Geschlecht, diese anatomischen und altersphysiologischen Gegebenheiten müssen in die Beurteilung der Harnflußkurve miteinbezogen werden.

4.1.6 Interpretation

Die Uroflowmetrie dient zur Aufdeckung pathologischer Harnflußwerte und -muster. Ein hoher Harnfluß hat keinen Krankheitswert. Ein erniedrigter Harnfluß kann Folge einer infravesikalen Obstruktion (Differentialdiagnose: mechanisch/funktionell) wie auch einer Hypokontraktilität des Detrusor (Differentialdiagnose: myogen/neurogen) sein bzw. dem Vorliegen beider Umstände entsprechen (dekompensierter Detrusor bei infravesikaler Obstruktion). **Hinweise** auf die Ursache der Harnflußabschwächung können der Form der Harnflußkurve entnommen werden, eine schematische Typisierung einzelner Uroflowmuster kann allerdings die Diagnose in keinem Fall sichern. Die verlängerte Flußanstiegszeit ist Hinweis auf einen erhöhten Harnröhrenwiderstand mit dekompensierter Blasenmuskulatur (z. B. benigne Prostatahyperplasie), ein flaches Plateau mit verzögertem Abfall der Harnflußrate deutet auf eine Harnröhrenstriktur hin, der intermittierende Harnfluß (undulierend – Stakkato) wird bei ineffektiver Miktion mit Bauchpresse wie auch bei Vorliegen einer Detrusor-Sphinkter-Dyssynergie gefunden (Abb. 4.8).

4.2 Zystomanometrie der Speicherphase

Die Zystomanometrie ist die simultane Registrierung von vesikalem und abdominalem Druck bei kontinuierlicher Blasenfüllung.

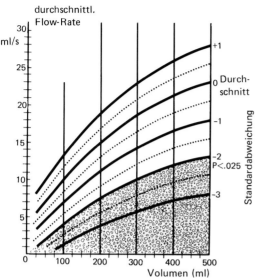

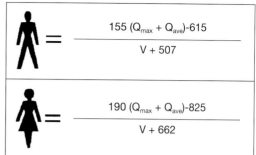

Abb. 4.7 Flow-Index nach Höfner [11]. Die Formeln liefern geschlechtsspezifische Index-Werte zwischen 0 und 10, die eine volumenunabhängige Beurteilung des maximalen Harnflusses ermöglichen (Normal: >8, geringgradig eingeschränkt: 5–8, mittelgradig eingeschränkt: 3–5, hochgradig eingeschränkt: <3).

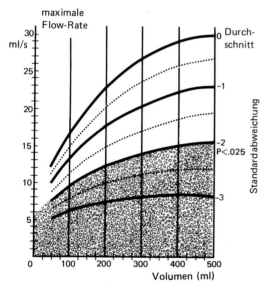

Abb. 4.6 Nomogramm zur Bewertung von durchschnittlicher und maximaler Harnflußrate. Der Normwert der Harnflußrate ist abhängig vom Miktionsvolumen. Bei gleichzeitiger Berücksichtigung der Normalverteilung werden sicher erniedrigte Harnflußraten in dem unteren, dunklen Feld nachgewiesen (nach *Siroky* et al) [19, 20].

4.2.1 Indikation zur Zystomanometrie

Eine Indikation zur zystomanometrischen Abklärung stellen alle Blasenfunktionsstörungen dar, die die Reservoirfunktion oder Entleerungsfunktion der Harnblase betreffen:

– Harninkontinenz
– Enuresis
– ungeklärte Reizzustände der Harnblase (Pollakisurie – imperativer Harndrang)
– Blasenentleerungsstörungen
– neurologische Erkrankungen mit Blasenfunktionsstörungen.

Die Aussagekraft der Zystomanometrie wird dann überfordert, wenn infravesikale Obstruktionen urodynamisch abgeklärt werden sollen. Dies ist nur mittels einer Druck-Fluß-Messung möglich. Um funktionelle infravesikale Obstruktionen im Sinne einer Detrusor-Blasenhals- bzw. einer Detrusor-Sphinkter-Dyssynergie zu verifizieren, ist die simultane Registrierung von Miktionsdruck, Uroflow und EMG und/oder Röntgen als Video-Urodynamik erforderlich.

4.2.2 Apparative Ausstattung

Zur eindeutigen Beurteilung sind bei der Zystomanometrie mindestens 2 Druckmeßkanäle erforderlich.

Der 2. Druckmeßkanal, mit dem simultan zum intravesikalen Druck der intrarektale Druck als Korrelat des intraabdominellen Druckes registriert wird, ist zur Unterscheidung einer **intrinsischen** Blasendrucksteigerung (= Detrusorkontraktion) von **einer extrinsischen** Druckerhöhung des intravesikalen Druckes (infolge Erhöhung des intraabdo-

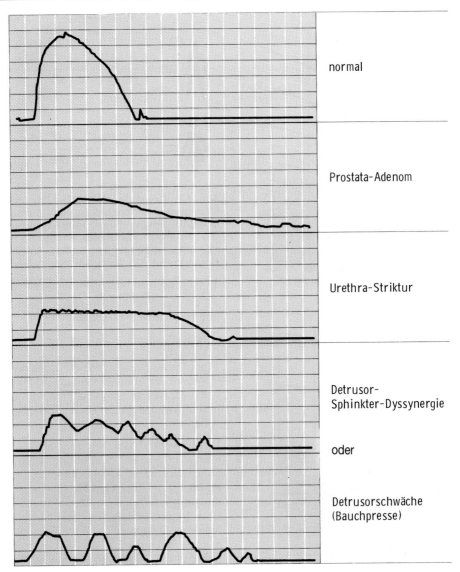

Abb. 4.8 Uroflowmetrie. Die Form der Harnflußkurve kann lediglich Hinweise auf die Ursache einer Harnstrahlabschwächung liefern: die Form der Harnflußkurve ist bei Prostataadenom und Urethrastriktur ähnlich. Auch die Miktion mit Bauchpresse kann anhand der Harnflußkurve nicht von einer Miktion bei Detrusor-Sphinkter-Dyssynergie unterschieden werden (nach H. *Melchior*).

minellen Druckes durch Bauchpresse, Husten, Bewegung etc.) unerläßlich (Abb. 4.9). Als Medium der Blasenfüllung dient Flüssigkeit (physiologische Kochsalzlösung oder Kontrastmittel). Die Druckmessung erfolgt entweder durch externe elektronische Drucktransducer oder bei Verwendung von Mikro-tip-Transducern direkt am Katheter. Als Medium der Druckübertragung zwischen Blase bzw. Rektum und externem Druckabnehmer dient ebenfalls Flüssigkeit. Lediglich bei Verwendung eines Mikro-tip-Transducer-Katheters entfällt dieser Weg der Druckübertragung, da der elektronische Druckwandler direkt in den Katheter eingearbeitet ist. Die Kurvenregistrierung erfolgt heute vorwiegend digital, d.h. die Kurve erscheint auf einem Monitor und kann gespeichert oder ausgedruckt werden. Mechanische Schreiber sind bei älteren Analog-Meßplätzen ohne Nachteile in der Auf-

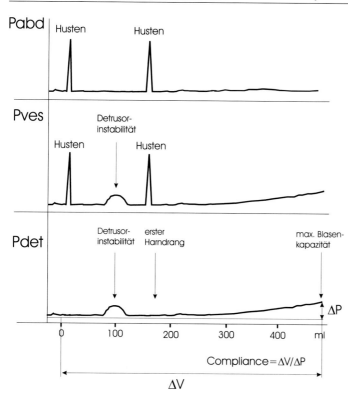

Abb. 4.9 Zystometrie-Definitionen (s. Tabelle 4.2).

zeichnung üblich. Zur Blasenfüllung und simultanen Druckregistrierung ist zumindest ein 2-Kanal-Katheter erforderlich. Soll bei urethralem Zugang die Möglichkeit genutzt werden, im Anschluß an die Zystometrie ohne Katheterwechsel ein Urethradruckprofil aufzuzeichnen, so ist ein 3-Kanal-Katheter erforderlich (Ausnahme: Technik nach Brown-Wickham, s. Kap. 4.6.2) [4].

4.2.3 Meßgrößen – Meßeinheiten

Die Zystomanometrie ist die Messung des intravesikalen Druckes bei kontinuierlicher Blasenfüllung. Nach Einführung der SI-Einheiten (système international d'unités) ist die verbindliche Einheit des Druckes Pascal (Pa), dabei entspricht 1 cm H_2O = 98,07 Pa. Nach den Empfehlungen der International Continence Society ist die standardisierte Meßeinheit des Druckes jedoch cm-Wassersäule (cm H_2O) [1]. In der Zystomanometrie werden die Detrusorqualitäten beurteilt, die seine Reservoirfunktion kennzeichnen: Blasensensitivität, Detrusorkoeffizient (Compliance = Blasendehnbarkeit), Detrusorstabilität, Blasenkapazität (Tab. 4.2, Abb. 4.9). Gleichzeitig werden gewisse Detrusor-Sphinkter-Wechselwirkungen indirekt mitbeurteilt, die zur Sicherung der Kontinenz während der Blasenfüllung erforderlich sind.

Tabelle 4.2 Zystomanometrie: Definitionen.

Parameter	Bedeutung	Einheit
Restharn	Urinmenge in der Blase nach Miktion	ml
erster Harndrang	Blasenvolumen bei erstem Empfinden eines Harndranges	ml
maximale Blasenkapazität	Volumen, bei dem der Patient starken Miktionsdrang verspürt	ml
effektive Blasenkapazität	maximale Blasenkapazität minus Restharn	ml
Detrusor-Koeffizient (Compliance)	Dehnbarkeit des Detrusors. Quotient aus max. Blasenkap. (ΔV) / intraves. Druckzuwachs (Δp)	(ml/cm H_2O)
Detrusorinstabilität	unwillkürlicher Detrusordruckanstieg mit oder ohne begleitende Inkontinenz	

4.2.4 Untersuchungsbedingungen und Untersuchungsgang

Die Zystomanometrie kommt einem Provokationstest gleich („Reflexhammer des Urologen"), wobei Füllgeschwindigkeit und Temperatur des Füllmediums das Ausmaß der Provokation bestimmen.

Um vergleichbare zystomanometrische Meßwerte zu erhalten, sind **standardisierte Untersuchungsbedingungen unerläßlich.** Der **Zugang** zur Blase kann **transurethral** oder perkutan (suprapubisch) erfolgen. Vorteil des transurethralen Zuganges ist die Möglichkeit, die Zystomanometrie mit der Aufzeichnung des Urethradruckprofils zu kombinieren (3-Kanal-Katheter erforderlich). Der suprapubische perkutane Zugang vermindert das Risiko einer Keimeinschleppung in die Blase und schließt die urethrale Irritation mit Auslösung von Artefakten aus.

Die Position des Patienten bei der Untersuchung kann **liegend, sitzend oder stehend** gewählt werden. Die **Referenzlinie des Null-Punktes** der Druckregistrierung ist für externe Druckwandlern in Höhe der Oberkante der Symphyse. Mikrotip-Katheter werden gegen den atmosphärischen Luftdruck kalibriert, also immer **vor** Katheterapplikation.

Als Füllmedium wird Flüssigkeit verwendet, die Einhaltung einer standardisierten Temperatur (z. B. 22°C oder 37°C) ist empfehlenswert. Eine Gaszystometrie sollte wegen der artefaktanfälligen Druckübertragung, der fehlenden Möglichkeit zur Messung der Blasenkapazität und der Registrierung einer Druck-Fluß-Messung bzw. des Urethra-Druckprofils nicht mehr durchgeführt werden. Die Füllung erfolgt kontinuierlich, die intermittierende Füllung ist ein nicht standardisiertes Verfahren. Die Blasenfüllung erfolgt üblicherweise pumpengesteuert. Folgende Füllgeschwindigkeiten sind entsprechend der ICS-Empfehlung zu standardisieren [1]:

- **langsame** Blasenfüllung bis zu 10 ml/min,
- **mittelschnelle** Blasenfüllung zwischen 10 ml/min und 100 ml/min und
- **schnelle** Blasenfüllung mit einer Füllungsrate über 100 ml/min.

Um einen Kompromiß zwischen tolerabler Provokation bzw. Irritation und Untersuchungsdauer zu erzielen, wird eine mittlere Füllungsgeschwindigkeit bei Erwachsenen von 50 ml/min empfohlen.

Die Untersuchung beginnt mit der Messung des entleerten Restharns. Nach Null-Punkt-Eichung und Applikation der Katheter beginnt die Füllungsphase der Zystometrie entsprechend den standardisierten Bedingungen. Für die Interpretation der Meßkurve ist es erforderlich, daß der untersuchende Arzt selbst bei der Untersuchung anwesend ist und alle Beobachtungen unmittelbar auf der Meßkurve notiert werden (z. B. Harndrang, Husten, Sprechen, Bewegungen des Patienten). Es hat sich gezeigt, daß eine Druckkurvenauswertung ohne Anwesenheit bei der Untersuchung erschwert ist und zu Fehlinterpretationen führen kann. Die Untersuchung selbst sollte ohne Narkose bzw. Sedativa durchgeführt werden, darüber hinaus sind sämtliche Pharmaka zu registrieren, die der Patient zum Zeitpunkt der Untersuchung eingenommen hatte.

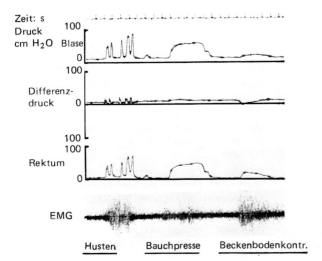

Abb. 4.10 Zystometrische Provokationstests. Extrinsische Erhöhungen des intravesikalen Druckes durch Husten oder Bauchpresse. Kontrolle des willkürlichen Sphinktermechanismus durch aktive Beckenbodenkontraktion.

Abb. 4.11a Zystometrische Provokationstests. Durch Husten während der zystometrischen Füllungsphase wird weder ein passiver Harnverlust, noch eine Detrusorkontraktion hervorgerufen: Normalbefund.

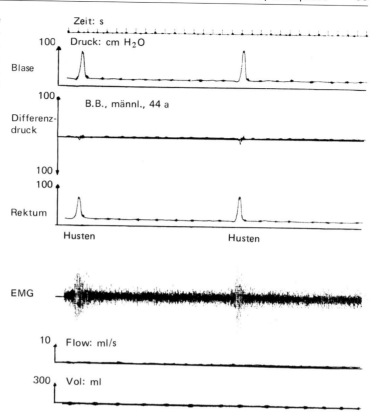

Während der **Blasenfüllphase** empfiehlt es sich, zusätzliche Provokationstests durchzuführen (Abb. 4.10, 11a, b). Die üblichen Tests für den klinischen Routinegebrauch sind: Provokation durch **Husten** bzw. suprapubisches **Klopfen** mit kurzzeitigem Druckanstieg und Provokationen durch **Bauchpresse** mit länger anhaltendem Druckanstieg. Es empfiehlt sich, diese Tests bei Beginn der Füllung und ebenso nach jeweils 100 ml Blasenfüllung zu wiederholen, ein Urinabgang bei Durchführung dieser Tests muß auf der Kurve dann vermerkt werden, wenn keine simultane Aufzeichnung des Uroflows erfolgt. Bei der Fragestellung nach einer neurogen bedingten Blasendysfunktion sind aufwendigere pharmakologische Provokationstests indiziert (Carbachol-, Eiswasser-Test) [3, 14, 16].

Bei Erreichen der Blasenkapazität (starker Harndrang) wird die Zystomanometrie beendet. Im Anschluß wird die Durchführung einer Druck-Fluß-Messung empfohlen, indem der Patient zur Einleitung einer willkürlichen Miktion aufgefordert wird (s. Kapitel 4.5.)

Zusammenfassend soll nochmals betont werden, daß nur **standardisierte Untersuchungsbedingungen** (Zugang, Kathetertyp, Position des Patienten, Meßmedien, Temperatur) und ein **standardisierter Untersuchungsablauf** (Blasenfüllmodus, Blasenfüllgeschwindigkeit, Provokationstests) die Möglichkeit bieten, vergleichbare Meßdaten zu erhalten. Die zu standardisierenden Untersuchungsbedingungen sind in den ICS-Empfehlungen (s. Anhang) [1] ersichtlich. Die beste Kontrolle ist die Reproduzierbarkeit einer Meßkurve. Daher sind Mehrfachmessungen erforderlich. Unerläßlich ist die Anwesenheit des untersuchenden Arztes bei der Messung, sowie die unmittelbare Markierung sämtlicher Beobachtungen und Tests auf der Meßkurve.

4.2.5 Normalbefunde

Die Normalwerte urodynamischer Messungen (s. Anhang II) hängen von der angewandten Meßtechnik ab und sind vielfach durch eine **große physiologische Schwankungsbreite** charakterisiert, dabei ist der Übergang vom Physiologischen zum Pathologischen oft fließend.

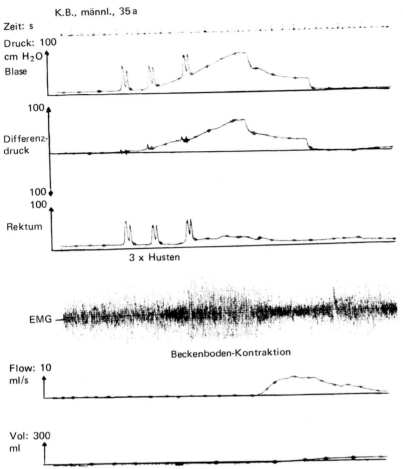

Abb. 4.11b Provokationstests. Durch Husten während der zystometrischen Blasenfüllungsphase wird eine ungehemmte Detrusorkontraktion provoziert. Anfangs kann ein unwillkürlicher Urinverlust durch kompensatorisch verstärkte Aktivität des Verschlußmechanismus verhindert werden (Beckenboden-EMG), bei Ermüden der Beckenbodenaktivität kommt es schließlich zum unwillkürlichen Harnabgang: Detrusorinstabilität.

Es ergibt sich demnach für einige der Meßwerte die Notwendigkeit, daß der Untersucher in Abhängigkeit von der angewandten Untersuchungstechnik die angegebenen Normbereiche selbst zu modifizieren hat. Dies schränkt somit eine isolierte Beurteilbarkeit einzelner Meßparameter z. B. durch computerisierte, automatische Auswertung ein. Vielmehr ist eine ganzheitliche horizontale und vertikale Beurteilung der Meßbefunde mit ihren Korrelationen und wechselseitigen Beeinflussungen notwendig. Trotz dieser Einschränkungen ist es möglich, anhand einer Reihe hinreichend genau definierter Normbereiche eine zystomanometrische Normalkurve zu charakterisieren.

Infolge der viskoelastischen Charakteristika der glatten Muskulatur folgt die Blasenfüllphase über einen weiten Bereich dem Gesetz von La Place: Bei Zunahme der Blasenfüllung tritt nur eine minimale Erhöhung des intravesikalen Druckes auf, die sich mit elastischen Elementen der Blasenwand erklären läßt. Als obere Normgrenze der Zunahme des Blasendruckes gilt ein Druckanstieg bis 4 cm H_2O/100 ml.

Der Quotient der Zunahme der Blasenfüllung pro Einheit des korrelierenden intravesikalen Druckanstieges wird als Detrusorkoeffizient (Compliance, Blasendehnbarkeit) bezeichnet. Eine Compliance von mehr als 25 ml/cm H_2O ist normal. An der Grenze des Dehnungsbereiches der Harnblasenmuskulatur nahe des Erreichens der Blasenkapazität steigt der intravesikale Druck pro Volumeneinheit schneller an, was durch die nicht weiter dehnbare Blasenwand erklärbar ist. Somit ist die Detrusor-Compliance ein mit der Blasenfüllung veränderlicher Wert. Obwohl sie somit nur als Funktion der Blasenfüllung interpretierbar ist, hat sich als Grundlage zum praktischen Arbeiten die Bestimmung der Compliance über einen Bereich

Für den Routinegebrauch ausreichend ist die semiquantitative EMG-Registrierung, die im folgenden insoweit besprochen werden soll, als sie im Rahmen einer urodynamischen Kombinationsuntersuchung einen zusätzlichen, simultan registrierbaren Parameter der Sphinkterfunktion liefert.

4.3.4 Untersuchungsbedingungen – Untersuchungsgang

Die simultane EMG-Untersuchung kann prinzipiell bei allen Untersuchungen durchgeführt werden und liefert Informationen über die Relaxation des externen urethralen Sphinkters/Beckenbodens bei Miktion. Das EMG kann außerdem zur Dokumentation des Beckenbodentrainings geeignet sein. Die isolierte EMG-Untersuchung läßt sich am besten in entspannter Position im Liegen durchführen. Für die urodynamische Kombinationsuntersuchung müssen Kompromisse eingegangen werden; hinsichtlich sämtlicher zu registrierender Parameter hat sich dabei die sitzende Position am günstigsten erwiesen.

Wegen der einfachen Applikation und der niedrigen Patientenbelastung werden heute überwiegend Oberflächenelektroden verwendet, die vor allem beim Kind ideal sind. Eine besondere Form der Oberflächenelektrode stellt die anale Stöpselelektrode bzw. die auf einen Schaumgummiträger montierte Oberflächenelektrode für den Analsphinkter dar (Abb. 4.12).

Für Erwachsene sind nach wie vor auch Nadelelektroden uneingeschränkt zu empfehlen. Die Applikation von Nadelelektroden kann direkt am quergestreiften urethralen Sphinkter, am M. bulbocavernosus, am M. levator ani oder am M. sphincter ani externus erfolgen (Abb. 4.15). Im Routinegebrauch ist die Elektromyographie des M. sphincter ani externus praktikabel, dessen Aktivitäten mit gewissen Einschränkungen als repräsentativ für Beckenboden und quergestreiften M. sphincter urethrae angesehen werden können. Am M. sphincter ani ist eine unkomplizierte, lagestabile und exakt positionierbare Applikation der Elektroden bei Mann und Frau möglich. Bei direkter Untersuchung des quergestreiften M. sphincter urethrae ergeben sich insbesondere bei Männern Probleme der zuverlässigen Applikation der Elektroden.

Bei der Zystometrie sollte neben der Ruheaktivität in der Blasenfüllungsphase die Reflexaktivität getestet werden: bei Durchführung der Provokationstests kann der Beckenboden-Hustenreflex mitgeprüft werden, ebenso im Streßprofil. Zusätzlich sollte der Bulbocavernosusreflex durch mechanische oder elektrische Reizung der Glans Penis bzw. Klitoris untersucht werden. Die willkürliche Aktivitätsantwort wird während der Zystometrie mehrfach durch Aufforderung des Patienten zum willkürlichen Aktivieren des Schließapparates („Kneifen") getestet. Von besonderer Bedeutung ist das Aktivitätsmuster des quergestreiften Sphinkters unter Miktion.

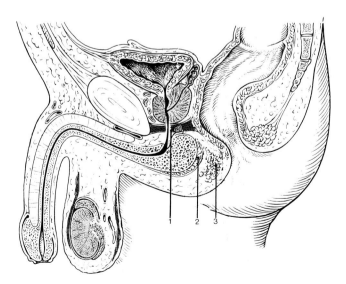

Abb. 4.15 EMG-Registrierung: Nadelpositionen. **1:** M. sphincter urethrae externus. **2:** M. bulbocavernosus. **3:** M. sphincter ani externus.

Abb. 4.13 Analstöpselelektrode (Medtronic-Dantec).

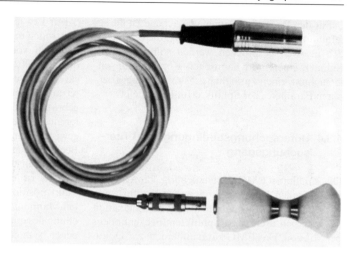

putertechnik. Normalerweise reichen für die Aufzeichnung von Druckwerten Frequenzen von ca. 20 Hz aus. Wird mit dieser niedrigen Abtastrate auch bei der EMG-Registrierung gearbeitet, können nur errechnete Hüllkurven dargestellt werden. Mechanische Schreiber haben ein Frequenzlimit von 60 Hz und sind deshalb für die EMG-Aufzeichnung nicht geeignet.

Die Abnahme der Potentiale kann **nicht-invasiv** über die Hautoberfläche (Oberflächenelektroden) (Abb. 4.12, 13) oder **invasiv** über Einstichelektroden (Nadelelektroden bzw. Drahtelektroden) (Abb. 4.14) erfolgen. Bei der Verwendung von Oberflächenelektroden sollte deren Hautwiderstand (Impedanz) möglichst klein sein, damit eine störungsfreie Aufzeichnung erfolgen kann. Ideal sind Meßplätze, die eine direkte Messung der Elektrodenimpedanz ermöglichen (Andromeda).

Wichtig ist die Vermeidung von Artefakten durch Bewegung und Flüssigkeitskontakt.

4.3.3 Meßgrößen – Meßeinheiten

Quantitative Analysen von Amplituden- und Frequenzspektrum der abgeleiteten Aktivitätspotentiale liefern für die einzelnen Muskelgruppen charakteristische Frequenzbereiche, innerhalb derer die höchste Energie abgegeben wird. Dicht beieinander liegen diese Frequenzbereiche für den quergestreiften M. sphincter urethrae (130 Hz) und den M. sphincter ani externus (120 Hz). Der M. ischiocavernosus liefert bei 87 Hz die höchste Energie. Die Dauer der Aktivitätspotentiale liegt zwischen 5,5 ms (Sphincter externus) und 8 ms (M. levator ani) und wird durch unterschiedliche Muskelfaserdicke erklärt.

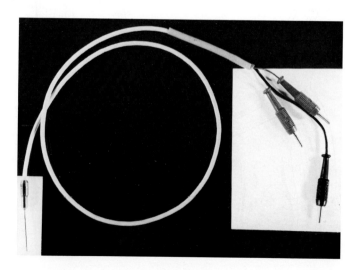

Abb. 4.14 Nadelelektrode (Medtronic-Dantec).

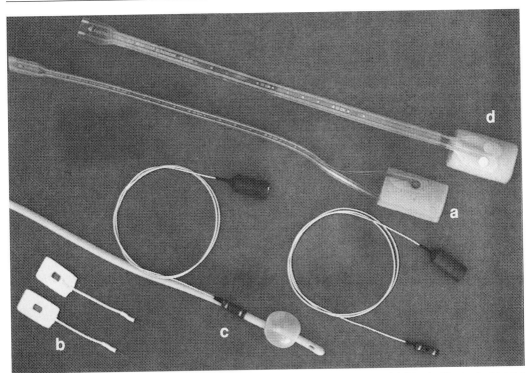

Abb. 4.12 EMG-Oberflächenelektroden (Medronic-Dantec). **a** Schaumgummielektrode für Analsphinkter, **b** Haut-Oberflächenelektrode, **c** Katheter-Ringelektrode, **d** intravaginale Elektrode.

malerweise wird die Compliance mit zunehmender Füllung kleiner. Für klinische Belange ist der Durchschnittswert jedoch ausreichend. In der klinischen Praxis ist vorwiegend die **Einschränkung der Dehnbarkeit** für die Ausbildung eines vesikalen Hochdrucksystems und eine in der Folge mögliche doppelseitige Harnstauung bei neurogenen Blasen von Relevanz.

4.3 Elektromyographie

Die Elektromyographie im Rahmen der urodynamischen Diagnostik ist die semiquantitative Registrierung der elektromyographischen Aktivität der Beckenboden/Sphinkter externus-Muskulatur.

4.3.1 Indikation zur Elektromyographie

Neurologische Erkrankungen mit assoziierten Blasenfunktionsstörungen und Verdacht auf funktionelle infravesikale Obstruktion („dysfunctional voiding") stellen die Hauptindikation zur elektromyographischen Untersuchung dar. Infravesikale Obstruktionen ohne erkennbare mechanische Ursache können durch dyssynerges Verhalten der Sphinktermuskulatur während der Miktion ausgelöst werden. Der Verdacht auf Vorliegen einer solchen funktionellen infravesikalen Obstruktion im Sinne einer Beckenbodenspastik (s. Kap. 5.4.3, Abb. 4.11) oder einer Detrusor-Beckenboden-Dyssynergie (s. Kap. 5.4.3, Abb. 4.12) muß mit Hilfe des unter Miktion registrierten EMG abgeklärt werden.

4.3.2 Apparative Ausstattung

Wesentlich zur Durchführung einer Elektromyographie ist neben der Verstärkereinheit mit guter Gleichtaktunterdrückung (>100 dB) eine Art der Aufzeichnung erforderlich, die eine möglichst trägheitsfreie Registrierung der Signale erlaubt. Bei den heute üblichen computerunterstützten Meßplätzen ist die Abtastfrequenz (sampling rate) von entscheidender Bedeutung. Soll eine artefaktfreie quantitative Aufzeichnung erfolgen, sind Frequenzen von mindestens 5000 Hz erforderlich. Dies stellt hohe Anforderung an die verwendete Com-

von 10–90% der maximalen Blasenkapazität bewährt.

In der Füllphase ist die Feststellung des **ersten Harndranges** sowie des starken Harndranges von Bedeutung. Dabei ist wichtig festzustellen, daß der erste Harndrang im Normalfall nicht vor einer Blasenfüllung von 50% der max. Blasenkapazität festgestellt wird, jedoch besteht eine individuelle Schwankungsbreite (Alter, Geschlecht, Untersuchungsbedingung). Der Detrusor bleibt **stabil**, d. h. es kommt zu keiner Detrusorkontraktion. Erst bei Erreichen der Blasenkapazität kommt es **zum starken Harndrang.**

Die oben beschriebenen einfachen Provokationstests sollen während der gesamten Blasenfüllphase mehrfach wiederholt werden (Abb. 4.11a, b**).**

Ein normaler Detrusor ist auch unter Provokation stabil, beim Husten oder Pressen darf keine unwillkürliche Detrusorkontraktion = **Detrusorinstabilität** provoziert werden. Zur zweifelsfreien Feststellung einer unwillkürlichen Detrusorkontraktion = Detrusorinstabilität wird eine Amplitude der intrinsischen Druckerhöhung von mehr als 15 cm H_2O nicht mehr verlangt [1] (s. ICS-Empfehlung).

An dieser Stelle muß nochmals betont werden, daß nur eine **simultane** Registrierung des abdominellen und vesikalen Drucks die Erkennung solcher intrinsischer Druckschwankungen (Detrusorkontraktionen) überhaupt ermöglicht. Die Registrierung des Differenzdrucks erlaubt damit die direkte grafische Darstellung von Detrusorinstabilitäten.

Ein normaler **Verschlußmechanismus** sichert unter den beschriebenen Provokationen die **Harnkontinenz**, d. h. ein unwillkürlicher Harnverlust während der Füllungsphase der Zystomanometrie ist in jedem Fall als pathologischer Befund zu registrieren.

4.2.6 Interpretation

Die Interpretation der Zystomanometrie muß alle Kriterien zur Einschätzung der Reservoirfunktion des Detrusors beinhalten. Das bedeutet die Beurteilung von:

– Sensitivität
Erster und starker Harndrang muß vorhanden sein. Fehlende Blasensensibilität und/oder das Auftreten vegetativer Reaktionen bei zunehmender Füllung wie Schwitzen, RR-Veränderungen etc. sprechen für das Vorliegen einer neurogenen Blase.

– Kapazität
Die **maximale** Blasenkapazität ergibt sich entweder durch die Notwendigkeit des Beendens der Blasenfüllung bei starkem Harndrang oder die Einleitung der Miktion. Die willkürlich eingeleitete Miktionsphase ist per definitionem nicht Teil der Zystometrie, wohl aber der unwillkürliche Harnverlust. Zur Bestimmung der maximalen Blasenkapazität muß das Volumen des während der Zystometrie durch Inkontinenz verlorenen Urins vom registrierten Füllvolumen subtrahiert werden.

Die **effektive** Blasenkapazität errechnet sich aus der maximalen Blasenkapazität minus Restharn. Akzeptabel ist Restharn bis 15% der maximalen Blasenkapazität.

Bei der Messung der Blasenkapazität ist prinzipiell zwischen einer funktionellen (Kapazität bei der normalen urodynamischen Messung ohne Narkose) und einer anatomischen Kapazität (Messung der Kapazität in Narkose) zu unterscheiden. Vor allem bei Dranginkontinenz können sich die Meßwerte deutlich unterscheiden.

– Stabilität
Jegliche isolierte Druckerhöhung im Detrusordruck ist unabhängig von ihrer Dauer und der Höhe der Amplitude als instabile Detrusorkontraktion zu definieren und damit meßtechnisch als pathologisch einzustufen. Inwieweit dieser meßtechnische Fakt klinische Relevanz besitzt, muß vom Untersucher in Kenntnis der Anamnese und sonstiger klinischer Daten beurteilt werden. Insbesondere Patienten mit benigner Prostatahyperplasie zeigen durch die Katheterirritation häufig Instabilitäten mit oder ohne Inkontinenz, ohne daß klinisch eine Urge-Inkontinenz besteht. Eine klinisch relevante Detrusorhyperaktivität wird nach Empfehlungen der ICS ohne neurologische Ätiologie als **Detrusorinstabilität,** bei neurogener Genese als **Detrusorhyperreflexie** bezeichnet.

In der Zystometrie sollte die Anzahl der aufgetretenen Instabilitäten, die Schwelle ihres ersten Auftretens (Volumen bei Beginn der ersten Kontraktion) und die maximale Kontraktionsamplitude erfaßt werden.

– Dehnbarkeit
Die Dehnbarkeit des Detrusors definiert seine Fähigkeit, auf eine physiologische Füllung ohne wesentlichen Druckanstieg zu reagieren. In der Zystometrie wird der Wert als Compliance = $\Delta V/\Delta p$ (s. Kap. 4.2.3 und Tab. 4.2) angegeben. Da der Wert der Compliance bei der gegebenen Definition von 10-90% der max. Blasenkapazität errechnet wird, handelt es sich um einen Durchschnittswert. Nor-

Abb. 4.16 a) Normale Miktion. Willkürliche Detrusorkontraktion und gleichzeitige synerge Sphinkterrelaxation.
b) Dyssynergie (Dysfunktion). Simultan mit der Detrusorkontraktion tritt eine Sphinkterkontraktion auf.

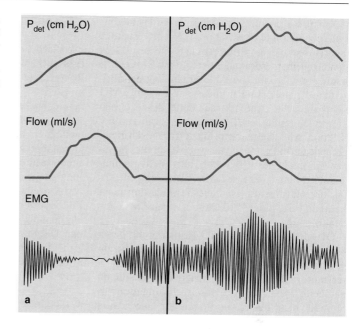

4.3.5 Normalbefunde

Bei der zur Zystometrie simultanen, semiquantitativen EMG-Registrierung des quergestreiften Sphinkters/Beckenbodens interessieren neben der **Ruheaktivität die Reflexaktivität** (Husten, Bulbocavernosusreflex) und die **willkürliche Aktivitätsantwort** („Kneifen"). Das **Aktivitätsmuster während der Miktion** wird in der Druck-Fluß-Messung aufgezeichnet.

Ruheaktivität: Bei der semiquantitativen Auswertung ist die Ruheaktivität insofern schwer beurteilbar, als zum Vergleich die Aktivitätsänderungen desselben Muskels unter verschiedenen Funktionszuständen herangezogen werden müssen. Dennoch ist die Beobachtung von Bedeutung, daß mit steigender Blasenfüllung die Ruheaktivität des quergestreiften Sphinkters zunimmt (Crescendo). Auch bei unwillkürlichen Detrusorkontraktionen bei pathologischen Reizzuständen der Harnblase (Urge-Syndrom, Urge-Inkontinenz) wird in der Regel die simultane kompensatorische Aktivitätssteigerung der Beckenbodenmuskulatur nachgewiesen (Abb. 11b).

Reflexaktivität: Beim Husten wird simultan eine kurzzeitige Aktivitätssteigerung der quergestreiften Muskulatur beobachtet (Hustenreflex) (s. Abb. 4.10, 11a, Kap. 5.4.3, Abb. 4.10), die zum intraurethralen Druckaufbau führt und als „aktive Drucktransmission" als **einer** der Mechanismen zur Erhaltung der Harnkontinenz unter Streßbedingungen gilt.

Willkürliche Aktivitätsantwort: Bei Aufforderung zur willkürlichen Betätigung der Sphinktermechanismen („Kneifen") tritt eine deutliche Aktivitätsvermehrung ein (s. Abb. 4.10). Dieser Test dient gleichzeitig zur Kontrolle der exakten Lage der Elektrode.

Aktivität unter Miktion: Während der Normalmiktion ist durch Relaxation des Sphinktermechanismus eine eindeutige Verminderung der Aktivitätspotentiale nachweisbar („stilles EMG") (s. Abb. 4.16a). Gleichbleibende, einschießende oder vermehrte Aktivitätsmuster sind als pathologisch im Sinne einer **Detrusor-Sphinkter-Dyssynergie/Dysfunktion** zu werten (s. Abb. 4.16b).

Vorsicht ist bei der Beurteilung der Miktionsphase geboten: Artefakte sind häufig und entstehen meist durch Urinbenetzung der Elektroden bzw. durch mechanische Artefakte infolge Bewegung der Elektroden oder deren Anschlußkabel.

4.3.6 Interpretation

Das semiquantitative Beckenboden-EMG erlaubt eine Aussage über die Intaktheit der somatomotorischen Beckenbodeninnervation. Willkürliche Aktivitätsauslösung, synerge Relaxation bei Miktion und Reflexaktivität lassen sich darstellen.

Verstärkte, unwillkürlich einschießende und dyssynerge Sphinkteraktivitäten, z. B. im Rahmen einer supranukleären motorischen Läsion, lassen sich ebenfalls gut dokumentieren. Das EMG stellt in diesem Falle eine wertvolle Ergänzung der übrigen urodynamischen Parameter dar. Eine im EMG sichtbare echte Aktivitätszunahme des externen urethralen Sphinkters/Beckenbodens während der Miktion muß sich auch in der Druck-Fluß-Relation wiederfinden. Normalerweise kommt es bei einer Erhöhung der EMG-Aktivität zu einer simultanen Erhöhung des Drucks bei gleichzeitigem Abfall des Harnflusses. Ist diese Veränderung nicht sichtbar, besteht der Verdacht auf einen EMG-Artefakt.

Die semiquantitative EMG-Registrierung bereitet immer dann Schwierigkeiten, wenn eine **herabgesetzte/fehlende** Aktivität im Sinne einer peripheren motorischen Läsion verifiziert werden soll, da das Fehlen jeglicher Aktivitätsauslösung zwar als Hinweis, nicht jedoch als Beweis für eine Läsion des N. pudendus gelten kann.

4.4 Röntgen

Die Röntgendiagnostik soll hier nur insoweit besprochen werden, als sie im Rahmen einer urodynamischen Kombinationsuntersuchung (Video-Urodynamik) eine zusätzliche, **simultan erhältliche Information** über Blase und Urethra zu liefern vermag.

4.4.1 Indikation zum Röntgen

Die simultane Röntgenkontrolle bietet als Bilddarstellung der gemessenen Funktionsabläufe das morphologische Korrelat und ist insofern bei jeder urodynamischen Untersuchung eine wertvolle Bereicherung.

Die Hauptindikation für die Video-Urodynamik besteht wie beim EMG bei neurologischen Erkrankungen mit assoziierten Blasenfunktionsstörungen und Verdacht auf funktionelle infravesikale Obstruktion („dysfunctional voiding"). Auch ein doppelseitiger Reflux oder die Kombination Detrusorinstabilität und Reflux sollte video-urodynamisch abgeklärt werden. Dagegen kann die urodynamische Diagnostik einer bekannten mechanischen Obstruktion wie z.B. die benigne Prostatahyperplasie sicherlich auch ohne Röntgen erfolgen.

4.4.2 Apparative Ausstattung

Die **Video-Urodynamik** bietet die Möglichkeit, **kontinuierlich** die Blasenfüllung bzw. -entleerung im Röntgenbild zu verfolgen. Dabei muß die Miktion im Stehen oder Sitzen durchgeführt werden können, d. h. die Röntgeneinheit muß sich senkrecht stellen lassen. Durch die Einführung computerunterstützter Meßplätze wird das Röntgen-Video-Signal direkt über Video-Karten im Meßplatz aufgenommen, digitalisiert, zusammen mit der Messung verarbeitet und gespeichert (Abb. 4.17 a,b). Die Einzelbilder werden somit den verschiedenen Füll- oder Entleerungsphasen zugeordnet und sind aus dem digitalen Speichermedium jederzeit abrufbar. Die Kombination mit dem digitalen Röntgen ermöglicht heute die Registrierung bei niedriger Strahlenexposition des Patienten.

4.4.3 Untersuchungsbedingungen – Untersuchungsgang

Die simultane Röntgenkontrolle hat ihren Wert in **der kontinuierlichen** Bilddarstellung **dynamischer** Funktionsabläufe. Statische Einzelbilder in schneller Folge bei Miktion (Kameratechnik oder direkte digitale Speicherung) erlauben eine Beurteilung des Miktionsverlaufes zusammen mit den Meßsignalen.

Zur Video-Urodynamik wird die Blase mit verdünntem Kontrastmittel gefüllt. In der Blasenfüllungsphase ist die kontinuierliche Röntgenkontrolle entbehrlich und aus Gründen der Strahlenbelastung nicht empfehlenswert. Um auch bei Miktion mit einer möglichst geringen Strahlenexposition zu arbeiten, stehen digitales vor konventionellem Röntgen und Einzelbilder vor kontinuierlichem Video (Tab. 4.3).

Interessante Aspekte können die Provokationstests liefern. Im Durchleuchtungsbild ist bei Einsatz der Bauchpresse auf **Tiefertreten der Blase, Öffnung des Blasenhalses, Zystozelenbildung oder vesiko-ureteralen Reflux** zu achten.

In der Diagnostik der weiblichen Streßinkontinenz ist eine zusätzliche Information über Situs und anatomische Gegebenheiten durch die laterale Urethrozystographie unter Ruhe- und Streßbedingung (Bauchpresse) zu erhalten, wobei die Harnröhre durch einen kontrastgebenden Katheter markiert werden soll: Es lassen sich ein vertikaler und ein rotatorischer Descensus vesicae unterscheiden, letzterer kann mit einer Zystozele kombiniert sein (s. Kap. 5.1.2, Abb. 4.2**).**

Tabelle 4.3 Vergleich Strahlendosis bei digitalem und konventionellem Röntgen (nach [6])

Untersuchungsart	Anzahl der Aufnahmen	Aufnahmen-Dosis (dGy/cm²)	Gesamt-Dosis (dGy/cm²)
iv.-Urographie			
DSI	19	66	177
Kassette	20	404	520
Ersparnis		84%	66%
Zystographie			
DSI	7	64	93
Kassette	3	337	419
Ersparnis		81 %	78 %

4.4.4 Interpretation

Neben den röntgenologisch hinlänglich bekannten Befunden (Blasengröße, Divertikel, Trabekel, pathologische Blasenformen, Descensus vesicae, vesikoureteraler Reflux) steht die Darstellung der Urethra während der Miktion im Vordergrund. Über die Diagnostik mechanischer Obstruktionen hinaus ist besondere Aufmerksamkeit auf die Region des Blasenhalses und des Sphinkter externus zu richten. Funktionelle Urethraengen, wie dies bei der Detrusor-Blasenhals- oder Detrusor-Sphinkter/Beckenboden-Dyssynergie der Fall ist, können während der Miktion variieren und unterscheiden sich somit von mechanischen Obstruktionen. Hydrodynamisch wirksame Engen der Urethra zeigen in der Regel eine prästenotische Dilatation, zeitweise auch eine poststenotische Erweiterung. Auch der Reflux von Kontrastmittel in die Prostata-Ausführungsgänge bzw. in die Samenblasen können Hinweiszeichen für eine funktionelle Obstruktion (Detrusor-Sphinkter-Dyssynergie) sein.

4.5 Zystomanometrie der Entleerungsphase (Miktiometrie, Druck-Fluß-Messung)

Die Zystomanometrie der Entleerungsphase (Miktiometrie, Druck-Fluß-Messung) ist die simultane Messung von Blasen-, Rektumdruck und Uroflow gegebenenfalls mit EMG und Röntgen mit Bestimmung des Restharns.

Besondere Bedeutung kommt der Druck-Fluß-Messung zur **Objektivierung einer infravesikalen Obstruktion** zu. Die Untersuchung sollte stets im Anschluß an die Zystomanometrie der Speicherphase durchgeführt werden.

Da der Harnfluß sowohl von der **Detrusorleistung** als auch vom **Harnröhrenwiderstand** abhängt, wird erst bei simultaner Messung von Druck und Fluß eine detaillierte Beurteilung der Miktion möglich. Somit ist die Druck-Fluß-Messung die einzige Methode, um detaillierte Informationen über verschiedene Obstruktionsformen zu gewinnen.

4.5.1 Indikation zur Druck-Fluß-Messung

Eine Indikation zur Druck-Fluß-Messung ist bei allen Formen von Blasenentleerungsstörungen, die klinisch nicht oder nicht mit ausreichender Sicherheit diagnostiziert werden können, gegeben.

Es ist generell akzeptiert, daß neurogene sowie nicht-neurogene funktionelle Blasenentleerungsstörungen mit einer Druck-Fluß-Messung objektiviert werden sollten. Soll eine funktionelle infravesikale Obstruktion nachgewiesen und lokalisiert werden, so ist dies durch simultane Registrierung des Beckenboden-EMG mit videographischer Kontrolle während der Miktionsphase im allgemeinen zuverlässig möglich.

Es besteht bisher kein Konsens über die Notwendigkeit des Einsatzes urodynamischer Druck-Fluß-Messungen bzw. deren Analysen bei mechanischer (morphologisch definierbarer) Obstruktion. Bei der benignen Prostatahyperplasie (BPH) als klassische mechanische Obstruktion ist unzweifelhaft dokumentiert, daß der Grad der Auslaß-Obstruktion nur mit Hilfe von Druck-Fluß-Messungen objektivierbar ist. Die klinische Untersuchung (rektale Palpation), Endoskopie, sonografische Größenbestimmung der Prostata, Restharn und Uroflow allein korrelieren ebensowenig mit dem Obstruktionsgrad wie die Stärke der subjektiven Symptomatik des Patienten. Zahlreiche Analysen zeigen, daß mehr als 30% aller BPH-Patienten nicht obstruktiv sind.

So erlaubt nur die urodynamische Quantifizierung der Obstruktion die Auswahl eines Therapieverfahrens, bei dem die erforderliche Invasivität der Größe der mechanischen Obstruktion angepaßt wird. Dadurch könnte die therapiebedingte Morbidität auf ein Maß reduziert werden, das vom Grad der mechanischen Obstruktion vorgegeben wird.

Mit zunehmender Etablierung neuer Therapieverfahren bei BPH wird die Diskussion um die Indikation für Druck-Fluß-Messungen weitergeführt werden müssen. Derzeit bleibt ihr Einsatz entsprechend internationaler Leitlinien fakultativ [5].

42   4 Spezielle (urodynamische) Untersuchung

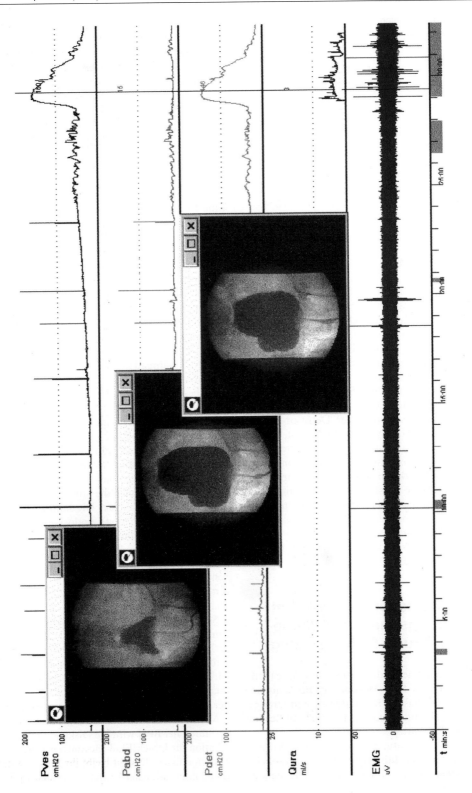

Abb. 4.17 (a)

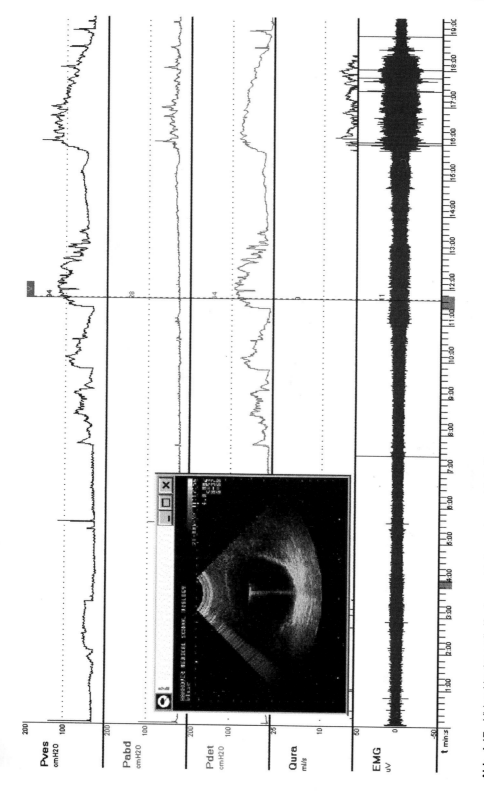

Abb. 4.17 Video-Urodynamik (Andromeda). In modernen Meßplätzen ist heute sowohl die simultane Aufzeichnung von Röntgen **(a)** als auch sonografischen Bildern **(b)** möglich. Die Bildsignale werden als Video aufgenommen und gespeichert und sind dem Untersucher sowohl als Video der gesamten Bildsequenz oder als Einzelbilder („Snapshots") zugänglich.

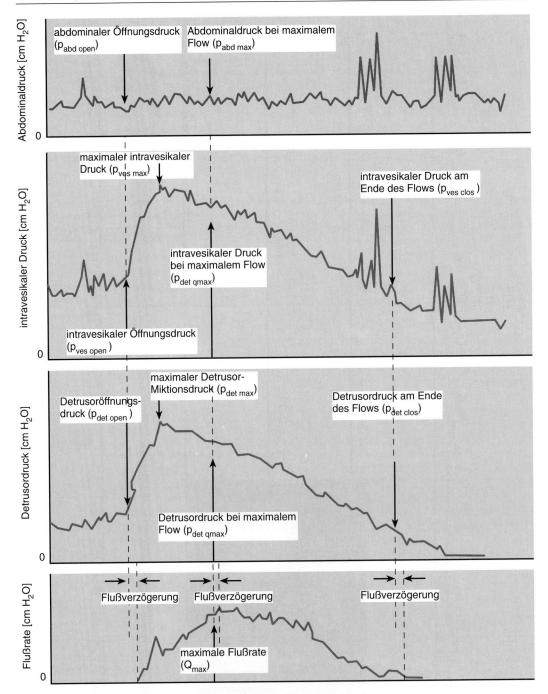

Abb. 4.18 Druck-Fluß-Messung mit Meßparametern.

4.5.2 Apparative Ausstattung

Für die Durchführung der Druck-Fluß-Messung ist bei der heutigen Meßtechnik keine besondere Ausstattung erforderlich, alle Meßplätze erlauben die simultane Registrierung der notwendigen Parameter Blasen-, Rektum- und Detrusordruck (Differenz aus Blasen- minus Rektumdruck), Uroflow und EMG. Die Kombination mit dem Röntgen als Video-Urodynamik ist in der Diagnostik von neurogenen Blasenentleerungsstörungen unumgänglich (s. Abb. 4.17). Bei Verwendung transurethraler Katheter sollte die Katheterstärke nicht über 7 Charr. liegen.

Für die heute empfehlenswerte **Druck-Fluß-Analyse** ist eine zeitliche Koordination von Detrusordruck und Uroflow erforderlich: Normalerweise wird der Uroflow durch die räumliche Distanz des Uroflowmeters mit einer geringen Zeitverzögerung (ca. 1 s) registriert. Diese Zeitverzögerung muß für eine genaue Analyse der Druck-Fluß-**Relation** korrigiert werden. In computerunterstützten Meßplätzen geschieht dies automatisiert. Bei analoger Meßtechnik muß diese Zeitdifferenz durch manuelle Verschiebung des Drucksignals ausgeglichen werden.

Für die Quantifizierung des Obstruktionsgrades sind letztlich spezielle Analysen korrespondierender Druck-Fluß-Werte erforderlich. Die genauesten Ergebnisse liefert die Aufzeichnung des gesamten Miktionszyklus in Form eines **Druck-Fluß-Plots** (Darstellung von Druck und Fluß in einem Diagramm, s. unten). Manuell ist diese Prozedur nicht durchführbar, bei einer computerisierten Verarbeitung digitaler Daten jedoch kein Problem. Zahlreiche moderne Meßplätze ermöglichen heute eine derartige Darstellung der Signale und sollten in der Lage sein, auf Knopfdruck eine Quantifizierung des Obstruktionsgrades nach wissenschaftlich etablierten Verfahren zu liefern (s. Kapitel 4.5.6).

4.5.3 Meßgrößen – Meßeinheiten

Die Druck-Fluß-Messung stellt keine neue, isolierte Untersuchungstechnik dar. Vielmehr wird diese im Anschluß an die Zystometrie der Speicherphase durchgeführt.

Bei der Druck-Fluß-Messung werden der **Detrusordruck** als Differenzdruck aus Blasen- minus Rektumdruck und **Harnfluß** pro Zeiteinheit aufgezeichnet (Parameter s. Tab. 4.4, Abb. 4.18). Da in der Druck-Fluß-Analyse allein der Detrusordruck ausschlaggebend ist, ist für die exakte Bestimmung

Tabelle 4.4 Parameter der Druck-Fluß-Messung [9].

Parameter	Bedeutung	Einheit
Detrusoröffnungsdruck ($p_{det\ open}$)	Detrusordruck bei Beginn des Flows	cm H$_2$O
max. Detrusordruck ($p_{det\ max}$)	maximal gemessener Detrusordruck bei Miktion	cm H$_2$O
Detrusordruck bei max. Flow ($p_{det\ qmax}$)	gemessener Detrusordruck bei Q_{max}	cm H$_2$O
Detrusordruck am Ende des Flows ($p_{det\ clos}$)	Detrusordruck bei Flow-Ende	cm H$_2$O
minimaler Miktionsdruck ($p_{det\ min\ void}$)	geringster Detrusordruck bei Miktion	cm H$_2$O
Flußrate (Q)	Urinvolumen pro Zeiteinheit	ml/s
Flußzeit (t)	Zeit, während Harnfluß registriert wird	s
Miktionsdauer	Dauer der Miktion bei intermittierendem Fluß	s
Max. Harnfluß (Q_{max})	maximal gemessener Wert der Flußrate	ml/s
Mittl. Harnfluß (Q_{ave})	Miktionsvolumen dividiert durch Flußzeit	ml/s
Miktionsvolumen (V)	Gesamtvolumen der Miktion	ml
Restharn	Blasenvolumen nach Miktion	ml

seiner Größe eine genaue Kalibrierung von Blasen- und Rektumdruck vor Beginn der Messung erforderlich.

Bei Verdacht auf funktionelle Blasenentleerungsstörungen ist es erforderlich, diese Messung mit der Ableitung des **Elektromyogramms** aus dem externen urethralen oder analen Sphinkter bzw. der röntgenologischen Darstellung von Urethra und Blase zu kombinieren. Über diesen Weg ist es möglich, Informationen über den Aktivitätszustand der urethralen Verschlußmuskulatur zu gewinnen und funktionelle Obstruktionen auszuschließen.

Die herkömmliche Art der Kurvendarstellung ist die parallele Aufzeichnung von Druck und Fluß in einer Zeitachse (s. Abb. 4.20a). Die rein visuelle Be-

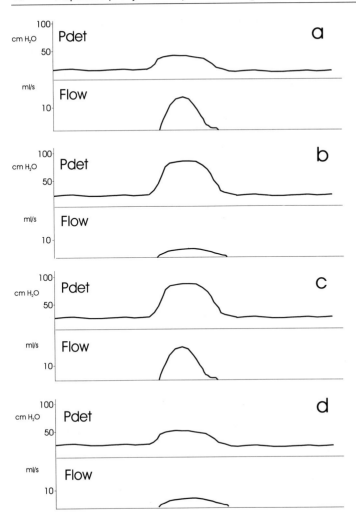

Abb. 4.19 a Normal: niedriger Druck mit hohem Flow, **b** Obstruktion: hoher Druck mit niedrigem Flow, **c** „high flow"-Obstruktion: hoher Flow, hoher Druck, **d** Detrusorinsuffizienz: niedriger Flow, niedriger Druck.

wertung läßt nur grobe quantitative Rückschlüsse auf den bestehenden Obstruktionsgrad zu:

- hoher Flow, niedriger Druck (normal) (Abb. 4.19 a)
- niedriger Flow, hoher Fluß (Obstruktion) (Abb. 4.19 b)
- hoher Flow, hoher Druck („high flow"-Obstruktion) (Abb. 4.19 c)
- niedriger Flow, niedriger Druck (Detrusorinsuffizienz) (Abb. 4.19 d)

Urethrale Widerstandsrelation (Urethral Resistance Relation, URR)

Es ist heute Konsens, daß die genaue Diagnostik von Quantität und Qualität einer **mechanischen** Obstruktion die Darstellung von Druck und Fluß in einem Diagramm als **Druck-Fluß-Relation oder -Plot** erfordert. Die Darstellung korrespondierender Druck-Fluß-Werte als **Miktionsschleife bzw. Hysteresekurve** (Abb. 4.20) ist für den unerfahrenen Anwender ungewohnt, da die Zeitachse verlorengeht. Der Druck-Fluß-Plot wird auch als Urethrale Widerstandsrelation (**Urethral Resistance Relation = URR**) bezeichnet, da sich Veränderungen des urethralen Widerstandes während der Miktion im Druck-Fluß-Plot manifestieren [10]. Von allen führenden Herstellern urodynamischer Meßplätze wird die Darstellung eines Druck-Fluß-Plots aus der Druck-Fluß-Kurve angeboten. Der Plot ist die Basis jeder weiteren Druck-Fluß-Analyse zur Quantifizierung des urethralen Widerstandes und der Detrusorkontraktilität.

4.5 Zystomanometrie der Entleerungsphase (Miktiometrie, Druck-Fluß-Messung)

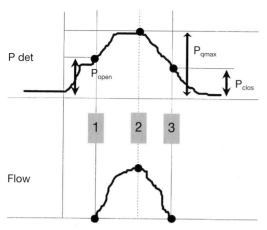

Abb. 4.20 a Herkömmliche Darstellung der Druck-Fluß-Kurve in der Zeitachse. Zu Beginn des Flows wird der Druck p_{open} gemessen (1). Der Druck steigt an bis zum p_{qmax} (2), um dann bis zum Ende des Flows auf den Druck p_{clos} abzufallen (3).

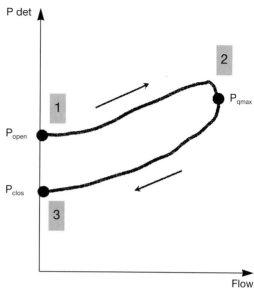

Abb. 4.20 b Darstellung von korrespondierenden Druck- und Flußwerten in einem Druck-Fluß-Diagramm. In der dargestellten Miktionsschleife bzw. Hysteresekurve sind die Punkte 1–3 markiert.

Passive Urethrale Widerstandsrelation (Passive Urethral Resistance Relation, PURR)

Für den Urologen ist die Bestimmung des urethralen Widerstandes neben der Quantifizierung der Detrusorkontraktilität das eigentliche Ziel der Druck-Fluß-Messung. Für das Verständnis der Bestimmung des urethralen Widerstandes sind folgende Tatsachen von Bedeutung:

– Der **urethrale Gesamtwiderstand** ist die Summe aus **mechanischen** (z.B. BPH, Striktur, Meatusstenose) und **funktionellen** (Aktivität der urethralen Verschlußmuskulatur) Komponenten.
– Während der mechanische Widerstand konstant ist, kann die funktionelle Komponente bedingt durch wechselnde Aktivität der urethralen Verschlußmuskulatur während der Miktion variieren.
– Der mechanische Widerstand tritt dann zu Tage, wenn die urethrale Verschlußmuskulatur komplett relaxiert ist, und somit der mechanische Widerstand als „Restwiderstand" meßbar wird.
– Jegliche Erhöhung des urethralen Widerstandes erzeugt eine korrespondierende Erhöhung des Drucks bei abfallendem Flow und umgekehrt wird ein Absinken des Widerstandes durch ein Absinken des Drucks bei ansteigendem Flow angezeigt
– Da der mechanische Widerstand dem Restwiderstand nach voller Relaxation des Verschlusses entspricht, wird der Detrusordruck in Relation zum Flow (also die Druck-Fluß-Relation) seinen minimal möglichen Wert erreichen.
– Im Druck-Fluß-Plot entspricht dieser Bereich der sogenannten „Niedrig-Druck-Flanke" der Miktionsschleife.

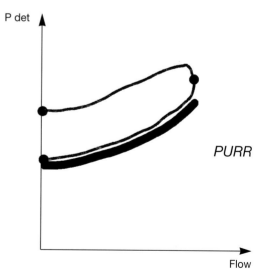

Abb. 4.21 Passive Urethral Resistance Relation (PURR) als grafische Definition des mechanischen Widerstandes durch Markierung der Niedrig-Druck-Flanke des Druck-Fluß-Plots.

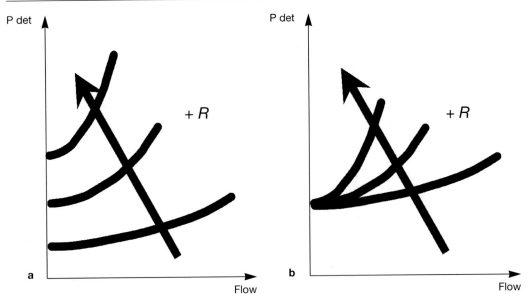

Abb. 4.22 Zunahme des urethralen Widerstandes bei Anstieg des Fußpunktes **(a)** und/oder Abnahme der Steilheit der PURR **(b)**.

Zur Markierung der Niedrig-Druck-Flanke des Druck-Fluß-Plots dient eine Kurve, die als Passive Urethrale Widerstandsrelation (**Passive Urethral Resistance Relation = PURR**) (Abb. 4.21) bezeichnet wird [17]. Die PURR ermöglicht somit die grafische Darstellung des mechanischen Widerstandes.

Die PURR-Kurve ist durch die Parameter Fußpunkt (Schnittpunkt mit der Druckachse) und Anstieg definiert. Der PURR-Fußpunkt ist für die Öffnung und den Verschluß der Urethra, der Anstieg für die Urethra-Eigenschaften während der Miktion (Dehnbarkeit bzw. Elastizität) repräsentativ. Ein ansteigender Blasenauslaßwiderstand liegt sowohl bei Zunahme des Fußpunktes der PURR (Abb. 4.22a) als auch bei Abnahme der Steilheit der PURR (Abb. 4.22b) vor. Bei verschiedenen Obstruktionsarten können beide Parameter unabhängig voneinander verändert sein (Abb. 4.23). Bei normaler Miktion ist die Kurve steil und liegt mit dem Fußpunkt im niedrigen Druckbereich. Bei Harnröhrenstriktur ist die PURR flach, besitzt jedoch einen Fußpunkt im normalen Druckbereich (die Urethra öffnet sich bei niedrigem Detrusordruck, während der Miktion steigt der Druck jedoch durch die Limitierung des maximalen Flows auf die Durchflußkapazität der Striktur stark an). Die klassische obstruktive BPH besitzt einen Fußpunkt im hohen Druckbereich und ist sehr variabel im Anstiegswinkel. Man unterscheidet deshalb auch eine kompressive (steiler Anstieg) von einer konstriktiven (flacher Anstieg) BPH-Obstruktion. Die Blasenhalsklerose zeigt ähnlich der BPH einen hohen Fußpunkt mit stets flachem Anstieg.

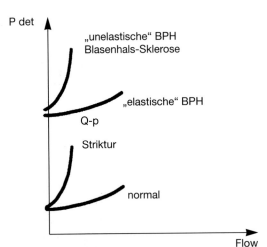

Abb. 4.23 Variabilität der PURR bei normaler Miktion und verschiedenen Obstruktionsarten.

Auf der Tatsache, daß die PURR den mechanischen Widerstand repräsentiert, basieren mehr oder weniger alle existierenden Konzepte zur Klassifikationen der mechanischen Obstruktion (s. unten).

4.5 Zystomanometrie der Entleerungsphase (Miktiometrie, Druck-Fluß-Messung)

In modernen Meßplätzen erfolgt die Prozedur der PURR-Darstellung computerunterstützt auf Knopfdruck (Abb. 4.24), so daß sich der Anwender über die Komplexität des Verfahrens keine Sorgen machen muß.

Dynamische Urethrale Widerstandsrelation (Dynamic Urethral Resistance Relation, DURR)

Durch Kontraktion der urethralen Muskulatur während der Miktion kann sich der Miktionswiderstand über den mechanischen hinaus erhöhen, was im Druck-Fluß-Plot durch eine Abweichung der Miktionsschleife von der Niedrig-Druck-Flanke (d. h. der PURR) in Richtung höheren Drucks und niedrigeren Fluß angezeigt wird. Somit entsprechen alle Abweichungen des Plots von dieser Flanke in diese Richtung Aktivitäten der urethralen Muskulatur. Diese Abweichungen werden computerunterstützt berechnet und in der ursprünglichen Druck-Fluß-Kurve dargestellt (Abb. 4.25). Damit wird ermöglicht, die funktionellen Komponenten des urethralen Widerstandes auch ohne EMG als Dynamische Urethrale Widerstandsrelation **(Dynamic Urethral Resistance Relation, DURR)** [17] grafisch abzubilden.

4.5.4 Untersuchungsbedingungen – Untersuchungsgang

Die Untersuchungsbedingungen sind mit denen der Zystomanometrie der Speicherphase prinzipiell identisch. Besonders für die Miktionsphase ist es wichtig, dem Patienten optimale Meßbedingungen für die Blasenentleerung zu garantieren. Untersuchungshektik, Lärm oder die Anwesenheit unnötiger Personen sollte tunlichst vermieden werden. Eine für den Patienten bequeme Untersuchungsposition ist anzustreben. Empfehlenswert ist die Abdeckung des äußeren Genitale während der Untersuchung. Sollte es dem Patienten trotz aller Maßnahmen nicht möglich sein, eine Miktion auszulösen, sollte das Untersuchungspersonal den Raum verlassen und der Patient einen erneuten Miktionsversuch starten. Zur diagnostischen Sicherheit sollten prinzipiell mehrere (mindestens 2) komplette Miktionsphasen aufgezeichnet werden. Dies erfolgt nach Wiederauffüllung der Blase nach Entleerung und Messung des Restharns über den liegenden Katheter. Sollten unterschiedliche Ergebnisse in den Wiederholungsmessungen auftreten, dann ist immer die Messung mit dem gering-

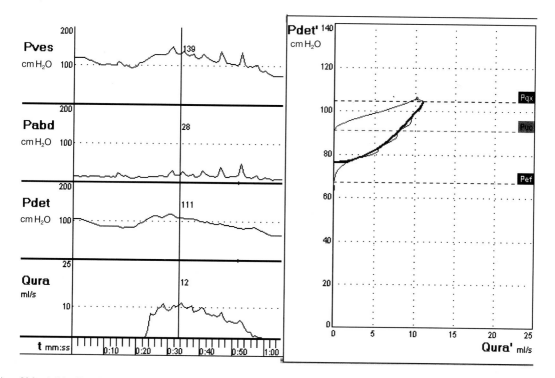

Abb. 4.24 Druck-Fluß-Kurve mit Druck-Fluß-Plot (PURR als dicke Linie).

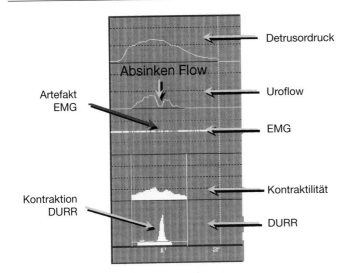

Abb. 4.25 Mit der DURR (Dynamic Urethral Resistance Relation) gelingt es in dieser Messung eine Kontraktion des urethralen Sphinkters nachzuweisen: Das Absinken des Uroflows bei gleichbleibendem Druck kann nur durch eine Sphinkterkontraktion erklärt werden, die durch computerunterstützte Kalkulation der Abweichungen des Druck-Fluß-Plots von der PURR sichtbar gemacht wird. Die DURR ist ähnlich einem EMG interpretierbar. In der dargestellten Kurve zeigt das konventionelle EMG die Kontraktion infolge eines Registrierungsfehlers nicht an.

sten Auslaßwiderstand gültig (geringste Aktivität der urethralen Verschlußmuskulatur).

Wenn indiziert, sollte die gesamte Miktionsphase röntgenologisch erfaßt werden (Strahlenbelastung s. Kap. 4.4.3). Besonderes Augenmerk ist auf die Weite von Blasenhals und Sphinkter zu richten.

4.5.5 Normalbefunde

Die normale Miktion beginnt mit einer Sphinkterrelaxation gefolgt von einer Kontraktion des Detrusors. Die einmal gestartete Miktion bleibt **ununterbrochen**, bis die Harnblase **restharnfrei** entleert ist. Normvarianten der Miktion zeigen initial **assistierende Bauchpresse** zur Detrusorkontraktion oder Harnblasenentleerung ohne meßbaren Detrusordruckanstieg. Diese Miktionstypen werden bei der Frau häufig nachgewiesen. Fehlender Anstieg des Detrusordrucks bedeutet in diesen Fällen keinesfalls die Diagnose einer Detrusorakontraktilität. Vielmehr führt ein extrem niedriger Auslaßwiderstand zu einer isotonischen Detrusorkontraktion, deren Stärke durchaus normal sein kann.

Früher definierte Normwerte getrennt für Druck oder Fluß sind nicht sinnvoll. Normwerte der **Druck-Fluß-Relation** sind nur im Zusammenhang mit vorhandenen Nomogrammen definierbar, die allerdings nur für BPH-Patienten formuliert wurden (s. unten). Die früher teilweise verwendeten Formeln zur Berechnung des urethralen Widerstandes (R1 = Pqmax/Qmax; R2 = Pqmax/Qmax^2) für laminare oder turbulente Strömungen werden heute einhellig abgelehnt, so daß auch deren Normwerte nicht mehr gültig sind.

Das simultan registrierte Beckenboden-EMG ist bei der normalen Miktion deutlich reduziert („EMG-Stille") (Abb. 4.16a). Intermittierende oder dauernde Erhöhung der Aktivität spricht für eine Detrusor-Sphinkter/Beckenboden-Dyssynergie/Dysfunktion (Abb. 4.16b), die sich allerdings auch in intermittierenden Schwankungen oder konstant hohen Werten der Druck-Fluß-Relation bzw. einer Stenosierung der Beckenbodenebene im videographischen Bild wiederfinden muß.

4.5.6 Interpretation

Zur Beurteilung der Schwere der mechanischen Obstruktion dienen verschiedene Analysemethoden. Prinzipiell sind numerische Größen oder Nomogramme und deren Kombination möglich. Die verschiedenen Konzepte unterscheiden sich in der Zahl der verwendeten Punkte im Druck-Fluß-Plot. Prinzipiell sind für eine ausreichend genaue Beschreibung der PURR mit Fußpunkt und Anstieg mindestens zwei Punkte erforderlich. Alle 1-Punkt-Verfahren sind deshalb naturgemäß in ihrer Aussage limitiert.

1-Punkt-Verfahren

1-Punkt-Verfahren verwenden den Detrusordruck bei maximalem Flow (p_{qmax}) als Basis für die Klassifikation. Dieser Punkt ist Basis für das Abrams/Griffiths Nomogram, das ICS-Nomogramm, die

4.5 Zystomanometrie der Entleerungsphase (Miktiometrie, Druck-Fluß-Messung)

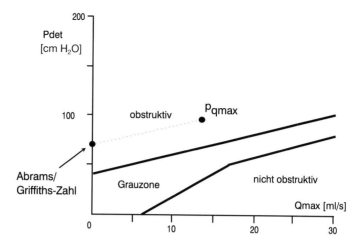

Abb. 4.26 Abrams/Griffiths-Nomogramm: In das Nomogramm wird der Detrusordruck bei maximalem Flow pdet$_{qmax}$ eingezeichnet. Die Klassifikation ergibt sich aus der Lage des Punktes.
Abrams/Griffiths-Zahl: Die Abrams/Griffiths-Zahl wird ermittelt, indem vom Detrusordruck bei maximalem Flow (pdet$_{qmax}$) eine Linie parallel zur Grenzlinie zwischen obstruktiver Zone und Grauzone auf die Druckachse gezogen wird.

Abrams/Griffith Zahl und URA (Urethral Resistance Algorithm).

2-Punkt-Verfahren (linPURR)

Die lineare PURR verwendet zwei Punkte des Druck-Fluß-Plots. Die Punkte sind Detrusordruck bei maximalem Flow (p$_{qmax}$) und ein Druck p$_{muo}$, der annähernd dem geringsten Miktionsdruck (p$_{voidmin}$) entspricht (Abb. 4.28). Durch die Verbindung beider Punkte entsteht eine Gerade, die als lineare PURR bezeichnet wird. Im Gegensatz zu den 1-Punkt-Verfahren ist die getrennte Definition von Fußpunkt und Anstieg mit der linearen PURR möglich.

mult.-Punkt-Verfahren (PURR)

Mit der computerunterstützten Konstruktion der Passive Urethral Resistance Relation (PURR) als quadratische Funktion wird eine echte Markierung der Niedrig-Druck-Flanke des Druck-Fluß-Plots unter Verwendung vieler Flankenpunkte erreicht. Sie ist die exakteste Analysemethode.

Nomogramme

Abrams/Griffiths-Nomogramm (Abb. 4.26)
Im Abrams/Griffiths Nomogramm wurden auf der Basis von Druck-Fluß-Messungen von obstruktiven und nicht obstruktiven Probanden 3 Zonen entsprechend obstruktiv, Grauzone und nicht obstruktiv empirisch festgelegt [2, 15]. Die Klassifikation des individuellen Patienten ergibt sich durch Eintragung des Detrusordrucks bei maximalem Flow (pdet$_{qmax}$) in das Nomogramm.

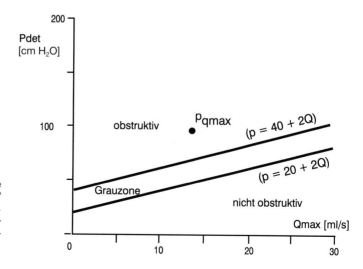

Abb. 4.27 ICS-Nomogramm: Die Klassifikation wird wie im Abrams/Griffiths-Nomogramm durchgeführt. Die Formeln entsprechen der mathematischen Definition der Grenzlinien.

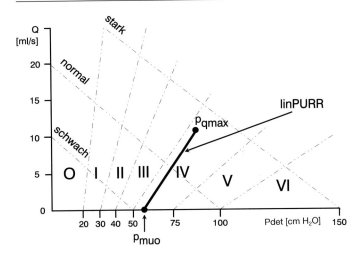

Abb. 4.28 Schäfer-Nomogramm zur linearen PURR: In das Nomogramm wird die lineare PURR eingezeichnet, die sich aus der Verbindung der Punkte pdet$_{qmax}$ und pdet$_{muo}$ ergibt. Das Nomogramm enthält 7 Obstruktionsgrade (0–IV) und 3 Felder zur Klassifikation der Kontraktilität des Detrusors (stark, schwach, sehr schwach). Wenn die Gerade der linPURR durch zu hohen oder zu niedrigen Anstieg nicht in die vorgegebenen Klassen paßt, gilt der Detrusordruck bei maximalem Flow (pdet$_{qmax}$) für die Definition des Obstruktionsgrades.

Abrams/Griffiths-Zahl: Die Abrams/Griffiths Zahl ist ein Druckwert. Er wird ermittelt, indem vom Detrusordruck bei maximalem Flow (p_{qmax}) eine Linie parallel zur Grenzlinie zwischen obstruktiver Zone und Grauzone auf die Druckachse gezogen wird [15].

ICS-Nomogramm (Abb. 4.27)
Das ICS-Standardisierungs-Subkommittee für Druck-Fluß-Analysen empfiehlt eine Modifikation des Abrams-Griffiths-Nomogramms als Standard der ICS [9]. Die Klassifikation der individuellen Miktion entspricht dem o. g. Procedere.

Schäfer-Nomogramm zur linearen PURR (Abb. 4.28)
Das Nomogramm ist für die Klassifikation der linearen PURR in 7 Obstruktionsgrade (0–IV) vorgesehen, in dem diese in das Nomogramm eingezeichnet wird. Das Nomogramm enthält darüber hinaus 3 Felder zur Klassifikation der Kontraktilität des Detrusors (stark, schwach, sehr schwach) [18]. Die Projektion der linearen PURR in die Klassen des Nomogramms bedeutet den Verlust der Information von Fußpunkt und Anstieg wie bei den 1-Punkt-Verfahren. Wenn die Gerade der linPURR durch zu hohen oder zu niedrigen Anstieg nicht in die vorgegebenen Klassen paßt, gilt der Detrusordruck bei maximalem Flow (pdet$_{qmax}$) für die Definition des Obstruktionsgrades.

CHESS Klassifikation nach Höfner (Abb. 4.29)
CHESS ist eine zweidimensionale Klassifikation von Fußpunkt und Anstieg der quadratischen oder linearen PURR in jeweils 4 Kategorien, so daß ein 4 x 4 Feld entsteht. In Anlehnung an ein Schachbrett wurde der PURR-Fußpunkt mit den Buchstaben A–D und der PURR-Anstieg mit den Zahlen 1–4 klassifiziert, so daß insgesamt 16 Obstruktionsgrade definiert werden können [12, 13]. Die zweidimensionale Klassifizierung trägt der Tatsache Rechnung, daß Fußpunkt und Anstieg unabhängige Parameter der PURR sind und deshalb getrennt beschrieben werden müssen. Mit CHESS kann sowohl die quadratische als auch die lineare PURR klassifiziert werden.

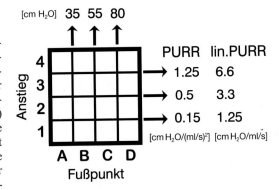

Abb. 4.29 CHESS Klassifikation nach Höfner: Mit CHESS erfolgt eine getrennte Klassifikation von Fußpunkt (Buchstaben) und Anstieg (Zahlen) der quadratischen oder linearen PURR in Anlehnung an ein Schachbrett. Es können 16 Obstruktionsgrade definiert werden. Die zweidimensionale Klassifizierung trägt der Tatsache Rechnung, daß Fußpunkt und Anstieg unabhängige Parameter der PURR sind.

Die Unterschiede der einzelnen Klassifikationen ergeben sich hauptsächlich aus ihrer Leistungsfähigkeit und Genauigkeit der Klassifikation. Zunächst ist festzustellen, daß die Definition der Grenzen zwischen obstruktiv und nicht obstruktiv in den verschiedenen Konzepten nahezu gleich ist.

Wird nur ein Punkt aus dem Druck-Fluß-Plot verwendet, so wird die Information über die Miktion des Patienten auch auf einen Punkt reduziert. Der Punkt $pdet_{qmax}$ entspricht annähernd dem Endpunkt der PURR. Aus Abb. 4.23 wird klar, daß die individuelle Miktion den $pdet_{qmax}$ auf sehr unterschiedliche Weise erreichen kann. Beispielsweise kann durchaus eine Miktion bei Harnröhrenstriktur den gleichen $pdet_{qmax}$ aufweisen, wie die Miktion einen BPH-Patienten. Die für diese Differenzierung notwendige Erfassung des minimalen Miktionsdrucks wird in den 1-Punkt-Klassifikationen nicht berücksichtigt.

Die Entscheidung, welches Konzept zur Anwendung gelangt, ist abhängig von den gerätetechnischen Möglichkeiten und der notwendigen Genauigkeit in der Definition der Obstruktion. Wird analog gemessen, d. h. steht keine computerunterstützte Messung zur Verfügung, dann kann die Klassifikation natürlich nur mit der Hand erfolgen. Die einfachste Methode, die allerdings zu Lasten der Genauigkeit geht, ist die Ermittlung des $pdet_{qmax}$ (Abb. 4.20) und die Projektion in das Abrams/Griffiths- oder das ICS-Nomogramm. Beide Nomogramme haben den Nachteil, daß nur die Obstruktion ansich und nicht deren Grad klassifizierbar ist. Angesichts der großen Zahl alternativer BPH-Therapien kann diese Klassifikation nicht mehr befriedigen. Eine zweite, mit Lineal und Bleistift durchzuführende Methode, ist die Ermittlung der linearen PURR, die mit der zusätzlichen Bestimmung des minimalen Miktionsdrucks möglich ist. Dies geschieht, indem sowohl der Detrusordruck bei Beginn ($pdet_{open}$) und am Ende des Flows ($pdet_{clos}$) ermittelt wird. Der minimale Miktionsdruck ($Pdet_{voidmin}$) entspricht dem jeweils kleineren der beiden Drucke. Die Klassifikation erfolgt durch Projektion in das Schäfer-Nomogramm. Ein Maß für die vorhandene Detrusorkontraktilität ergibt sich aus der Lage der Linienspitze der linearen PURR.

Moderne computerunterstütze Meßplätze sind problemlos in der Lage, einen Druck-Fluß-Plot zu liefern und haben damit die Möglichkeit, alle genannten Konzepte auf Knopfdruck darzustellen. Teilweise bieten Firmen in der Tat das gesamte Spektrum der Möglichkeiten an (Abb. 4.30). Der Anwender sollte sich vor dem Kauf eines solchen Gerätes über die Möglichkeiten der Analyse informieren.

4.5.7 Spezielle Techniken: Flow – EMG

Die Kombinationsuntersuchung von Uroflow und Beckenboden-EMG ist als orientierende Erstuntersuchung in der Lage, auf eine **funktionelle** infravesikale Obstruktion im Sinn einer Detrusor-Sphinkter-Dyssynergie/Dysfunktion hinzuweisen. Die exakte Diagnose erfolgt allerdings durch die Zystomanometrie der Entleerungsphase (s. Kap. 5.3.2). Darüber hinaus läßt sich die nicht-invasive Flow-EMG-Untersuchung hervorragend in der Verlaufskontrolle der Therapie solcher Funktionsstörungen einsetzen. Dies trifft insbesondere bei Kindern und Frauen zu.

Meistens werden für die Untersuchung perineale Klebeelektroden verwendet. Die Funktion läßt sich durch Aktivierung des Beckenbodens („Kneifen") überprüfen. Die Registrierung erfolgt während der Miktion. Der Ausdruck erfolgt mit einem 2-Kanal-Schreiber (s. Abb. 4.6, 7 in Kap. 5.3.2.1).

Im Normalfall kommt es vor Beginn des Harnflusses zur EMG-„Stille". Bei pathologischem Verhalten nehmen die EMG-Aktivitäten entweder nur langsam ab oder zeigen eine gleichbleibende oder undulierende Aktivität. In Analogie dazu findet sich charakteristischerweise ein verzögerter Flow-Anstieg oder ein durchgehend abgeschwächter oder undulierender Flow-Kurvenverlauf.

Die Flow-EMG-Untersuchung kann außer zur Diagnostik auch therapeutisch im Sinne des Bio-Feedback genutzt werden. Dazu müssen dem Patienten die EMG-Signale akustisch oder optisch erkennbar gemacht werden. Ziel des Bio-Feedback ist die willkürliche Beeinflussung gestörter Funktionsmuster durch Unterdrückung dieser EMG-Signale zum Erlernen der Beckenboden-Relaxation bei Miktion.

4.6 Urethradruck-Profil

4.6.1 Indikation zur Profilometrie

Obwohl der Stellenwert des Urethradruckprofils noch immer diskutiert wird, besteht die Indikation bei allen Formen der weiblichen Inkontinenz, da es die einzige urodynamische Untersuchung ist, die quantitative Aussagen über den urethralen Ver-

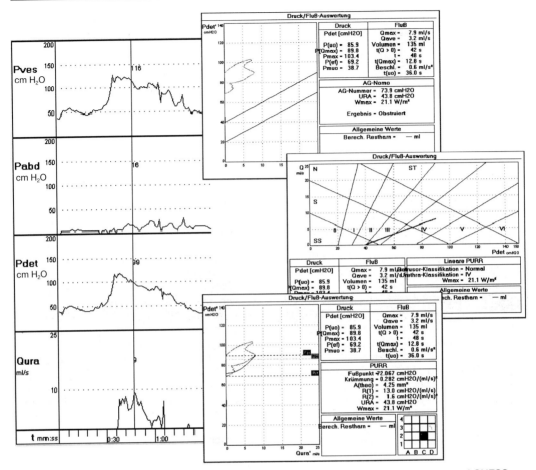

Abb. 4.30 Computerunterstützte Darstellung von ICS-Nomogramm, Schäfer-Nomogramm und CHESS aus einer Druck-Fluß-Messung (Andromeda).

schluß zuläßt. Somit ist der direkte Nachweis einer Harnröhrenverschlußinsuffizienz nur mit der Ableitung eines Urethradruckprofils möglich. Einzige Ausnahme ist die Streßinkontinenz, bei der bereits während der Zystometrie hustensimultan Urinverlust nachweisbar ist. Bei leichten Formen der Streßinkontinenz ist das Urethradruckprofil nicht immer in der Lage, diese urodynamisch zu dokumentieren (Patientenposition, Blasenfüllung, Stärke des Hustenstoßes). Dennoch ist das Profil auch hier in der Lage, Ursachen der Streßinkontinenz zu objektivieren.

Auch beim Mann ist die Profilometrie prinzipiell möglich, erfordert jedoch große Erfahrung und spezielle, nicht handelsübliche Katheter. Die Indikation zur Profilometrie beim Mann ist auf wenige Ausnahmen beschränkt (z. B. postoperative Harninkontinenz, geplante TURP bei M. Parkinson, s. Kapitel 5.6.6.7) und nicht für die Routineanwendung in der Praxis geeignet.

4.6.2 Apparative Ausstattung

Bei der Registrierung des Urethradruckprofils ist die simultane Aufzeichnung von Blasen- und Urethradruck erforderlich. Wichtig ist darüber hinaus die direkte Erfassung des Urethraverschlußdrucks, der sich aus der Differenz von Urethra- minus Blasendruck ergibt. Handelsübliche Meßplätze ermöglichen eine derartige Registrierung. Zur **kontinuierlichen** Schreibung des Urethraprofiles ist ein Gerät zum maschinellen Katheterrückzug erforderlich (Abb. 4.31). Der konstante Rückzug, der

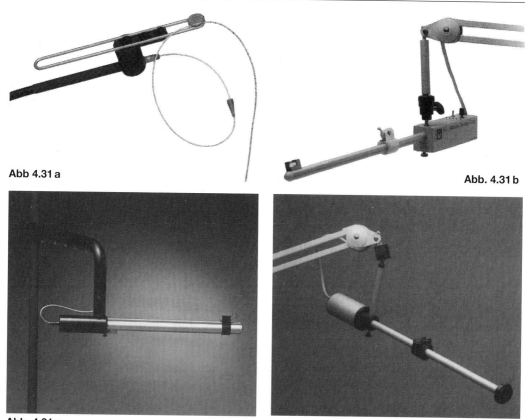

Abb. 4.31 a
Abb. 4.31 b
Abb. 4.31 c
Abb. 4.31 d

Katheterrückzugseinrichtungen verschiedener Firmen (**a** Andromeda, **b** Laborie, **c** Medtronic-Dantec, **d** MMS).

manuell nicht realisiert werden kann, erlaubt die Koordination der Rückzugsgeschwindigkeit mit der Registriergeschwindigkeit und somit die Erfassung der funktionellen Urethralänge.

Durch die Notwendigkeit der simultanen Ableitung von Urethra- **und** Blasendruck bei gleichzeitigem Rückzug des Katheters aus der Blase sind **Spezialkatheter** erforderlich, die über zwei getrennte Druckkanäle verfügen, deren Meßpunkte in einem Abstand von mindestens 8 cm angebracht sein müssen, wenn sie auch beim Mann anwendbar sein sollen (während des gesamten Durchzuges durch die Urethra muß der an der Katheterspitze liegende Meßpunkt intravesikal verbleiben). Bei der Verwendung von **Mikrotips** mit zwei Druckaufnehmern kann die Profilometrie ohne weiteren gerätetechnischen Aufwand erfolgen. Wesentlich billiger ist die **Perfusionsmanometrie** mit dreilumigen Kathetern, die bei korrekter Duchführung mit Mikrotip-Aufzeichnungen vergleichbar ist. Die Perfusion der Urethra erfolgt mit handelsüblichen, möglichst pulsationsfreien Pumpen entweder über einen getrennten Perfusionskanal (3-lumiger Katheter) (Methode nach Heidenreich/Beck) oder über den Urethradruck-Kanal (2-lumiger Katheter) (Methode nach Brown Wickham). Alternativ dazu kommen mehrlumige Membrankatheter (ohne Perfusion) zur Anwendung. Vorzugsweise sollten Zystomanometrie, Urethradruckprofil und Druck-Fluß-Messung mit einem Katheter durchgeführt werden, um eine wiederholte Instrumentierung zu vermeiden. Die Meßkatheter sollten nicht dicker als 7 Charr. sein. Aus Gründen der Reproduzierbarkeit sollten immer Katheter gleichen Typs verwendet werden.

4.6.3 Meßgrößen – Meßeinheiten

Meßgröße ist der **intraurethrale Druck** (cm H_2O) sowie **die funktionelle Urethralänge** (cm), bei gleichzeitiger Registrierung des intravesikalen Druckes

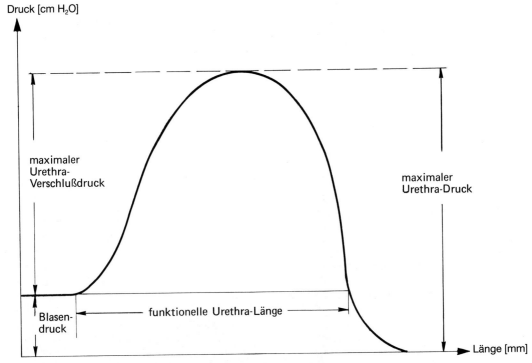

Abb. 4.32 Urethradruckprofil. Definitionen s. Tab. 4.5.

ist der **Urethraverschlußdruck** errechenbar. Die urethrale Druckregistrierung ist bei verschiedenen Funktionszuständen der Urethra möglich (Streßbedingung durch Husten oder Bauchpresse, willkürliche Beckenbodenaktivierung). Die Meßwerte der funktionellen Urethralänge, des Urethraverschlußdruckes und der urethralen Druckübertragung unter Streß lassen eine Einschätzung der Sphinkterfunktion der Urethra zu (Abb. 4.32, Tab. 4.5).

4.6.4 Untersuchungsbedingungen – Untersuchungsgang

Standardisierte Untersuchungsbedingungen sind Voraussetzung zur Registrierung reproduzierbarer Druckverhältnisse. Die **Position** des Patienten bei der Untersuchung kann wie bei der Zystomanometrie **liegend, sitzend oder stehend** gewählt werden, es empfiehlt sich, die gleiche Position wie bei der Zystomanometrie beizubehalten. Es ist bekannt, daß in sitzender und stehender Position Streßinkontinenzen nachweisbar sind, die sich in liegender Position nicht verifizieren lassen. Die Untersuchung sollte deshalb zumindest im Sitzen durchgeführt werden.

Tabelle 4.5 Urethradruckprofil: Definitionen [1].

Parameter	Bedeutung	Einheit
maximaler Urethradruck (p_{uramax})	Maximaldruck des Urethradruckprofils	cm H_2O
maximaler Urethraverschlußdruck ($P_{uraclosmax}$)	maximaler Urethradruck minus Blasendruck	cm H_2O
intravesikaler Druck (p_{ves})	simultan gemessener Blasendruck	cm H_2O
funktionelle Urethralänge	Strecke, auf der der Urethradruck den Blasendruck übersteigt	cm
Ruheprofil	Harnröhrendruckprofilmessung in „Ruhe"	
Streßprofil	Harnröhrendruckprofilmessung bei intraabdomineller Druckerhöhung (Husten oder Pressen)	

Die Sphinkterometrie muß bei **standardisierter Blasenfüllung** durchgeführt werden, da die Druckwerte eine gewisse Abhängigkeit vom jeweiligen Blasenfüllungsgrad aufweisen. Es empfiehlt sich eine Blasenfüllung von 100 ml beim Erwachsenen und 50 ml beim Kind. Falls der Verdacht auf eine Streßinkontinenz besteht und diese bei einer geringen Blasenfüllung nicht nachweisbar ist, empfiehlt sich die wiederholte Messung des Profils bei erhöhter Blasenfüllung. Zur Registrierung der urethralen Druckverhältnisse kommen in Abhängigkeit vom angewandten Meßkatheter verschiedene Meßprinzipien in Betracht (s. Kap. 5):

Offene Messung unter Perfusion: Dabei muß die Perfusionsrate standardisiert sein, sie sollte zwischen 2 ml/min und 10 ml/min liegen, eine allgemein anerkannte Perfusionsrate liegt bei 5 ml/min.

Bei Messung über ein flüssigkeitsgefülltes **geschlossenes System** mit einer **Membran als Druckaufnehmer** entfällt eine Perfusion ebenso wie bei Anwendung der **direkten Druckmessung über** einen Mikro-Tip-Transducer-Katheter, wobei der elektronische Druckwandler direkt in den Katheter eingebaut ist.

Die Messung des urethralen Druckprofils erfolgt **kontinuierlich**, wobei der Rückzug maschinell erfolgen muß. Die Rückzugsgeschwindigkeiten sind meßplatzspezifisch. Die empfohlene Geschwindigkeit beträgt 3 mm/s.

Die simultane Druckregistrierung in Blase und Urethra ermöglicht die direkte Aufzeichnung des **Differenzdruckes** und damit des urethralen **Verschlußdruckes**, der letztlich für die Kontinenzerhaltung verantwortlich ist.

Ruheprofil: Der an der Rückzugseinrichtung fixierte Katheter wird unter standardisierten Bedingungen (Position des Patienten, Blasenfüllung, Temperatur, Perfusionsrate, Rückzugsgeschwindigkeit) bei entspanntem Patienten und oberflächlicher Atmung durch die Urethra gezogen und registriert somit die Druckverhältnisse im Bereich der gesamten funktionellen Harnröhre „in Ruhe".

Streßprofil: Während der Schreibung des urethralen Druckprofiles erhöht der Patient kurzzeitig (im allgemeinen alle 2–3 Sekunden) durch Hustenstöße >50 cm H_2O den intraabdominellen Druck auf Blase, Urethra und Beckenboden. Damit läßt sich die Kompetenz des Verschlußmechanismus bei extrinsischer Druckerhöhung prüfen (Abb. 4.34).

Eine Urethradruckmessung mit einem in der Urethra fixierten Katheter ist sowohl in der Speicher- als auch in der Entleerungsphase möglich. Diese Untersuchungstechnik bleibt speziellen Fragestellungen vorbehalten und ist für die Routine nicht zu empfehlen.

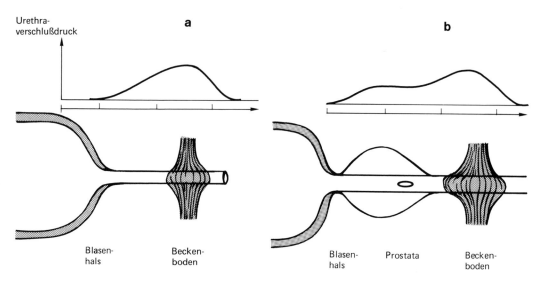

Abb. 4.33 a Urethraruheprofil der Frau. Annähernd glockenförmiges, eingipfliges Profil mit Maximum des Verschlußdruckes in Höhe des externen Sphinkters.
b Urethraruheprofil des Mannes. zweigipfliges Profil mit Maximum des Verschlußdruckes im Bereich des M. sphincter urethrae externus. Der proximale Gipfel liegt im Bereich der prostatischen Harnröhre.

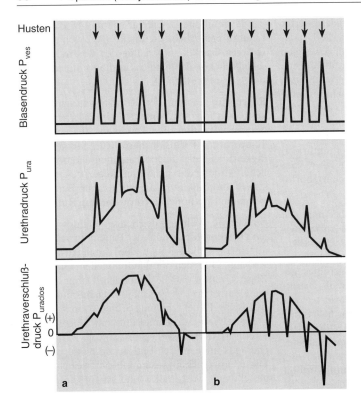

Abb. 4.34 a Urethrastreßprofil. Eine extrinsische Erhöhung des intravesikalen Druckes (Husten) wird durch simultane Erhöhung des urethralen Druckes kompensiert. Es kommt zu keinem Verlust des Harnröhrenverschlußdruckes unter Streßbedingungen: Normalbefund.

b Bei intermittierendem Husten wird ein positiver Druckgradient nicht mehr aufrechterhalten: Der urethrale Verschlußdruck sinkt während des Hustenstoßes als Zeichen der Sphinkterinsuffizienz auf ≤ Null.

4.6.5 Normalbefunde

Die wichtigsten Parameter des Urethradruckprofils sind (s. Tab. 4.5, Abb. 4.32, 36–39):

- die funktionelle Urethralänge
- der maximale Urethraverschlußdruck
- die passive und aktive Drucktransmission

Als weitere, insbesondere von Gynäkologen oft gebrauchte Parameter können der Transmissionsdruck, Depressionsdruck, Urethraverschlußdruck unter Streß, Depressionsquotient und Transmissionsfaktor genannt werden [7].

Ruheprofil: Aus dem Ruheprofil lassen sich funktionelle Urethralänge und maximaler Urethraverschlußdruck in Ruhe bestimmen (Abb. 4.33).

Die **funktionelle Urethralänge** entspricht dem Abschnitt der Urethra, in dem der intraurethrale Ruhedruck über dem intravesikalen Ruhedruck liegt. Die Länge wird bei den heutigen Meßplätzen automatisiert bestimmt, als untere Normwerte der funktionellen Urethralänge sehen wir einen Wert von 25 mm bei der Frau.

Der **maximale Urethraverschlußdruck** in Ruhe errechnet sich durch Subtraktion des intravesikalen Ruhedruckes vom maximalen Urethradruck in Ruhe, was bei allen modernen Meßplätzen ebenfalls automatisiert geschieht. Die Kurve des Urethraverschlußdrucks wird als Differenzdruck auf einem gesonderten Registrierkanal aufgezeichnet. Der maximale Urethraverschlußdruck ist altersabhängig. Als Faustregel kann eine Normwertberechnung wie folgt gelten: Bei Frauen bis zum 50. Lebensjahr 50 cm H_2O, über 50 Jahre: 100 minus Alter.

Streßprofil: Am Streßprofil des Urethraverschlußdruckes läßt sich graphisch ablesen, in welchem Ausmaß sich eine Druckerhöhung auf die Urethra überträgt und ob somit unter Streß ein positiver Verschlußdruck aufrechterhalten werden kann (Abb. 4.34a). Ist unter Streßbedingungen kein positiver Verschlußdruck über die gesamte funktionelle Urethralänge mehr nachweisbar, gilt dieser Befund als Dokumentation einer Streßinkontinenz (Abb. 4.34b).

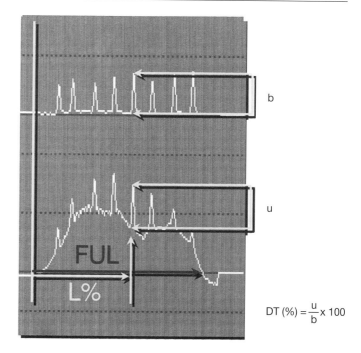

Abb. 4.35 Berechnung des Drucktransmissionsprofils: Die Länge der Hustenspikes in Blasen- (b) und Urethradruck (u) werden gemessen und ihr Verhältnis u/b als Drucktransmission (DT) in Prozent berechnet. Die Drucktransmission wird in einem Diagramm in Relation zur funktionellen Urethralänge (FUL) in % aufgezeichnet.

$$DT (\%) = \frac{u}{b} \times 100$$

Drucktransmission: Die Erfassung der vesicourethralen Drucktransmission ergibt zusätzliche Hinweise auf die Ursachen einer Streßinkontinenz.

Die **passive Drucktransmission** entsteht dadurch, daß eine intraabdominelle Druckerhöhung nicht nur auf die Blase, sondern über das perivesikale und periurethrale Gewebe auch auf die Urethra übertragen wird und zu einer intraurethralen Druckerhöhung führt. Diese Druckübertragung beträgt am Beginn der Urethra am Blasenausgang 100% der simultanen intravesikalen Druckerhöhung und nimmt im weiteren Urethraverlauf distalwärts kontinuierlich ab und ist außerhalb des Beckenbodens nicht mehr nachweisbar. Voraussetzung für eine adäquate passive Drucktransmission ist ein anatomisch und funktionell intakter Beckenboden und ein normaler intraabdomineller Verlauf der Urethra.

Die **aktive Drucktransmission** entsteht dadurch, daß es über den durch Husten, Niesen u. ä. ausgelösten Hustenreflex zu einer reflektorischen Kontraktion der quergestreiften Beckenboden/Sphinkter-Muskulatur kommt. Diese Kontraktion führt zu einem zusätzlichen intraurethralen Druckaufbau im Bereich des mittleren Urethradrittels bzw. im Bereich des maximalen Urethraverschlusses.

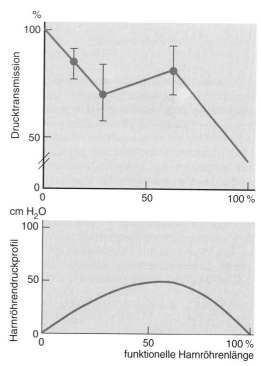

Abb. 4.36 Passive und aktive Drucktransmission vom Blasenhals bis in die distale Urethra (Mittelwert ± SD) bei Normalpatienten.

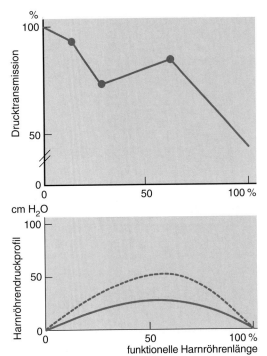

Abb. 4.37 Passive und aktive Drucktransmission vom Blasenhals bis in die distale Urethra bei Streßinkontinenz: gute passive und aktive Drucktransmission, jedoch Harnröhrenhypotonie.

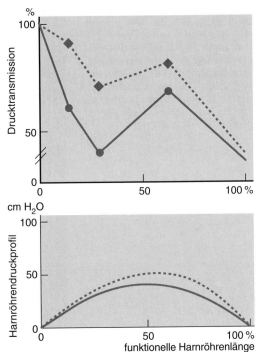

Abb. 4.38 Passive und aktive Drucktransmission vom Blasenhals bis in die distale Urethra bei Streßinkontinenz: schlechte passive, gute aktive Drucktransmission (normaler Kurvenverlauf gestrichelt).

Die **Ermittlung der Drucktransmissionswerte** erfolgt dadurch, daß die durch Husten erzielten intraurethralen Druckzacken in Relation zu den simultanen intravesikalen Druckzacken gesetzt und in Prozenten davon ausgedrückt werden (Abb. 4.35). Führt man diese Berechnung an einem Urethrastreßprofil durch, so ergeben diese Prozentzahlen das **Transmissionsprofil**: Am Blasenhals beginnend fällt die Drucktransmission im proximalen Urethradrittel von 100% auf 70% ab, steigt im mittleren Urethradrittel auf 85% an, um im distalen Harnröhrendrittel wiederum kontinuierlich abzufallen (Abb. 4.36). Bei Streßinkontinenz sind entsprechend unterschiedlicher Ursachen differente Befunde möglich (Abb. 4.37–39).

Weitere, insbesondere von Gynäkologen verwendete Parameter und deren Definitionen sind:

Der **Transmissionsdruck** entspricht dem Anstieg des intraurethralen Drucks unter Streß (Amplitude der Druckzacke).

Der **Depressionsdruck** entspricht der Abnahme des Urethraverschlußdruckes unter Streß (Differenzdruck).

Der **Urethraverschlußdruck unter Streß** entspricht dem Harnröhrenverschlußdruck minus Depressionsdruck.

Der **Depressionsquotient** ist der Quotient aus dem Depressionsdruck und dem maximalen Urethraverschlußdruck in Ruhe (streßbedingter Abfall des Harnröhrenverschlußdruckes).

Der **Transmissionsfaktor (Drucktransmissions-Ratio)** entspricht der oben dargestellten Drucktransmission, wird jedoch als Mittelwert mehrerer Einzelmessungen angegeben.

4.6.6 Interpretation

Das Urethradruckprofil ist die Untersuchung des urethralen Verschlusses. Da die Profilometrie im Ruhezustand, d. h. außerhalb der Miktion durchgeführt wird, gestattet sie keinerlei Aussage über eine infravesikale Obstruktion. Der Urethraverschlußdruck kann deshalb in Ruhe hoch sein, ohne daß eine Erhöhung des infravesikalen Widerstandes bei Miktion nachweisbar ist.

Urethraruheprofil: Aus funktioneller Urethralänge und maximalem Urethraverschlußdruck lassen sich Hinweise auf die Kontinenzfunktion des Urethraverschlusses in Ruhe gewinnen.

Das **Streßprofil** ermöglicht qualitative und quantitative Aussagen über die Urethraverschlußmechanismen unter Streß (Belastung). Die automatisierte Erstellung des Transmissionsprofils ist möglich, jedoch häufig artefaktbelastet und deshalb nicht ungeprüft zu akzeptieren.

Für die manuelle Auswertung ist es ausreichend, zur Beurteilung der passiven Drucktransmission eine Druckzacke aus dem proximalen Drittel der funktionellen Urethra und für die Beurteilung der aktiven Drucktransmission eine Druckzacke aus dem Bereich des mittleren Harnröhrendrittels (maximaler Harnröhrenverschlußdruck) auszuwerten.

Als **Ursachen der Streßinkontinenz** können somit erkannt werden:

- der im Ruheprofil nachgewiesene verminderte maximale Urethraverschlußdruck (Urethra-Hypotonie).
- die im Streßprofil nachgewiesene verminderte passive Drucktransmission und
- die im Streßprofil nachgewiesene verminderte aktive Drucktransmission als Ausdruck einer verminderten reflektorischen Kontraktionsleistung der Beckenboden/Sphinkter-Muskulatur (Hyporeaktivität).

Die drei genannten Ursachen bzw. Befundmuster können einzeln oder in Kombination auftreten. Schwere Streßinkontinenzen beruhen oft auf einer Kombination von Hypotonie und verminderter Drucktransmission.

Die **Interpretation** der oben beschriebenen Parameter (Transmissionsdruck, Depressionsdruck, Urethraverschlußdruck unter Streß, Depressionsquotient und Transmissionsfaktor) ist schwierig und im Hinblick auf die einzelnen Streßinkontinenz-Ursachen nur bedingt aussagekräftig. Urethraverschlußdruck unter Streß und Depressionsdruck sind als Einzelwerte schwer interpretierbar. Der Depressionsquotient kann zwar über den Schweregrad und über die Wahrscheinlichkeit einer Streßinkontinenz eine Aussage treffen, nicht aber über die möglichen Ursachen der Streßinkontinenz.

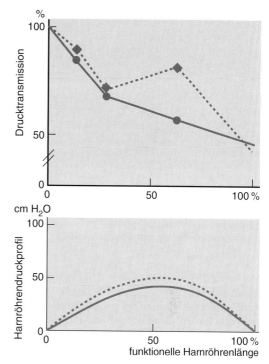

Abb. 4.39 Passive und aktive Drucktransmission vom Blasenhals bis in die distale Urethra bei Streßinkontinenz: gute passive, schlechte aktive Drucktransmission (normaler Kurvenverlauf gestrichelt).

4.7 Besonderheiten der Meßtechnik

4.7.1 Null-Punkt-Kalibrierung

Vor jeder Messung ist die Null-Einstellung der Druckkanäle erforderlich. Vor allem bei der Anwendung von computerunterstützten Meßplätzen mit automatisierten Meß-Analysen ist eine genaue Nullpunkteichung erforderlich, da sämtliche Systeme jederzeit eine Null-Rückstellung der Druckkanäle auf Tastendruck ermöglichen.

Bei der externen Druckmessung (externe Wandler mit Druckübertragung über flüssigkeitsgefüllte Schlauchsysteme) ist vor der Null-Punkt-Kalibrierung die Höhe der Wandler auf die Symphysenoberkante einzustellen (Referenzhöhe für externe Wandler entsprechend ICS, s. Standardisierung, [1]). Durch eine Höhendifferenz zwischen Druckwandler und Druckaufnahme am Katheter (Blase, Urethra oder Rektum) entsteht ein Druckgradient durch die Höhe der resultierenden Wassersäule, der den wahren Druck am Katheter verfälscht. Ist der

4.7.2 Meßkatheter

Vom angewandten Meßkatheter ist insbesondere bei der Profilometrie die Qualität der Meßwerte abhängig. Im allgemeinen empfiehlt sich die Ableitung des Urethradruckprofils im Anschluß an die Zystometrie bzw. Miktiometrie unter Verwendung desselben Katheters, so daß eine erneute Instrumentierung vermieden wird.

Folgende Charakteristika der Meßkatheter müssen standardisiert sein:

- Anzahl der Lumina des Katheters,
- Typ des Katheters,
- Kathetergröße.

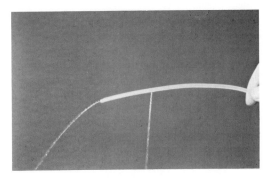

Abb. 4.40 Perfusionskatheter. Durch eine seitliche Katheteröffnung wird während des Rückzuges durch die Urethra perfundiert, wobei die Änderung des aufgewandten Perfusionsdruckes den Urethraverschlußdruck darstellt (nach *Brown-Wickham*).

Druckwandler in Relation zum Katheter zu niedrig angebracht, ist der gemessene Druck um die Höhendifferenz in cm zu hoch. Der Druck ist dementsprechend zu niedrig, wenn der Druckwandler zu hoch angebracht wird.

Bei Mikro-Tip-Transducern ist der Wandler direkt am Katheter angebracht, so daß eine Differenz in der Höhe zwischen Wandler und Meßpunkt nicht bedeutsam ist.

Für die Nullpunkteinstellung gilt das Grundprinzip, daß alle Druckkanäle gegen den atmosphärischen Druck kalibriert werden. Für externe Transducer muß bei Einstellung des Nullpunktes der Wandler in Richtung atmosphärischen Druck offen sein (Dreiwegehahneinstellung zwischen Wandler, Patient und Luft öffnet Verbindung zwischen Wandler und Luft). Bei Verwendung von Mikro-Tip-Transducern muß die Null-Punkt-Kalibrierung **vor** Einführung des Katheters erfolgen. Zwangsläufig ist eine erneute Nullpunkteinstellung nur nach Entfernung des Katheters möglich.

Anzahl der Lumina des Katheters

Da zur Zystometrie eine kontinuierliche Blasenfüllung mit simultaner Druckmessung erforderlich ist, ist zumindest ein **2-Kanal-Katheter** erforderlich. Soll der **transurethrale Zugang** gewählt werden und wird anschließend die Aufzeichnung eines Urethradruckprofils angestrebt, muß ein **3-Kanal-Katheter** gewählt werden, um mit einem einmaligen Katheterismus diese Messung zu ermöglichen (Ausnahme: Technik nach Brown-Wickham, s. unten).

Typ des Katheters

Es gibt 3 verschiedene Prinzipien der Messung des Urethradruckes in Abhängigkeit vom angewandten Kathetertyp:

Perfusionskatheter

a) Die Perfusionsmessung nach Brown-Wickham (Abb. 4.40)**:** Bei diesem Katheter wird über eine seitliche Katheteröffnung der Druck gegen einen konstanten (und auf Null kalibrierten) Perfusionsdruck registriert.

b) Perfusionskatheter mit getrennten Perfusions- und Druckkanälen (Abb. 4.41)**:** Die von Beck-

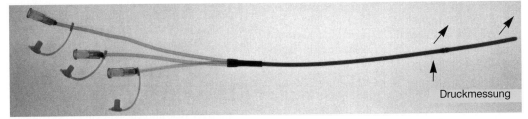

Abb. 4.41 Perfusionskatheter. Prinzip der offenen Messung des Urethraverschlußdruckes unter Perfusion, dabei stehen für Druckmessung und Perfusion 2 getrennte Kanäle zur Verfügung (nach *Beck-Heidenreich*).

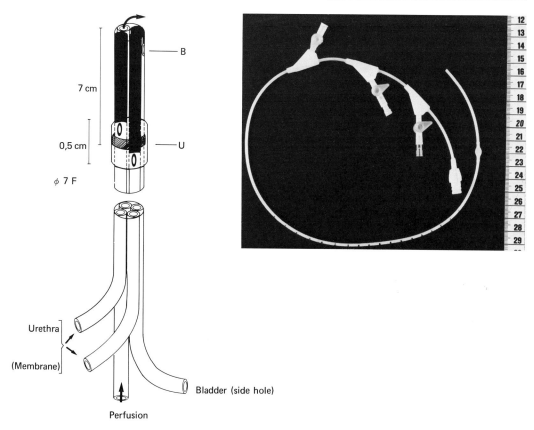

Abb. 4.42 7-Charr.-4-Kanal-Membrankatheter zur Zystometrie und Ableitung des Urethradruckprofils. Geschlossenes, wassergefülltes System zur Messung des Urethradruckes. Druckabnahme über einen Latex Bladder (side hole) ballon, der über 2 Kanäle des Katheters luftfrei mit Wasser gefüllt werden kann (nach *Tanagho* u. *Jonas*).

Heidenreich beschriebene Meßtechnik perfundiert die Urethra über einen separaten Perfusionskanal, die Druckregistrierung erfolgt über ein gesondertes Katheterlumen.

Membrankatheter (Abb. 4.42)

Bei dieser Technik ist eine Perfusion nicht erforderlich: Die Druckmessung erfolgt über eine Druckkammer (abgedeckt durch eine Latexmembran) und ein wassergefülltes System, das die Druckmembran mit dem Druckelement verbindet. Die Vorteile dieser Technik sind neben dem Verzicht auf die Perfusion dadurch gegeben, daß Druckmessungen ähnlich dem Mikrotip-Transducer-Katheter durchführbar sind. Die Handhabung des Membrankatheters ist jedoch dadurch kompliziert, daß eine spezielle Kalibrierung der Druckkammer durchgeführt werden muß.

Mikrotip-Transducer-Katheter (Abb. 4.43)

Diese Art der Druckmessung benutzt im Katheter eingearbeitete elektronische Druckelemente (Mikro-Tip-Transducer), das bei externen Wandlern erforderliche Medium zwischen dem Meßort und der Meßeinrichtung entfällt. Vorteile dieser Technik sind eine exakte und trägheitsfreie Druckübertragung. Nachteile sind neben den hohen Kosten und der hohen Empfindlichkeit eine gewisse Temperaturinstabilität. Ein weiterer Nachteil besteht darin, daß bei gering gefüllter Blase (Beginn der Zystometrie, Ende der Druck-Fluß-Messung) die Blasenwand in direkten Kontakt mit der Transducer-Oberfläche treten und dadurch einen Druckanstieg durch Kompression erzeugen kann. Dieser Artefakt ist häufig und kann bei externen Wandlern nicht auftreten.

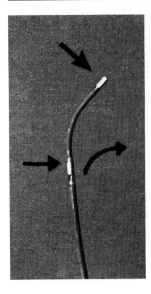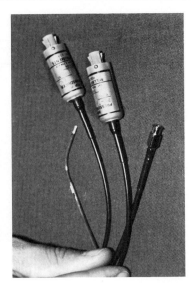

Abb. 4.43 Mikro-tip-transducer-Katheter. Die Druckwandlerelemente sind in die Katheterspitze eingearbeitet, im vorliegenden Falle ein Katheter mit 2 Druckwandlern zur simultanen Messung von Blasen- und Urethradruck mit einem zusätzlichen Perfusionskanal zur Blasenfüllung.

Kathetergröße

Wichtig ist der **Katheterdurchmesser.** Wegen der Druck-Fluß-Messung sollte auf jeden Fall ein Katheter **unter** 7 Charr. gewählt werden.

Beim suprapubischen Zugang sollte wie bei der transurethralen Messung ein handelsüblicher 2-Kanal-Katheter (Abb. 4.44) Anwendung finden.

4.7.3 Besonderheiten der digitalen Meßtechnik

Alle modernen Meßplätze arbeiten heute computerunterstützt. Die Arbeit an diesen Meßplätzen besitzt einige Besonderheiten, auf die im Folgenden eingegangen werden soll, soweit sie für die tägliche Praxis bedeutsam sind.

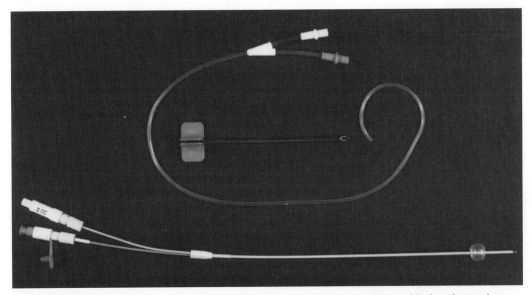

Abb. 4.44 Zystostomie-Set ohne/mit Ballon mit zweilumigen Kathetern zur suprapubischen Anwendung.

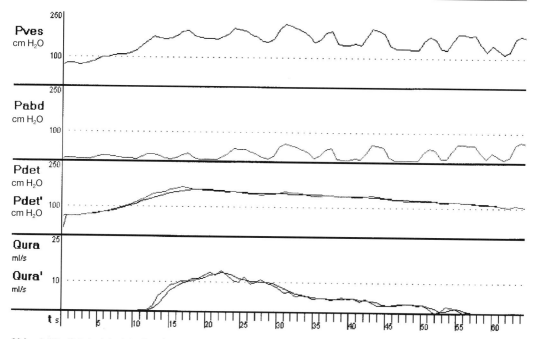

Abb. 4.45 Original-(pdet, Qura) und gefilterte (pdet', Qura') Druck- und Flow-Kurve (für den Untersucher transparente Darstellung der Filterwirkung, Fa. Andromeda).

Abtastrate (Sampling rate)

Im Gegensatz zur herkömmlichen analogen Technik müssen die analogen Meß-Signale (Druck, Flow, EMG) in einem analog-digitalen Converter (ADC) digitalisiert werden. Dieser ADC kann durch die Limitierung der Computer-Kapazität nicht alle Original-Werte digitalisieren, sondern tut dies mit einer bestimmten Frequenz (Rate der digitalisierten Signale pro Zeiteinheit). Diese Abtastrate oder -frequenz (sampling rate) bezeichnet die Verarbeitung von Signalen/s und wird deshalb in Hz angegeben. In allen Geräten ist eine solche Abtastrate festgelegt und bestimmt natürlich auch die Meßgenauigkeit. Je höher die Abtastrate, umso geringer ist die Verfälschung des Meßsignals und umso höher ist die Meßgenauigkeit. Für unterschiedliche Untersuchungen sind verschiedene Abtastraten erforderlich, deren Werte wegen der notwendigen Meßgenauigkeit nicht unterschritten werden sollten:

- Zystomanometrie der Speicherphase (ohne EMG): 10 Hz
- Zystomanometrie der Entleerungsphase (Druck-Fluß-Messung) (ohne EMG): 10 Hz
- Urethradruckprofil in Ruhe: 10 Hz
- Streßprofil: >16 Hz
- EMG: >5000 Hz (darunter nur errechnete Hüllkurven möglich)

Vor Kauf eines Meßplatzes sollte sich der Anwender über die im Gerät realisierten Abtastraten informieren.

Filtern von Meßsignalen

Das Filtern von Meßsignalen mit verschiedenen Digitalfiltern wird zur Kurvenglättung verwendet. Vor allem bei der Druck-Fluß-Analyse mit Darstellung von Druck-Fluß-Nomogrammen wird die Glättung der Druck- und Flow-Kurven mittels Signalfilterung realisiert. Die Glättung ist zur Unterdrückung der Kurven-Feinstruktur (Artefakte durch Bewegung, Atmung etc.) und Hervorheben des Zielsignals oder -parameters erforderlich. Filtern bedeutet jedoch nicht nur klarere Kurven sondern auch eine geringe Verfälschung der Ausgangsdaten. Ideal ist es, wenn die gefilterten Kurven parallel zu den Originalkurven dargestellt werden können, damit der Untersucher die Veränderung der Originalkurven visuell beurteilen kann (Abb. 4.45). Wird dies nicht realisiert, muß sich der Untersucher blind auf die Korrektheit der Prozedur verlassen. Die Filterung sollte nur zu einer Glättung der Kurven und zu keiner Absenkung oder Anhebung der Original-Werte führen. Vor Kauf eines Gerätes sollte sich der potentielle Anwender über die verwendeten Filter und deren Wirkung auf die Originalsignale informieren.

Kurvendarstellung

Alle Kurven werden bei digitaler Technik zunächst auf einem Bildschirm (Display) ausgegeben. Die Länge der dargestellten Kurve ist von der Relation zwischen Zeitdauer der Aufzeichnung und darstellbarer Zeitachse abhängig. Häufig wird nur ein Teil der Kurve abgebildet. In nahezu allen Meßplätzen ist die Möglichkeit zum interaktiven Kurven-Zoom gegeben, um entweder die gesamte Kurve auf dem Display anzuzeigen (Verkleinern) oder Details genauer darstellen zu können (Vergrößern). Auch ohne Eingreifen des Untersuchers wechseln teilweise automatisch die Meßamplituden, wenn das Meßsignal die primär eingestellte Amplitude überschreitet (z. B. springt der Meßbereich im Druck auf 200 cm H_2O, wenn ein Hustenstoß größer als die eingestellte Amplitude von 100 cm H_2O ist). Was zunächst als Vorteil erscheint, erweist sich oft als wesentlicher Nachteil: Das Kurvenbild unterliegt ständiger Veränderung und der Untersucher verliert jede Vorstellung von charakteristischen Kurvenbildern, die eine wesentliche Information in der urodynamischen Messung darstellt. Wird nach Abschluß der Messung die Kurve auf einem Printer ausgedruckt, kann die Darstellung auf dem Display und dem Ausdruck hinsichtlich Meßamplitude oder Zeitachse erneut differieren. Der Untersucher sollte deshalb zumindest im Ausdruck für eine stets konstante Darstellung der Kurven hinsichtlich Amplitude und Zeitachse sorgen.

Auswertealgorithmen

In allen computerisierten Meßplätzen werden Analysen und Berechnungen von sekundären, primär nicht meßbaren Parametern angeboten. Dies betrifft zunächst die scheinbar einfache Berechnung und Ausgabe von Listing-Werten (Liste von untersuchungsbezogenen Parametern) wie Blasenkapazität, Füllgeschwindigkeit, Compliance, maximaler und durchschnittlicher Harnfluß, Urinvolumen, Miktionszeit, funktionelle Urethralänge, maximaler Urethraverschlußdruck, Druck bei maximalem Flow, urethraler Öffnungs- und Verschlußdruck etc.

Listingwerte verlangen eine hohe Qualität der Druckkalibrierung und Meßgenauigkeit, da zahlreiche absolute (Nullpunkt-abhängige) Werte ausgegeben werden. Bei analogen Messungen war noch die Aufzeichnung Nullpunkt-unabhängiger Kurven möglich, da bei der manuellen Auswertung jederzeit eine willkürliche Verschiebung des Nulldruckes erfolgen konnte. Listingwerte sollten grundsätzlich durch den Untersucher korrigierbar sein, wenn Artefakte vorhanden sind.

Die Analysen des urethralen Widerstandes in der Druck-Fluß-Messung (Kap. 4.5.) und Berechnungen der Drucktransmission im Streßprofil (s. Kap. 4.6.5.) verwenden sehr komplexe Analysemethoden. Hinter jeder Berechnung steht ein Auswertealgorithmus, der die Prozedur der Berechnung im Programm festlegt. Die Arbeitsweise dieser Algorithmen sind Firmen-Know-how und für den Anwender natürlich nicht transparent. Im gesamten Bereich der Kurvenanalyse sollte der Anwender besonders kritisch sein und sich vor dem Kauf sehr detailliert informieren lassen.

Die Richtigkeit der von Listing-Werten bzw. komplexen computerunterstützten Auswertungen läßt sich mittels Probemessungen oder gezieltem Check z. T. überprüfen, dafür einige Empfehlungen:

Uroflowmetrie

- Zur Kontrolle des Flowmeters sollte in regelmäßigen Zeitabständen ein ausreichend großes Volumen mit möglichst konstantem Flow über ca. 20–30 s in das Flowmeter gegossen und so die angezeigten Werte überprüft werden (Anwendung besonderer Flowmeter-Eichflaschen). Der Meßfehler sollte weniger als 5% des klinisch relevanten Flows betragen.
- Jede automatische Auswertung ist grundsätzlich durch Inspektion der Kurve zu verifizieren. Die Bestimmung des maximalen Flows ist immer dann problematisch, wenn die Kurvenform sehr unruhig bzw. mehrgipflig ist. Steile Spitzen (Spikes) weisen auf mechanische Artefakte hin. Deswegen sollten keine Spitzenwerte abgelesen werden, die weniger als 2 sec. andauern. Ideal sind Programme, die bereits in der Auswertung Q_{max} im Listing als Durchschnittswert über 2 sec. angeben.

Zystometrie der Speicherphase:

- Die Richtigkeit der am Gerät gewählten Füllgeschwindigkeit bei der Blasenfüllung läßt sich mit der Stoppuhr leicht überprüfen.
- Die exakte Messung und Vergleich des Einfüllvolumens mit dem ausgebenen Listing-Wert prüft die Genauigkeit des Gewichtstransducers.
- Die maximale Blasenkapazität darf im Fall einer Inkontinenz während der Blasenfüllung nicht dem Einfüllvolumen entsprechen, sondern muß im Programm um den Wert des unwillkürlich verlorenen Urinvolumens korrigiert werden.
- Die Berechnung der Detrusor-Compliance ist die häufigste Artefakt-Quelle. Der Hersteller muß

Angaben über den genutzten Volumenbereich in der Compliance-Berechnung liefern (Füllstart bis -stop, Füllstart bis 1. Harndrang, 1. Harndrang bis Füllstop, 10–90% der Blasenfüllung etc.). Die Kontrolle über die Richtigkeit der Berechnung läßt sich per Hand überprüfen (Compliance = $\Delta V/\Delta P$ [ΔV = vom Hersteller angegebener Volumenbereich] [ΔP = manuell gemessener Druckanstieg vom Start- bis zum Endvolumen]). Prinzipiell ist die Ausgabe von negativen Compliance-Werten im Listing unsinnig und entspricht entweder einem Meßartefakt oder einem Programmfehler.

Im Falle des Auftretens von instabilen Detrusorkontraktionen läßt sich die Compliance nur dann sinnvoll automatisch ermitteln, wenn ihre Berechnung **ohne** die durch Detrusorinstabilitäten verursachten Druckanstiege erfolgt (die Compliance ist ein Parameter der Detrusordehnbarkeit und schließt Druckanstiege durch Kontraktion per definitionem aus). Im Programm muß dementsprechend die Möglichkeit der Markierung und des „Herausschneidens" der Instabilitäten mit Interpolation der Kurve möglich sein (Abb. 4.46).

- Die Eingabe des Restharns sollte interaktiv manuell erfolgen. Die Berechnung aus Füllvolumen (Zystometrie) minus Miktionsvolumen (Miktiometrie) ist durch die fehlende Berücksichtigung des zusätzlichen Urinvolumens durch Diurese unexakt. Falls dennoch eine automatische Bestimmung angeboten wird, kann die Kontrolle der Richtigkeit durch sonografische Messung des Restharns erfolgen. Es muß in diesem Fall die Möglichkeit der Korrektur gegeben sein.

Urethradruckprofil

- Die Qualität der Ableitung eines Urethradruckprofils ist wesentlich von der verwendeten Kathetertechnik abhängig. Bei Verwendung von Mikrotip-Kathetern treten kaum Probleme auf. Soll ein Mikrotip-Katheter wegen der hohen Kosten nicht eingesetzt werden, wird die Perfusionsmanometrie eines 3-lumigen Katheters erforderlich. Die Perfusion setzt eine bestimmte Qualität der Perfusions-Pumpe voraus. Die Mehrzahl der Firmen bietet Rollenpumpen an, die sowohl für die Blasenfüllung als auch zur Perfusion der Urethra vorgesehen sind. Rollenpumpen haben hohe Pulsationsraten und sind nicht ohne Zusatztechnik zur Perfusion der Urethra geeignet. Der Anwender sollte sich über die zur Verfügung stehende Zusatztechnik genau informieren, bevor eine Perfusionsmanometrie ohne Vorbehalte akzeptiert werden kann.
- Die automatische Bestimmung von funktioneller Urethralänge und maximalem Urethraverschlußdruck im Ruhe- und Streßprofil können durch Messung dieser Werte in der Kurve überprüft

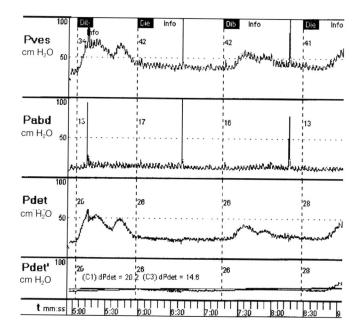

Abb. 4.46 Herausschneiden einer Detrusorinstabilität aus dem Detrusordruck (Pdet) mit Interpolation der Kurve (Pdet') zwischen den gestrichelten Linien.

werden. Vor allem im Streßprofil treten nicht selten Probleme bei der Kurvenerkennung auf.
- Besonders problematisch ist die fehlerfreie Erkennung und Darstellung von Druckspikes bei Hustenstößen in allen Druckkanälen. Sie ist Basis für die automatische Auswertung von Drucktransmissionsparametern. Die qualitative Kontrolle kann während der Aufzeichnung eines Streßprofils erfolgen. Da vielerlei Fehlermöglichkeiten sowohl im Hard- als auch Software-Bereich gegeben sind, sollte sich der Anwender genau über Abtastfrequenzen und verwendete Auswertealgorithmen informieren.

Zystometrie der Entleerungsphase (Miktiometrie)

- Druck-Fluß-Analysen (s. Kap. 4.5.6) sind heute Standard und in entsprechender Qualität ohne wesentlichen Zusatzaufwand nur mit computerunterstützten Meßplätzen möglich. In den Druck-Fluß-Analysen steckt eine große Menge Programmieraufwand bzw. Firmen-Know-how und neben der Hardware ist die Perfektion der Software zu einem entscheidenden Qualitätskriterium für Meßplätze geworden. Die Qualität der Software ist zum größten Teil intransparent, die präsentierten Lösungen deshalb mit besonderer Vorsicht zu betrachten. Eine möglichst umfassende Information über Abtastrate, Digitalfilter, Zeitverschiebung zwischen Druck und Fluß, zugrundeliegende Analysekonzepte und Softwareprüfung durch die Autoren, Prüfung der Einhaltung der ICS-Standards etc. sind wichtige Fragen, die vor dem Kauf eines neuen Meßplatzes geklärt werden sollten.

Literatur

1 *Abrams, P., J. G. Blaivas, S. L. Stanton, J. T. Andersen:* The standardisation of terminology of lower urinary tract function. The International Continence Society Committee on Standardisation of Terminology, Scand. J. Urol. Nephrol. Suppl. 114 (1988) 5–19.
2 *Abrams, P. H., D. J. Griffiths:* The assessment of prostatic obstruction from urodynamic measurement and from residual urine, Brit. J. Urol. 51 (1979) 129–134.
3 *Bors, E., E. Comarr* (1971): Neuro-Urology Karger, Basel.
4 *Brown, M., J. E. A. Wickham:* The urethral pressure profile, Brit. J. Urol. 41 (1969) 211–214.
5 *Cockett, A. T., Y. Aso, L. Denis, G. Murphy, S. Khoury, P. Abrams, M. Barry, G. E. Carlton, J. Fitzpatrick, R. Gibbons, K. Griffiths, T. Hald, L. Holtgrewe, A. Jardin, J. McConnell, W. Mebust, C. Roehrborn, P. Smith, A. Steg, P. Walsh:* Recommendations of the International Consensus Committee concerning: 1. Prostate Symptom Score (I-PSS) and quality of life assessment, 2. Diagnostic work-up of patients presenting with symptoms suggestive of prostatism, 3. Standardization of the evaluation of treatment modalities, 4. BPH treatment recommendations. In: Cockett, Khoury, Aso, Chatelain, Denis, Griffiths & Murphy (Hrsg.): The 2nd International Consultation on Benign Prostatic Hyperplasia (BPH), Paris June 27–30, 1993, Proceedings, Vol. 2, Scientific Communication International Ltd, Jersey, Channel Islands, 1993, S. 553–564.
6 *Drouillard, J.:* Vorteile der digitalen Radiographie: Das DSI-System, Röntgenstrahlen 64 (1990) 24–33.
7 *Eberhard, J.:* Standardisierte Urethradruckmessung mit Normwerten zur Streßinkontinenzdiagnostik., Geburtsh. Frauenheilk. 46 (1986) 145–150.
8 *Garrelts, B. v.:* Micturition in the normal male, Acta chir. Scand. 114 (1957) 197-210.
9 *Griffiths, D., K. Höfner, R. van Mastrigt, H. J. Rollema, A. Spangberg, J. Gleason:* Standardisation of terminology of lower urinary tract function: Pressure flow studies of voiding, urethral resistance and urethral obstruction, Neurourol. Urodyn. 16 (1997) 1–18.
10 *Griffiths, D. J.* (1980): Urodynamics: the mechanics and hydrodynamics of the lower urinary tract. Hilger, Bristol.
11 *Höfner, K., A. E. J. L. Kramer, E. P. Allhoff, U. Jonas:* A new uroflow-index – clinical experience, J. Urol. 147 (1992) 269 A.
12 *Höfner, K., A. E. J. L. Kramer, H. K. Tan, H. Krah, U. Jonas:* CHESS classification of bladder-outflow obstruction. A consequence in the discussion of current concepts, World J. Urol. 13 (1995) 59–64.
13 *Höfner, K., J. Schäfer, O. Gonnermann, V. Grünewald, U. Jonas* (1996): In Proceedings, 26th Annual Meeting International Continence Society, Athen, S 329–330.
14 *Lapides, J.:* Denervation supersensitivity as a test for neurogenic bladder, Surg. Gyn. Obstet. 114 (1962) 241–244.
15 *Lim, C. S., P. Abrams:* The Abrams-Griffiths nomogram, World J Urol 13 (1995) 34–39.
16 *Philp, N. H., D. G. Thomas, S. J. Clarke:* Drug effect on the voiding cystometrogram: a comparison of oral bethanecol and carbachol, Br J Urol 52 (1980) 484–7.
17 *Schäfer, W.:* Urethral resistance? Urodynamic concepts of physiological and pathological bladder outlet function during voiding, Neurourol. Urodyn. 4 (1985) 161–201.
18 *Schäfer, W.:* Analysis of bladder-outlet function with the linearized passive urethral resistance relation, linPURR, and a disease-specific approach for grading obstruction: from complex to simple, World J. Urol. 13 (1995) 47–58.
19 *Siroky, M. B., C. A. Olsson, R. J. Krane:* The flow rate nomogram: I. Development, J. Urol. 122 (1979) 665–8.
20 *Siroky, M. B., C. A. Olsson, R. J. Krane:* The flow rate nomogram: II. Clinical correlation, J. Urol. 123 (1980) 208–10.

5 Urodynamische Diagnose und Therapie

5.1 Streßinkontinenz (Verschlußinsuffizienz)

Die Streßinkontinenz hat als **Symptom** Harnverlust während körperlicher Anstrengung, ohne Harndrang zu verspüren, als **klinischen Befund** Harnverlust aus der Harnröhre synchron zu physischer Anstrengung. Durch die **urodynamische Untersuchung** wird sichergestellt, daß Streßinkontinenz Harnverlust in Abwesenheit jeglicher Detrusorkontraktionen bedeutet (siehe Abb. 5.1). Somit ist die Streßinkontinenz durch einen inkompetenten = **insuffizienten Verschlußmechanismus der Harnröhre** bedingt.

Der **klinische Schweregrad** wird **anamnestisch** nach Ingelman-Sundberg (6) und nach Stamey (11) in 3 Kategorien eingeteilt:

Grad 1: Harnverlust beim Husten, Niesen, Pressen und schwerem Heben
Grad 2: Harnverlust beim Gehen, Bewegen, Aufstehen
Grad 3: Harnverlust auch im Liegen.

Die Menge des Harnverlustes wird nach ICS-Kriterien (1) durch den Vorlagentest (Pad-Test) objektiviert und in 4 Kategorien eingeteilt:

Grad I   bis 2 ml Harnverlust
Grad II   2 bis 10 ml Harnverlust
Grad III   10 bis 50 ml Harnverlust
Grad IV   über 50 ml Harnverlust.

Für die Beurteilung der Menge des Harnverlustes ist ein standardisiertes Testprogramm erforderlich, das sowohl aussagekräftig als auch in der Praxis durchführbar ist. Diese Voraussetzungen sind im **Kurzzeit-Test** nach Hahn und Fall (3) gegeben: Füllung der entleerten Blase mit physiologischer Kochsalzlösung bis auf 75% der Blasenkapazität, Einlegen einer abgewogenen Vorlage, 20-minütiges Testprogramm mit: 100 Stufen auf- und absteigen, 10 x stark husten, 1 Minute auf der Stelle laufen, 1 Minute Hände unter fließendem Wasser waschen, jeweils $1/2$ Minute mit geschlossenen Beinen bzw. mit abwechselnd gegrätschten und geschlossenen Beinen auf der Stelle springen.

5.1.1 Urodynamische Befundmuster

Zystomanometrie der Speicherphase:
In der Füllungsphase der Blase erfolgt Harnverlust zeitgleich mit Husten oder Pressen in Abwesenheit von Harndrang und Detrusorkontraktionen (Abb. 5.1). Ein fehlender Nachweis des unwillkürlichen

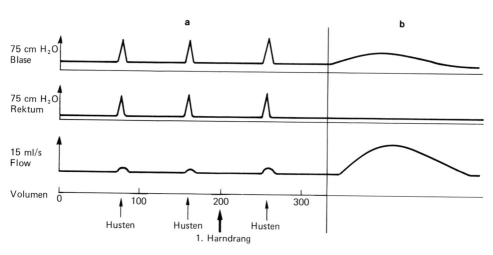

Abb. 5.1 Streßinkontinenz: Zystomanometrie.
a Füllungsphase: Abgang von geringen Harnportionen bei intravesikaler Druckerhöhung (Husten) ohne Nachweis von ungehemmten Detrusorkontraktionen.
b Entleerungsphase: Unauffällige Miktionsphase.

Harnverlustes beim Husten unter Meßbedingungen schließt eine Streßinkontinenz nicht aus, da es nicht immer gelingt, alle Voraussetzungen unter Meßbedingungen zu simulieren, die zu einer Auslösung der Streßinkontinenz führen können.

Zystomanometrie der Entleerungsphase (Miktiometrie):.
Die Miktiometrie bringt für die Diagnostik der Streßinkontinenz keine zusätzliche Information. Findet sich bei der Frau ein rotatorischer Descensus bzw. eine Zystocelenbildung, so ist ein obstruktiver Miktionstypus mit vermindertem Flow und erhöhtem Miktionsdruck die Regel. Die infravesikale Obstruktion wird dabei besonders durch das Quetschhahnphänomen erklärt. Darüber hinaus kann die Miktiometrie Informationen über eine bestehende Detrusor-Hypokontraktilität liefern, die als Ursache einer postoperativen Verschlechterung der Blasenentleerung in Frage kommt.

Urethraruheprofil:
Der Stellenwert des Urethraruheprofils ist in der Vergangenheit dadurch in Mißkredit geraten, daß maximaler Harnröhrenverschlußdruck und funktionelle Harnröhrenlänge sich im globalen Vergleich kontinenter und streßinkontinenter Patientinnen nicht signifikant unterschieden. Der Stellenwert des Harnröhrenruheprofils liegt ausschließlich in der Aufdeckung einer hypotonen Harnröhre als eine der Ursachen der Streßinkontinenz.

Urethrastreßprofil:
Im Urethrastreßprofil wird das Verhalten des Urethraverschlusses unter Streßbedingungen registriert. So geben die Druckzacken in der Urethra Aufschluß über die passive und aktive Drucktransmission. Bei der Beckenbodenschwäche in Form des vertikalen oder rotatorischen Descensus findet sich eine verminderte passive Drucktransmission, insbesondere im proximalen Drittel der Harnröhre. Bei der Hyporeaktivität des Beckenbodens im Sinne einer verminderten reflektorischen Kontraktionsleistung der quergestreiften Beckenbodenmuskulatur, zeigt sich eine verminderte aktive Drucktransmission im mittleren Harnröhrendrittel unter 75% (5). Wie schon bei der Zystomanometrie beschrieben, muß es auch bei Registrierung des Harnröhrenstreßprofils keineswegs zum Harnabgang kommen. Somit dient das Streßprofil keineswegs zum Nachweis einer Streßinkontinenz, sondern liefert lediglich wertvolle Hinweise im Hinblick auf das Erkennen von möglichen Ursachen der Streßinkontinenz.

5.1.2 Streßinkontinenz der Frau

Als Ursachen der Streßinkontinenz können wir der Häufigkeit nach die Beckenbodenschwäche, die Blasenhalsinsuffizienz, die Hyporeaktivität der Beckenbodenmuskulatur und den verminderten Harnröhrenverschlußdruck (= Harnröhrenhypotonie) anführen. Ein Östrogenmangel ist per se keine eigenständige Ursache der Streßinkontinenz.

Die Therapieplanung sollte erst nach Differenzierung der möglichen Ursachen der Streßinkontinenz erfolgen. Das laterale Cystogramm mit Harnröhrenmarkierung und Doppelbelichtung in Ruhe und unter Pressen dokumentiert Form und Ausmaß eines eventuell bestehenden Descensus. Im seitlichen Strahlengang erfolgt die Doppelbelichtung (in Ruhe und maximaler Bauchpresse) der kontrastmittelgefüllten Blase im Stehen, die Urethra wird durch einen kontrastgebenden Einmalkatheter markiert. Ein vorliegender Descensus kann auf diese Weise als vertikal (Abb. 5.2a) oder rotatorisch (Abb. 5.2b) klassifiziert werden. Die perineale Sonographie stellt eine Alternative zum Röntgen dar.

5.1.3 Therapie der Streßinkontinenz der Frau

Vor einer operativen Therapie müssen konservative Behandlungsmöglichkeiten überprüft sein. Als konservative Maßnahmen stehen Physiotherapie (Beckenbodentraining, Elektrostimulation), Pharmaka und Hilfsmittel, z.B. Pessare und Urethralstöpsel zur Verfügung.

Indikation für Physiotherapie in Form des Beckenbodentrainings ist die Beckenbodenhyporeaktivität. Zuvor sollten ein ausgeprägter Descensus und eine Harnröhrenhypotonie ausgeschlossen sein.

Indikation für eine medikamentöse Therapie mit Alpha-Sympathikomimetika, gegebenenfalls in Kombination mit Östrogenen, ist die Harnröhrenhypotonie im Harnröhrendruckprofil mit unauffälliger Drucktransmission im Streßprofil. Ein ausgeprägter Descensus soll ausgeschlossen sein. Alternativ dazu besteht die Möglichkeit transurethraler submuköser bzw. periurethraler Injektion mit Teflon, Fett, Kollagen und Silicon. Dauerhafte Erfolge sind meist nicht zu erzielen. Versagen diese Techniken, haben Rezidivoperationen aufgrund der Narbenbildungen schlechtere Erfolgsaussichten.

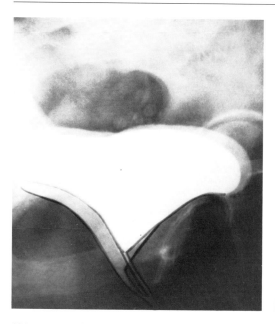
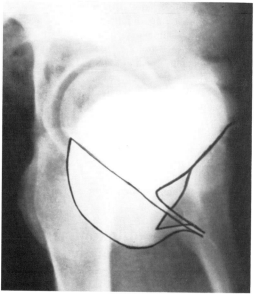

Abb. 5.2a Vertikaler Descensus der Blase bzw. Blasenhalsinsuffizienz

Abb. 5b Rotatorischer Descensus der Blase.

Bei ausgeprägtem Descensus oder Versagen der konservativen Behandlung ist die Operation Therapie der Wahl. Ziel aller operativer Maßnahmen ist die Wiederherstellung des physiologischen Situs der Beckenorgane durch Anhebung des urethrovesikalen Überganges in den abdominopelvinen Druckübertragungsbereich mit Fixation. Dazu eignen sich Suspensionsplastiken unterschiedlicher Techniken. Vaginalplastiken sind zwar zur Korrektur von Cystocelen, Rectocelen geeignet, versagen aber als Inkontinenzoperation. Bei Harnröhrenhypotonie sind Erfolgsraten einer operativen Korrektur eingeschränkt. Hier sind Schlingen-Operationen oder auch Suspensionsplastiken, unter Umständen mit Überkorrektur, zu bevorzugen. Letztlich können artifizielle Sphinkteren erforderlich werden.

5.1.4 Streßinkontinenz des Mannes

Die Streßinkontinenz beim Mann ist weitaus seltener, da aus anatomischen Gründen der Harnröhrenwiderstand größer ist als bei der Frau und eine Funktionsreserve durch hohen Harnröhrenverschlußdruck und aktive Drucktransmission besteht. Iatrogene Ursachen kommen bei Prostataoperationen, insbes. bei der radikalen Prostatektomie, sowie nach Rektumamputation als neurogene Läsion (periphere sympathische und somatomotorische Läsion) in Betracht. Prinzipiell kommt beim Mann auch eine altersbedingte Beckenbodenschwäche als Ursache der Streßinkontinenz in Betracht, die auch nach regelrecht durchgeführter Prostatektomie zur Streßinkontinenz führen kann.

5.1.5 Therapie der Streßinkontinenz des Mannes

Die konservative Therapie mit einem Alpha-Sympathomimetikum kann den Tonus der glatten Urethralmuskulatur anheben. Die transurethrale submuköse Injektion (z. B. von Teflon, Kollagen, Fett, Silicon) zielt auf eine infravesikale Abdichtung der Urethra. Überzeugende Langzeitergebnisse hierzu sind bisher nicht publiziert. In den meisten Fällen wird jedoch ein offen-operatives Vorgehen nötig sein. Hier bieten sich einerseits die Schlingenoperation (14), andererseits die implantierbare, steuerbare Sphinkterprothese nach Scott (10) an. Andere Operationsverfahren mit permanenter Erhöhung des infravesikalen Widerstandes durch Harnröhrenkompression wie von Kaufmann (8) oder Hauri (4) beschrieben, sind wegen Fehlen überzeugender Langzeitergebnisse weitgehend verlassen. Die implantierbare, steuerbare Sphinkterprothese nach Scott garantiert einen hinreichenden Harnröhrenverschlußdruck, ohne eine Obstruktion zu produzieren, da diese Prothesen zur Miktion geöffnet werden können. Nachteile dieser hydraulischen Sphinkterprothesen sind Komplikationen durch technische Defekte, die einen Ersatz von Prothesenteilen erforderlich machen.

Insgesamt ist die operative Therapie der männlichen Streßinkontinenz noch nicht zufriedenstellend gelöst. Zahlreiche designierte und bald wieder verlassene Operationsmethoden sind Hinweis dafür, daß eine zuverlässige Standardmethode noch nicht etabliert werden konnte.

5.2 Urge(Drang)-Inkontinenz (Detrusorhyperaktivität – Blasenhypersensitivität)

Tabelle 5.1 Ätiologie der Reizzustände der Harnblase (gesteigerte Sensitivität/Motorik)

- unspezifisch entzündlich
- insterstitielle Cystitis
- spezifisch entzündlich (Tbc, Bilharzia)
- Fremdkörper (intravesikal, vaginal)
- Tumore (Blase, Prostata)
- hormonell (Östrogenmangel)
- obstruktiv (mechanisch/funktionell)
- neurogen (neurogen enthemmte Blase)
- psychogen
- idiopathisch

Das Symptom „drangbedingter Harnverlust" ist die Angabe der Patientin/des Patienten, im Zusammenhang mit imperativem Harndrang auch ohne körperliche Belastung Harn zu verlieren. Motorische Dranginkontinenz bedeutet Harnverlust durch unwillkürliche Detrusorkontraktionen während der Füllphase der Blase. Sensorische Dranginkontinenz bedeutet Harnverlust mit starkem Harndrang ohne nachweisbare Detrusorkontraktionen. Bestehen lediglich Pollakisurie, Nykturie und imperativer Harndrang, ohne daß es zum Einnässen kommt, kann dies nach denselben Kriterien entweder als sensorisches oder motorisches Drangsyndrom (Urgency-Frequency-Syndrom) bezeichnet werden. Für die Charakterisierung des Krankheitsbildes empfiehlt sich für die Praxis die Registrierung folgender Parameter:

1) Füllungsvolumen bei erstem Harndrang
2) Füllungsvolumen bei erster unwillkürlicher Detrusorkontraktion
3) Frequenz der unwillkürlichen Detrusorkontraktionen
4) maximale Amplitude der unwillkürlichen Detrusorkontraktionen
5) Blasenkapazität

Pathophysiologisch kommt es zur Dranginkontinenz, wenn ein Mißverhältnis zwischen der Stärke der afferenten Impulse und der zentralen Hemmung des Miktionsreflexes besteht.

Als Ursache vermehrter afferenter Impulse können entzündliche oder toxische Prozesse, mechanische Faktoren sowie auch hormonelle oder neurogene Störungen verantwortlich sein. Als weitere urethrale Ursachen verstärkter afferenter Impulse kommen Abflußbehinderung, Blasenhalsinsuffizienz oder andere Reizzustände der Harnröhre (Urethralsyndrom) in Frage (Tabelle 5.1) (sekundäre Urge-Inkontinenz).

Speziell in der Postmenopause kann ein Östrogenmangel auftreten und durch Schleimhautatrophie zu einer Hypersensitivität der Harnröhrenschleimhaut mit nachfolgender sekundärer Drangsymptomatik führen. Zur Einschätzung der peripheren Östrogenwirkung in der Postmenopause hat sich die Bestimmung des karyopyknotischen Index (KPI) aus dem Urethralabstrich bewährt. Nach Hämatoxylin-Eosin-Färbung erfolgt die Klassifikation der Zellen in Oberflächenzellen, Intermediärzellen und Basalzellen. Bei ausreichendem Östrogenspiegel findet man mehr als 70% Oberflächenzellen. Lassen sich weniger als 70% Oberflächenzellen nachweisen, ist eine Östrogensubstitution angezeigt.

Ein Defizit der zentralnervösen Hemmung auf den Miktionsreflex kann bei neurologischen Erkrankungen des zentralen Nervensystems entstehen (neurogen enthemmte Blase).

Neben diesen symptomatischen Formen der Detrusorhyperaktivität kann eine sogenannte idiopathische Form vorliegen, bei der keine klinisch faßbaren Ursachen festgestellt werden können (primäre Urge-Inkontinenz).

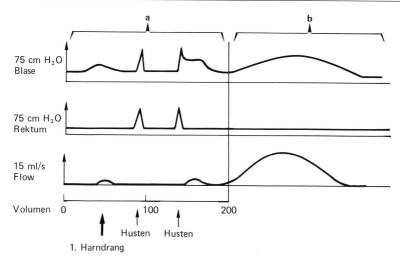

Abb. 5.3 Motorische Dranginkontinenz: Zystomanometrie.
a Füllungsphase: Verfrühter erster Harndrang bei ungehemmter Detrusorkontraktion mit unwillkürlichem Harnabgang, Provokation einer weiteren ungehemmten Detrusorkontraktion nach dem zweiten Hustenstoß, verminderte Blasenkapazität.
b Entleerungsphase: Verfrühte, sonst unauffällige Miktionsphase.

5.2.1 Urodynamische Befundmuster

Zystomanometrie der Speicherphase:
In der Füllungsphase der Zystometrie finden sich unwillkürliche Detrusorkontraktionen, die entweder spontan oder in Folge extrinsischer Provokationen auftreten (Detrusorinstabilität). Diese Detrusorkontraktionen gehen meist mit einem Harndranggefühl einher, das klinische Bild wird durch Reizblasensymptomatik mit Pollakisurie, Nykturie und imperativem Harndrang geprägt (= motorisches Drangsyndrom). In schweren Fällen tritt als Folge der unwillkürlichen Detrusorkontraktionen ein Harnverlust auf (Dranginkontinenz bei Detrusorhyperaktivität = motorische Drang/Urge-Inkontinenz) (Abb. 5.3).

Bei der sensorischen Urge-Inkontinenz sind während der Füllphase keine unwillkürlichen Detrusorkontraktionen nachweisbar. Charakteristisch sind ein deutlich verfrühter erster Harndrang (<100 ml) und verfrühter max. Harndrang als Folge einer gesteigerten Blasensensitivität und verminderten Blasenkapazität (<250 ml).

Zystomanometrie der Entleerungsphase:
Bei idiopathischer Dranginkontinenz findet sich meist eine unauffällige Blasenentleerung. Bei der sekundären Dranginkontinenz infolge einer mechanischen oder funktionellen infravesikalen Obstruktion zeigen sich in der Miktionsphase die Charakteristika der Obstruktion mit erhöhten Miktionsdrücken und vermindertem Maximalflow (siehe Abb. 5.4).

Urethradruckprofil:
Die Wertigkeit des Urethradruckprofils bei der Dranginkontinenz besteht im Nachweis einer eventuell zusätzlich bestehenden Streßkomponente der Inkontinenz.

5.2.2 Therapie

Die primäre Dranginkontinenz ist die Domäne der konservativen Therapie. Das weitere Vorgehen folgt einem Stufenplan (Tabelle 5.2). Operative Maßnahmen sind Ausnahmefällen vorbehalten. Bei sekundärer Dranginkontinenz steht die Beseitigung der Ursachen (z. B. infravesikale Obstruktion) an erster Stelle.

5.3 Harnverlust im Kindesalter

Jede Form des kindlichen Einnässens wurde bisher als Enuresis bezeichnet. Heute wird dieses Symptom in die Formen Enuresis und kindliche Harninkontinenz unterschieden (Tab. 5.3).

5 Urodynamische Diagnose und Therapie

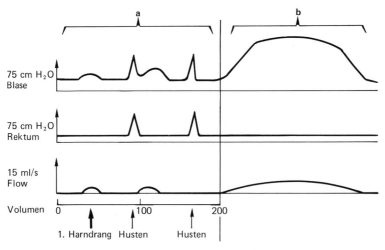

Abb. 5.4 Sekundäre motorische Dranginkontinenz bei infravesikaler Obstruktion: Zystomanometrie.
a Füllungsphase: Verfrühter erster Harndrang bei ungehemmter Detrusorkontraktion mit unwillkürlichem Harnverlust. Nach Hustenstoß als Provokation erneut ungehemmte Detrusorkontraktion mit unwillkürlichem Harnverlust, verminderte Blasenkapazität.
b Entleerungsphase: Miktion mit schwachem Harnstrahl bei hohem Miktionsdruck als Ausdruck einer infravesikalen Obstruktion.

Tabelle 5.2 Stufentherapie der Dranginkontinenz

Verhaltenstherapie mit Führen eines Miktionsprotokolls:
  Miktionstraining
  Toilettentraining

Medikamentöse Therapie:

- **Zur Verminderung der Detrusorkontraktilität:**
  Oxybutynin (Dridase®)
  Propiverin (Mictonorm®)
  Trospiumchlorid (Spasmolyt®)

  Flavoxat (Spasuret®)
  Imipramin (Tofranil®)

- **Zur Hormonsubstitution:**
  Östriol (Ovestin®)

Elektrostimulationsverfahren – Neuromodulation:

  Externe periphere Stimulation der afferenten Fasern des N. pudendus durch Analstöpsel, Vaginalstöpsel oder Clitoris-Klips

  Zentrale Nadelstimulation des N. pudendus

  Permanente implantierbare Stimulation des N. pudendus (13)

Chirurgische Denervierung durch sacrale Deafferentierung

  Hinterwurzeldurchtrennung und Vorderwurzelstimulator nach *Brindley* (2) oder *Tanagho* (12)

Blasenaugmentation und partielle Myektomie des Detrusor

Supravesikale Harnableitung wie Conduit, Pouch, Ureterosigmoideostomie

Tabelle 5.3 Synonyma für die Enuresis und die kindliche Harninkontinenz

Enuresis: Enuresis nocturna
              monosymptomatische Enuresis
              unkomplizierte Enuresis
              enuretisches Syndrom

Kindliche Harninkontinenz:
              Enuresis diurna +/– nocturna
              komplizierte Enuresis
              symptomatische Enuresis
              Enuresis mit Tagessymptomatik

5.3.1 Enuresis

Die Enuresis ist definiert als Einnässen im Schlaf an mindestens 2 Nächten/Monat nach dem 5. Lebensjahr, also in einem Alter, in dem üblicherweise die Blasenkontrolle bereits erreicht ist. Eine Persistenz des Einnässens über das 18. Lebensjahr wird bei 1% der Bevölkerung beeobachtet und als adulte Enuresis bezeichnet.

Tagsüber besteht ein unauffälliges Miktionsverhalten, das nur durch die Führung eines Miktionsprotokolls objektiviert werden kann.

Die Enuresis ist eine unbewußte, koordinierte Blasenentleerung bei Erreichen der Blasenkapazität mit meist unauffälligem urodynamischen Befundmuster.

Weiteres hat sich gezeigt, daß die Blasenentleerungsepisoden keiner Schlafphase (REM-Phase) zugeordnet werden können und daß die Kinder psychisch gesund sind, d. h. auch keine psychiatrischen Krankheiten vorliegen. Dies steht nicht im Widerspruch zur bekannten Beobachtung, daß sich unter Bettnässern eine Häufung von psychisch auffälligen Kindern mit gestörten Familienverhältnissen findet. Die in Entwicklung begriffene und noch nicht ausreichend stabilisierte Maturation kann durch exogene Faktoren in dem noch labilen Gleichgewicht gestört werden.

Die primäre Enuresis beschreibt ein von Geburt an persistierendes Einnässen ohne längere trockene Phasen, die sekundäre Enuresis ein erneutes Einnässen nach einer bereits vorausgegangenen ca. 6-monatigen trockenen Phase.

Häufige **Ursachen** der Enuresis sind
1) Verzögerungen und Störungen der Reifung jener Nervenstrukturen, die den Detrusorreflex steuern
2) ein abnormer bzw. nicht maturierter Nacht-Tag-Rhythmus der Wirkung des antidiuretischen Hormons (ADH)
3) psychogene Störungen und
4) genetische Faktoren

Für eine Miktionsreifungsstörung spricht, daß die Enuresishäufigkeit mit zunehmendem Alter von ca. 10% bei den 5-jährigen auf 1–2% bei den 15-jährigen absinkt.

Der Tag- und Nachtrhythmus der Wirkung des antidiuretischen Hormons unterliegt offensichtlich ebenfalls einer Reifung, die im Laufe der ersten Lebensjahre erfolgt: Während in den ersten Lebenswochen ca. 50% der Blasenentleerungen auf die Schlafphase entfallen, reduziert sich diese Zahl im Alter zwischen 24 und 32 Monaten auf 19% und bei Kindern über 5 Jahre schließlich auf 0%. Da die Blasenkapazität zwar absolut, nicht jedoch bezogen auf das Körpergewicht, zunimmt, ist eine nächtliche Blasenentleerung dann vermeidbar, wenn die für das Kleinkind typische Detrusorhyperaktivität abnimmt und eine entsprechende Erhöhung der nächtlichen ADH-Produktion zu kleineren konzentrierteren Nachtharnmengen führt.

Bei ausgereifter Steuerung wird nachts nur etwa 50% der Tagesharnmenge produziert (Tag/Nacht-Relation = 2:1).

Für die Mitbeteiligung genetischer bzw. familiärer Faktoren an der Manifestation der Enuresis spricht die familiäre Häufung der Enuresis. Die Prävalenz einer Enuresis bei Kindern enuretischer Eltern betrug in einer Studie 44%, wenn ein Elternteil Enuretiker war und 77%, wenn beide Elternteile Enuretiker waren. Bei Patienten mit Enuresis konnte auf dem Chromosom 13 ein Gendefekt lokalisiert werden.

Diagnostik:
Die Diagnostik besteht in der Durchführung eines Miktionsprotokolls, kompletten Harnbefundes mit Harnkultur, der Sonographie des oberen und unteren Harntraktes mit Restharnbestimmung. Das tagsüber unauffällige Miktionsverhalten setzt eine altersentsprechende Blasenkapazität voraus, die nur durch Führung einer Miktionsprotokolls erfaßt werden kann. Als Maß für die Blasenkapazität gilt die Formel: Blasenkapazität (ml) = Alter x 30 (9). Das Miktionsprotokoll soll kontinuierlich über 4 Tage geschrieben werden, während dieser Zeit werden alle Miktionen – auch nachts – mit Uhrzeit und Volumen erfaßt. Da das nächtliche Einnässen oft vor 24.00 Uhr stattfindet, sollten die Kinder erstmalig zwischen 23.00 und 24.00 Uhr zur Miktion geweckt werden, damit das 24-Stunden-Harnvolumen komplett erfaßt wird. Das Volumen der ersten morgendlichen Miktion wird zur nächtlichen Harnmenge addiert (Nachtharn) und in Relation zur Harnmenge tagsüber gesetzt.

Dieses Miktionsprotokoll dient erstens zur Überprüfung des Miktionsverhaltens am Tag und zweitens zum Nachweis einer eventuellen nächtlichen Polyurie. Diese Technik stellt zweifelsohne die einfachste Nachweismethode einer nächtlichen Polyurie dar. Aufwendigere Techniken bestehen in der Messung der Osmolarität bzw. des spezifischen Gewichtes des Mitternachtsurins oder in der ADH-Spiegelbestimmung im Serum. Das Wiegen der nassen Windeln alleine stellt eine nur insuffiziente Nachweismethode dar. Das Führen eines exakten und kompletten Miktionskalenders über eine Woche ist aufwendig, die Aussagekraft des Miktionsprotokolls rechtfertigt jedoch den Aufwand.

Therapie :
Kinder mit unauffälliger nächtlicher Harnproduktion kommen in erster Linie für die Konditionierung mit Klingelmatte bzw. -windel oder für eine Familienpsychotherapie in Frage.

Bei nachgewiesener nächtlicher Polyurie (ca. 70% der Enuretiker) ist die Therapie mit Desmopresin (Minirin®) Methode der Wahl. Sprechen Kinder auf die initiale Dosis, d. h. 20 ug Nasenspray oder 20 mg-Tabletten nicht an, muß im Sinne einer Dosistitrierung die doppelte, gegebenenfalls die dreifache Dosis nach jeweils 10 Tagen angewendet werden. Die Therapiedauer sollte sich über 3 Monate erstrecken. Die nächtliche Polyurie spricht zu 70% auf die Minirin-Therapie erfolgreich an. Nach Absetzen der Therapie bleibt ca. 20% der Kinder symptomfrei, bei den anderen Kindern muß gegebenfalls die Behandlung wieder aufgenommen werden.

5.3.2 Kindliche Harninkontinenz

Bei der kindlichen Harninkontinenz gilt die gleiche Einteilung wie beim Erwachsenen in 5 Formen. (Streßinkontinenz, Urge-Inkontinenz, Reflex-Inkontinenz, Überlaufinkontinenz, extraurethrale Inkontinenz). Im weiteren sollen nur 2 Formen besprochen werden, die beim Kind eine besondere Relevanz besitzen.

5.3.2.1 Kindliche Urge-Inkontinenz

Definitionsgemäß handelt es sich um eine organische oder funktionelle Störung der Speicherphase, wobei die Symptome sowohl tagsüber als auch nachts auftreten. Bestehen lediglich Pollakisurie, Nykturie und imperativer Harndrang, ohne daß es zum Einnässen kommt, kann dies als kindliche Urge-Symptomatik (Urge-Syndrom) bezeichnet werden.

Pathophysiologisch verursachen Veränderungen an der Blase und/oder an der Harnröhre stark vermehrte afferente Impulse, die in das Rückenmark einströmen und somit eine Urge/Urgeinkontinenz verursachen können.

Diese morphologischen oder funktionellen Veränderungen an der Harnröhre können irritativ und/oder obstruktiv sein. Zu den morphologischen Ursachen bei den Knaben werden Harnröhrenklappen, bulbärer Harnröhrenring, Phimose und Meatusstenose gezählt, bei den Mädchen die distale Harnröhrenstenose bzw. das distale enge Harnröhrensegment sowie die meistens sekundäre Meatusstenose als Folge von entzündlichen Prozessen im Bereich der Vulva.

Bei den funktionellen Ursachen steht das falsche Miktionsverhalten im Vordergrund. Dabei können von der Entwicklung her gesehen 2 Phasen unterschieden werden: In der frühen Phase besteht die Störung darin, daß die Kinder zur vorzeitigen Sauberkeit angehalten werden. Folge ist, daß das Kind mit seinem quergestreiften Sphinkter der sich noch unwillkürlich kontrahierenden Blase entgegenwirkt. Letztlich resultiert daraus ein Fehlverhalten, daß während der Miktion kein koordiniertes Verhalten von Detrusor und quergestreiftem Sphinkter besteht und so eine funktionelle infravesikale Obstruktion folgt.

In der späteren Phase sind Kinder in der Lage, durch Kontraktionen (Zusammenkneifen des Beckenbodens) eine Detrusorkontraktion zu unterdrücken und somit zu erreichen, über mehrere Stunden die Miktion zu verhindern. Dies führt zu einer langsamen Überdehnung der Blase mit nachfolgender Hypokontraktilität des Detrusor mit zunehmender Restharnentwicklung und rezidivierenden Harnwegsinfekten (lazy bladder-Syndrom).

Die funktionelle Störung im Sinne eines nichtsuffizient erschlaffenden Beckenbodens während der Miktion (Detrusor-Sphinkter-Dysfunktion) kann in einer während der Miktion gleichbleibenden, zunehmenden oder undulierenden Aktivität der quergestreiften Sphinktermuskulatur bestehen.

Eine zweite Form der funktionellen Störung stellt die Detrusor-Blasenhals-Dysfunktion dar, die durch eine pathologische Modulation am Plexus pelvicus verursacht ist. Bei Detrusorkontraktion fehlt eine koordinierte Erschlaffung des Blasenhalses und der proximalen Harnröhre. Dieses Krankheitsbild ist selten. Die Diagnose wird meist nur durch eine erfolgreiche ex juvantibus-Therapie mit Alpha-Blockern gestellt.

Diagnostik:
Zusätzlich zur bei Enuresis geforderten Diagnostik (Miktionsprotokoll, klinischer Status, kompletter Harnbefund mit Harnkultur, Sonographie des oberen und unteren Harntraktes mit Restharnbestimmung) besteht die Notwendigkeit einer Sensibilitätsprüfung im Reithosengebiet, gegebenenfalls mit Überprüfung des Analreflexes, einer Abdomenleeraufnahme (mögliche Skelettanomalien) sowie eines Miktionszystourethrogramms.

Eine pathologische Flow-EMG-Untersuchung schließt eine gleichzeitig bestehende morphologische Obstruktion nicht aus. Die Durchführung des Miktionszystourethrogramm erscheint somit essentiell. Zusätzlich sollte bei Mädchen eine Abklärung mit Harnröhrenkalibrierung und Urethrozystoskopie erfolgen.

Therapie
Bei morphologischen Ursachen der kindlichen

Urge-Inkontinenz wie z. B. ein bestehender Kalibersprung der Harnröhre bei der Harnröhrenkalibrierung mit Bougie-a-boule ist die operative Korrektur der erste Therapieschritt.

Mit Unterstützung einer detrusordämpfenden und/oder antispastischen medikamentösen Therapie kann mit einer Erfolgsrate bis zu 80% gerechnet werden.

Bei Vorliegen einer funktionellen infravesikalen Obstruktion wie Detrusor- Sphinkter-Dysfunktion können insbesondere bei Kindern mit dem Biofeedback-Training gute Erfolge erzielt werden (Abb. 5.5, 5.6, 5.7).

5.3.2.2 Extraurethrale Harninkontinenz

Extraurethrale Harninkontinenz bedeutet Harnverlust unter Umgehung der Urethra. Stehen hier beim Erwachsenen Fistelbildungen im Vordergrund, handelt es sich bei den Kindern um Fehlbildungen. Die Ureterektopie beim Mädchen mit Mündung in der Vagina ist hier das klassische Beispiel. Bei zumeist stenosiertem Ostium kann es zu celenartiger Dilatation des distalen Ureters kommen. Das klinische Bild ist charakterisiert durch dauernden Abgang von infiziertem Harn mit putridem Vaginalfluor. Die diffuse Symptomatik führt oft zu einer erheblichen Verzögerung der Diagnosestellung von bis zu vielen Jahren.

Als weiteres Beispiel für eine extraurethrale Harninkontinenz kann die Blasenextrophie angeführt werden.

5.4 Infravesikale Obstruktion

Die Harnblasenentleerungsstörung bei infravesikaler Obstruktion ist klinisch durch Startverzögerung, nachlassendem Harnstrahl, Einsatz der Bauchpresse bei der Miktion und Nachträufeln gekennzeichnet. Im Stadium der Dekompensation sind steigende Restharnmengen nachweisbar, der Harnverhalt und die Überlaufinkontinenz sind Endstadien der Dekompensation. Als Ursachen können die mechanische oder funktionelle infravesikale Obstruktion unterschieden werden (Tab. 5.4).

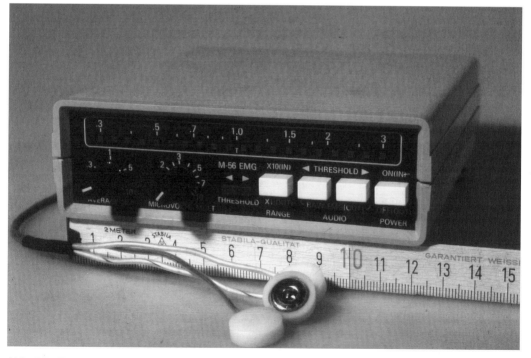

Abb. 5.5 Tragbares EMG-Gerät mit Lichtstreifenanzeige und Lautsprecher und mit 3 Elektroden zur perinealen Ableitung des Beckenboden-EMG (Fa. J. & J. Enterprises, Model M- 56 EMG).

5 Urodynamische Diagnose und Therapie

Tabelle 5.4 Ätiologie der Harnblasenentleerungsstörung bei infravesikaler Obstruktion

Mechanische infravesikale Obstruktion
  Urethralklappen
  Meatusstenose
  Urethrastriktur
  benigne Prostatahyperplasie
  Prostatacarcinom
  Blasenhalssklerose

Funktionelle infravesikale Obstruktion
  Dyssynergie (neurogen)
  Dysfunktion (psychogen, idiopathisch)

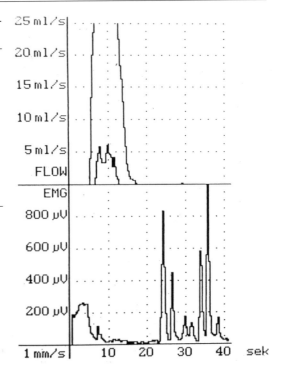

Abb. 5.7 Flow-EMG-Untersuchung nach Therapie; sofortige Stille im Beckenboden-EMG bei Miktionsbeginn, hoher Maximalflow und postmiktionelle EMG-Aktivitäten.

5.4.1 Mechanische Obstruktion

Die Diagnose einer mechanischen infravesikalen Obstruktion (Meatusstenose, Harnröhrenklappe, Harnröhrenstriktur, Prostatahyperplasie, Blasenhalssklerose) wird klinisch durch Röntgenuntersuchung (Miktionszystourethrogramm, retrogrades Urethrogramm), Endoskopie und Harnröhrenkalibrierung gestellt.

Die Uroflowmetrie dient als Basisuntersuchung, genauere Aussagen über Schweregrad der Obstruktion und mögliche Ursachen können nur aus der simultanen Druck-Fluß-Messung getroffen werden. Erhöhter Miktionsdruck bei gleichzeitig vermindertem Maximalflow sind charakteristische Befundmuster bei der infravesikalen Obstruktion.

5.4.2 Funktionelle Obstruktion

Die funktionelle Einheit Blase-Harnröhre-Beckenboden zeigt während der Miktion ein koordiniertes Verhalten, wobei es während der Detrusorkontrak-

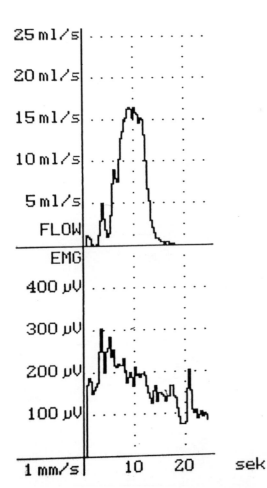

Abb. 5.6 Flow-EMG-Untersuchung vor Therapie: nur langsame Relaxation des Beckenbodens während der Miktion mit verzögertem Anstieg der Flow-Kurve.

tion zur Erschlaffung der proximalen Harnröhre und der quergestreiften Sphinktermuskulatur kommt. Liegt eine Dyskoordination vor, kommt es zur Entwicklung einer funktionellen infravesikalen Obstruktion (Abb. 5.8). Die Dyskoordination wird bei neurogener Ätiologie als Dyssynergie bezeichnet, bei nicht neurogenen Ursachen als Dysfunktion. Dabei wird die Dyskoordination zwischen Detrusor und quergestreifter Sphinktermuskulatur von Detrusor und Blasenhals unterschieden.

Die Störung des Wechselspiels von Detrusorkontraktion und Sphinkterrelaxation bei der Miktion ist bei neurologischen Läsionen, z. B. Multiple Sklerose, Myelomeningocele, erklärbar. Schwieriger wird die Einordnung dieses Befundes bei fehlendem Nachweis einer neurologischen Läsion. Eine derartige Dysfunktion kann z. B. aus anerzogenem Fehlverhalten resultieren. (Siehe Kapitel kindliche Harninkontinenz.)

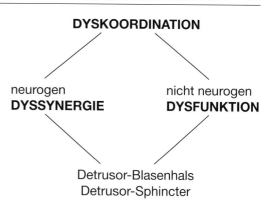

Abb. 5.8 Schema funktionelle Obstruktion.

5.4.3 Urodynamische Befundmuster

Zystomanometrie der Speicherphase:
Die Ursache einer gestörten Miktion kann nur in der Miktionsphase (Miktiometrie) aufgedeckt werden. Die zystometrische Blasenfüllungsphase zeigt keine charakteristischen Befunde. Sie ist lediglich zur Aufdeckung einer Hyperaktivität, einer verminderten Compliance bzw. einer erhöhten Blasenkapazität dienlich. Zu spezifischem Befundmuster bei neurogener Blasenentleerungsstörung siehe Kapitel 2.

Zystometrie der Entleerungsphase:
Die Miktionsphase zeigt nun die Charakteristika der infravesikalen Obstruktion: trotz eines hohen Miktionsdruckes resultiert nur ein schwacher Harnstrahl (Abb. 5.9).

Die Detrusor-Blasenhals-Dyskoordination zeigt urodynamisch die klassischen Zeichen einer mechanischen Obstruktion, ohne daß ein morpholo-

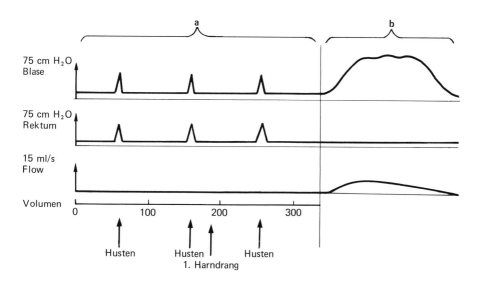

Abb. 5.9 Infravesikale Obstruktion: Zystomanometrie.
a Füllungsphase: Unauffällige Zystometrie.
b Entleerungsphase: Reduzierter max. Harnfluß trotz erhöhten Miktionsdruckes als Ausdruck der infravesikalen Obstruktion.

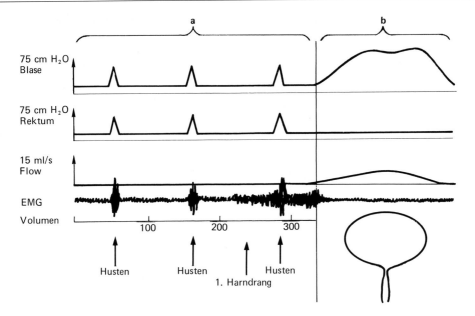

Abb. 5.10 Detrusor-Blasenhals-Dyskoordination: Zystomanometrie.
a Füllungsphase: Unauffälliger Befund. Im Beckenboden-EMG regelrechte Reflexantwort beim Husten, bei Erreichen der Blasenkapazität erhöhte Ruheaktivität als Ausdruck des gesteigerten Harndranges.
b Entleerungsphase: Reduzierter max. Harnfluß trotz erhöhten Miktionsdruckes, regelrechte Relaxierung des quergestreiften Sphinkters mit EMG-Stille. Im Miktionszystourethrogramm konstante Engstellung des Blasenhalses und der proximalen Harnröhre.

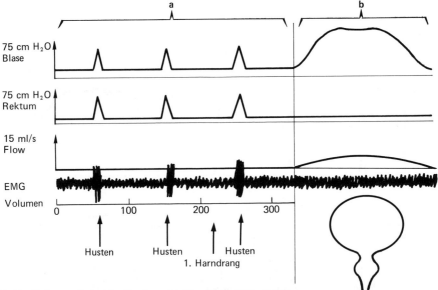

Abb. 5.11 Detrusor-Sphinkter-Dyskoordination: Zystomanometrie.
a Füllungsphase: Verstärkte Ruheaktivität im Beckenboden-EMG während der zystometrischen Blasenfüllung bei unauffälliger zystometrischer Druckkurve.
b Entleerungsphase: Reduzierter max. Harnfluß trotz hohen Miktionsdruckes bei ausbleibender Relaxierung des quergestreiften Sphinkters, erkenntlich am Fortbestand der prämiktionellen EMG-Aktivität. Im Miktionszystourethrogramm konstante Engstellung im Sphinkter externus-Bereich mit zwiebelförmiger Erweiterung der proximalen Harnröhre.

gisches Korrelat vorliegt: Erhöhter Miktionsdruck, verminderter Maximalflow und koordiniertes Verhalten der quergestreiften Sphinktermuskulatur, zu erkennen an der Relaxation des Beckenbodens. Zur Abklärung der funktionellen Obstruktion ist die Durchführung einer Videourodynamik erforderlich. Dabei zeigt sich bei diesem Krankheitsbild ein eng gestellter Blasenhals (Abb. 5.10).

Die Detrusor-Sphinkter-Dyskoordination ist urodynamisch in der Miktionsphase dadurch charakterisiert, daß ein erhöhter Miktionsdruck, ein verminderter Maximalflow sowie fehlende Beckenboden-Relaxation während der Miktion bestehen. Die Videourodynamik zeigt entsprechend dem Hindernis im Sphinkter externus-Beckenbodenbereich eine zwiebelförmig erweiterte proximale Harnröhre. Die hier nachgewiesenen pathologischen EMG-Aktivitäten können nun in Form von gleichbleibend hohen oder zunehmenden EMG-Aktivitäten (Abb. 5.11) oder in Form von intermittierenden Aktivitäten im Beckenboden-EMG vorliegen (Abb. 5.12). Dies entspricht unterschiedlichen Reaktionsformen der quergestreiften Sphinktermuskulatur.

Urethradruckprofil:

Das Urethradruckprofil bietet keine zusätzliche diagnostische Information, lediglich bei der Sphinkter-Spastik liefert das Urethradruckprofil das charakteristische Befundmuster eines erhöhten Harnröhrenverschlußdruckes und einer erhöhten aktiven Drucktransmission (Hyperreaktivität).

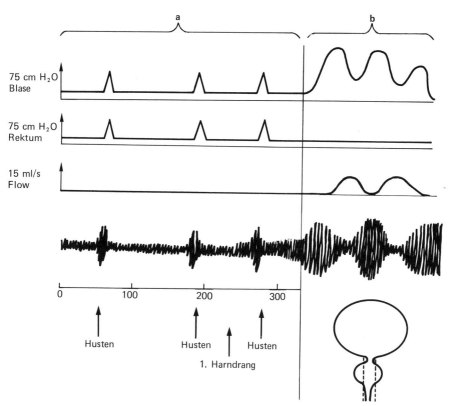

Abb. 5.12 Detrusor-Sphinkter-Dyssynergie: Zystomanometrie.
a Füllungsphase: Unauffällige Zystometrie. Im Beckenboden-EMG regelrechte Reflexaktivität beim Husten. Bei Erreichen der Blasenkapazität erhöhte Ruheaktivität im Beckenboden-EMG als Ausdruck des gesteigerten Harndrangs.
b Entleerungsphase: Bei Detrusorkontraktion dyssynerge Aktivitätsvermehrungen im Bereich des externen Sphinkters, dadurch erst verzögerte Miktion nach Ermüdung des Sphinktermechanismus. Bei wechselnder Aktivierung des externen Sphinktermechanismus unter der Miktion undulierender Harnstrahl, wobei jeweils ein hoher Miktionsdruck mit einem geringen Uroflow korreliert und umgekehrt. Im Miktionszystourethrogramm wechselnde Engstellung im Sphinkter externus Bereich mit zwiebelförmiger Erweiterung der prox. Harnröhre sowie andererseits weitgehend unauffälliges Harnröhrenbild.

5.4.4 Therapie der funktionellen Obstruktion

Funktionelle Störungen werden in erster Linie medikamentös behandelt. Aufgrund der unterschiedlichen Innervation von Blasenhals und der quergestreiften Sphinkter-Muskulatur kommen verschiedene pharmakologische Substanzgruppen zum Einsatz.

Die Detrusor-Blasenhals-Dyskoordination wird mit Alpha-Blockern z. B. Phenoxybenzamin (Dibenzyran®) behandelt. Aufgrund der hier vorliegenden Schwierigkeiten bei der Diagnostik dieses Krankheitsbildes kann oft erst nach erfolgreicher Therapie mit Alpha-Blockern gesagt werden, daß es sich tatsächlich um eine Detrusor-Blasenhals-Dyskoordination gehandelt hat. Eine ex juvantibus-Therapie ist hier gerechtfertigt, ein Erfolg der Therapie trägt zur Diagnosesicherung bei.

Zur Therapie der Detrusor-Sphinkter-Dyskoordination kommen Pharmaka zum Einsatz, die die Aktivität der quergestreiften Muskulatur vermindern. Dazu zählen das Butylscopolamin (Buscopan®), Tinacidin (Sirdalud®) und die Gamma-Aminobuttersäure (Lioresal®). Weitere Behandlungsmöglichkeiten bestehen in der Gabe von Tetrazepam (Musaril®, Muscalat®, Myospasmel®) und Dantrolen (Dantramacrin®). Nachdem die quergestreifte Muskulatur einer Willkürsteuerung zugänglich ist, kann bei der nicht neurogenen Dysfunktion auch ein Biofeedback-Training eingesetzt werden, das die vorliegende Fehlsteuerung korrigieren kann. Dieses Biofeedback-Training kann mit EMG-Geräten, Uroflow-EMG oder auch Uroflow allein erfolgreich durchgeführt werden. (Siehe Kapitel Flow-EMG.)

Bei Versagen der konservativen Therapie müssen operative Maßnahmen erwogen werden. Die transurethrale Blasenhalsincision beseitigt Blasenhalsobstruktionen ohne Gefährdung der Kontinenz. Die externe Sphinkterotomie kann bei neurogener Detrusor-Sphinkter-Dyssynergie die Effektivität der Blasenentleerung verbessern und die oberen Harnwege entlasten. Da es sich in der Regel ohnehin um inkontinente Patienten handelt, sind Bedenken hinsichtlich der Sphinkterfunktion nicht relevant.

Tabelle 5.5 Ätiologie der Harnblasenentleerungsstörung bei Detrusorhypokontraktilität

myogen
neurogen
psychogen
habituell

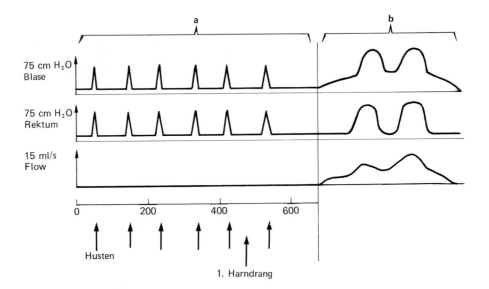

Abb. 5.13 Detrusor-Hypokontraktilität: Zystomanometrie.
a Füllphase: Große Blasenkapazität, später erster Harndrang.
b Entleerungsphase: Initial geringer Harnfluß bei schwacher Detrusorkontraktion, die anschließend durch Bauchpresse unterstützt wird, dabei wellenförmiger Anstieg der Harnflußrate.

5.5 Detrusorhypokontraktilität (-akontraktilität)

Eine Detrusorhypokontraktilität liegt vor, wenn Stärke und/oder Dauer der Detrusorkontraktion nicht in der Lage sind, die Blase mit normalem Harnstrahl zu entleeren. Es resultiert Restharnbildung bis hin zur Überlaufinkontinenz.

Die primäre Detrusorhypokontraktilität kann habituell, psychogen, myogen oder neurogen im Sinne einer unteren neuromotorischen Läsion bedingt sein (siehe Tab. 5.5).

Eine sekundäre Detrusorhypokontraktilität hat ihre Ursache in der Dekompensation des Detrusor infolge einer infravesikalen Obstruktion.

5.5.1 Urodynamische Befundmuster

Zystomanometrie der Speicherphase:
Die Blasenkapazität ist in der Regel erhöht, der Harndrang verspätet oder gänzlich fehlend (Abb. 5.13). Der Denervierungshypersensibilitätstest (Carbachol-Test) erlaubt eine Differenzierung zwischen myogener und neurogener Ätiologie (siehe Kapitel). Im übrigen gilt auch für die Blasenentleerungsstörungen infolge einer Detrusor-Hypokontraktilität, daß nur die Miktionsphase (Miktiometrie) die Differenzierung der Ursache einer gestörten Miktion erlaubt.

Zystomanometrie der Entleerungsphase:
Die Detrusor-Akontraktilität ist durch ein komplettes Fehlen einer Detrusorkontraktion charakterisiert und eindeutig definiert. Schwierig dagegen ist die Diagnostik der Hypokontraktilität, da die Amplitude des Detrusordruckes kein Maß für die Qualität der Detrusorkontraktion ist.

Meßtechnisch ist die Detrusorkontraktion nur in Relation zwischen Druck und Fluß zu beurteilen. Es kann grundsätzlich zwischen isometrischen und isotonischen Kontraktionsformen unterschieden werden. Die Größe der Kontraktion ist dann meßbar, wenn im Rahmen eines Stop-Flow-Testes die Miktion willkürlich komplett unterbrochen wird und dadurch der isometrische Kontraktionsdruck erreicht wird.

Detaillierte Analysen der Leistungsfähigkeit des Detrusors bei Miktion sind ohne Stop-Flow-Test nur computerunterstützt zu ermitteln.

Die neurogene Detrusorhypokontraktilität (-hyporeflexie) findet sich bei nervaler Schädigung der den Detrusor versorgenden efferenten Fasern des Plexus pelvicus (Abb. 5.13).

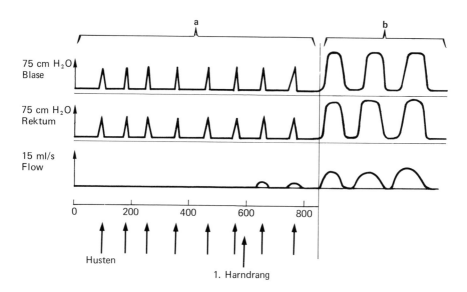

Abb. 5.14 Detrusor-Akontraktilität mit Überlaufinkontinenz: Zystomanometrie.
a Füllungsphase: Verspäteter erster Harndrang, große Blasenkapazität, bei Erreichen der Blasenkapazität unwillkürlicher Harnabgang beim Husten ohne ungehemmte Detrusorkontraktion.
b Entleerungsphase: Keine Detrusorkontraktion nachweisbar, unterbrochener (Stakkato-)Harnfluß bei intermittierendem Einsatz der Bauchpresse zur Miktion.

Die myogene Detrusorhypokontraktilität hat sowohl die Kennzeichen der infravesikalen Obstruktion als auch der Detrusor-Dekompensation. Infolge zunehmender Dekompensation wird zunehmend die Bauchpresse eingesetzt.

Nach Dekompensation mit maximaler Überdehnung der Blase und Überlaufinkontinenz (Abb. 5.14) ist die urodynamische Differenzierung zwischen neurogener und myogener Detrusorschwäche nur mit dem Carbacholtest möglich. In diesen Fällen ist die temporäre Ableitung neben der Beseitigung der Obstruktion indiziert. Eine urodynamische Abklärung der Ursache ist erst im Stadium der Rekompensation möglich.

Bei der neurogenen areflexiven Blase infolge einer Läsion des unteren motorischen Neurons bietet sich prinzipiell dasselbe zystomanometrische Bild. Unterscheidungsmerkmale sind ein völliges Fehlen von Detrusorkontraktionen (Detrusorareflexie) sowie das (bei einer kompletten Läsion) fehlende Harndranggefühl.

Urethradruckprofil:
Bei der Detrusorhypokontraktilität als Ursache einer Blasenentleerungsstörung kann das Urethradruckprofil keine zusätzlichen Informationen liefern, es ist in der Regel unauffällig.

5.5.2. Therapie der Detrusorhypokontraktilität (-Akontraktilität)

Die Therapie der myogenen Detrusorhypokontraktilität besteht primär in der Behandlung der infravesikalen Obstruktion. Bei der neurogenen Detrusorhypokontraktilität sowie als adjuvante Therapie der myogenen Detrusorhypokontraktilität ist eine medikamentöse Blasenstimulation möglich. An Medikamenten kommen direkte Parasympathicomimetica wie Betanechol (Myocholine®) sowie Cholinesterasehemmer wie Distigminbromid (Ubretid®) in Betracht. Bei Versagen der medikamentösen Therapie sind weitere Maßnahmen im Sinne einer Stufentherapie anzuwenden (Tab. 5.6):

Tabelle 5.6 Stufentherapie bei Detrusorhypokontraktilität:

Intermittierender (Selbst-)Katheterismus

Medikamentöse Therapie

    zur Steigerung des Detrusortonus:

        Distigminbromid (Ubretid®)
        Betanechol (Myocholine®)
        Carbachol (Doryl®)

    zur Verminderung des Blasenauslaßwiderstandes:

    Tonusverminderung der glatten Harnröhrenmuskulatur:
        Prazosin (Minipress®)
        Phenoxybenzamin (Dibenzyran®)
        Doxazosin (Diblocin®)

    Tonusverminderung der quergestreiften Harnröhrenmuskulatur:
        Butylscopolamin (Buscopan®)
        Tinacidin (Sirdalud®)
        GABA (Lioresal®)

Intravesikale Elektrostimulation nach *Katona* (7)

Kontinente Vesicostomie

Supravesikale Harnableitung wie Conduit, Pouch, Ureterosigmoideostomie

Literatur für die Kapitel 5.1–5.5

1 *Bates, P., W. Bradley, E. Glenn, H. Melchior, D. Rowan, D. Sterling, T. Hald:* Fifth report on the standardisation of terminology of lower urinary tract function. Quantitation of urine loss. Intern. Continence Soc., Comittee for standardisation of terminalogy, Bristol 1983.

2 *Brindley, G. S., C. E. Polkey, D. N. Rushton, L. Cardozo:* Sacral anterior root stimulators for bladder control in paraplegia: the first 50 cases. J. Neurol. Neurosurg., Psych. 49 (1986) 1104.

3 *Hahn, I., M. Fall:* Objective quantification of stress urinary incontinence: a short, reproducible, provocative pad test. Neurourol. Urodyn. 10 (1991) 475.

4 *Hauri, D.:* A new operation for post-prostatectomy incontinence. Urologia intern. 32 (1977) 284.

5 *Heidler, H.:* Die Rolle der quergestreiften Sphinktermuskulatur für die Speicherfunktion der Blase und ihre Beeinflußbarkeit durch Biofeedback. Veröffentlichen der Universität Innsbruck 157, Kommissionsverlag der Wagner'schen Universitätsbuchhandlung, Innsbruck 1986.

6 *Ingelman- Sundberg, A.:* Urinary incontinence in women, excluding fistulas. Acta obstet. Scand. 31 (1952) 266.

7 *Katona, F., H. B. Eckstein:* Treatment of neuropathic bladder by transurethral electrostimulation. Lancet 1 (1974) 780.

8 *Kaufmann, J. J.:* Treatment of post-prostatectomy urinary incontinence using a siliconegel-prothesis. Br. J. Urol. 45 (1973) 646.

9 *Koff, S. A.:* Estimating bladder capacity in children. Urology 21 (1983) 248.
10 *Scott, F. B., Bradley, W. E., Timm, G. W.:* Treatment of urinary incontinence by implantable prostetic sphincter. Urology 1 (1973) 252.
11 *Stamey, T. A.:* Endoscopic suspension of the vesical neck for surgically curable urinary incontinence in the female. Monogr. Urol. 2 (1981) 65.
12 *Tanagho, E. A., Schmidt, R. A.:* Electrical stimulation in the clinical management of the neurogenic bladder. J. Urol. 140 (1988) 1331.
13 *Tanagho, E. A., R. A. Schmidt, B. R. Orvis:* Neural stimulation for control of voiding dysfunction: a preliminary report in 22 patients with serious neuropathic voiding disorders. J. Urol. 142 (1989) 340.
14 *Thüroff, J. W., M. Hohenfellner, D. Schultz-Lampel:* Fascial sling for treatment of urinary incontinence in males. Akt. Urol. 24 (1993) 59.

5.6 Neurogene Blase

5.6.1 Lokalisation der neurologischen Läsion

Der Begriff „neurogene Blase" und das Synonym „neuropathische Blase" beschreiben Störungen der Blasen- und Sphinkterfunktion aufgrund von Erkrankungen oder Läsionen des Zentralnervensystems oder der peripheren Innervation. Dabei kommen ursächlich prinzipiell sämtliche neurologischen Erkrankungen oder Läsionen in Betracht, die Kerne, Bahnen oder spinale bzw. periphere Nerven betreffen, die den unteren Harntrakt innervieren oder in dessen hierarchisch strukturierter Koordination und Kontrolle involviert sind. Wie bei allen neurologischen Ausfallserscheinungen ist die Ätiologie zwar für Prognose und Therapie der neurologischen Erkrankung entscheidend, für das Ausmaß und den Typ der Funktionsstörung ist aber zunächst einmal die Lokalisation und der Umfang der Schädigung von Nervenzellkernen und Nervenbahnen ausschlaggebend. Die Ätiologie umfaßt sämtliche vaskulären, traumatischen, iatrogenen, degenerativen, entzündlichen und tumorösen Prozesse des Nervensystems selbst oder unmittelbar benachbarter Strukturen, die für die Innervation des unteren Harntraktes relevante Kerne, Bahnen oder periphere Nerven schädigen. Aufgrund der Lokalisation innervationsrelevanter Kerne in Cortex, Basalganglien, Pons, thorakolumbalem Rückenmark (Th 10–L 2) und sakralem Rückenmark (S 2–S 4) hat sich die Einteilung nach der führenden Lokalisation neurologischer Schädigungen in suprapontine Läsionen („zerebral enthemmte Blase"), suprasakrale Rückenmarksläsionen („spinale Reflexblase") sowie Konus-/Kaudaläsionen („dezentralisierte Blase") und Läsionen peripherer Nerven („denervierte Blase") bewährt (71) (Abb. 5.15). Ein urodynamisch als hyperreflexiv klassifizierter Detrusor ist der charakteristische Befund sowohl der „zerebral enthemmten Blase" als auch der „spinalen Reflexblase". Die Unterscheidung nach der Höhe der neurologischen Läsion ist klinisch deshalb dennoch relevant, weil bei suprapontinen Läsionen („zerebral enthemmte Blase") eine Detrusor-Sphinkter-Dyssynergie in der Regel fehlt, während bei suprasakralen Rückenmarksläsionen („spinale Reflexblase") die Detrusor-Sphinkter-Dyssynergie entscheidend für die Prognose einer Progression der Schädigung des unteren und ggf. auch oberen Harntraktes ist und damit indikationsbestimmend für die Aggressivität therapeutischer Interventionen wird.

Ein urodynamisch als hyporeflexiv oder areflexiv klassifizierter Detrusor ist der charakteristische pathophysiologische Befund von Konus-/Kaudaläsionen („dezentralisierte Blase") oder Läsionen peripherer Nerven („denervierte Blase") (Abb. 5.15).

5.6.2 Hyposensitive Blase

Bei der hyposensitiven Blase handelt es sich um eine Läsion der sensorischen Afferenzen aufgrund einer peripheren sensorischen Neuropathie, einer Läsion von Spinalnerven, Hinterwurzeln bzw. Spinalganglien oder einer Hinterstrangläsion unabhängig von der Motorik des unteren Harntraktes (71) (Prototyp: Frühstadium der diabetischen autonomen Neuropathie).

Die **Symptomatik** ist durch Nachlassen oder Fehlen von Blasenfüllungsgefühl und Harndrang mit sukzessiver Vergrößerung der Miktionsintervalle gekennzeichnet. Die willkürliche Miktionseinleitung und die restharnfreie Blasenentleerung mittels Detrusorkontraktion sind möglich. Bei zunehmender Vergrößerung der Miktionsintervalle und der Blasenkapazität ist jedoch das Auftreten von Restharn die Regel, wofür ursächlich entweder eine myogene Detrusordekompensation in Betracht kommt oder ein Fortschreiten der neurologischen Erkrankung mit Einbeziehung auch der visceromotorischen Efferenzen (areflexiver Detrusor) (s. 5.6.3: „dezentralisierte Blase/denervierte Blase"). Bei Restharnbildung ist das Auftreten von Harnwegsinfekten geläufig, wegen der niedrigen intravesikalen Drücke ist jedoch eine sekundäre Beein-

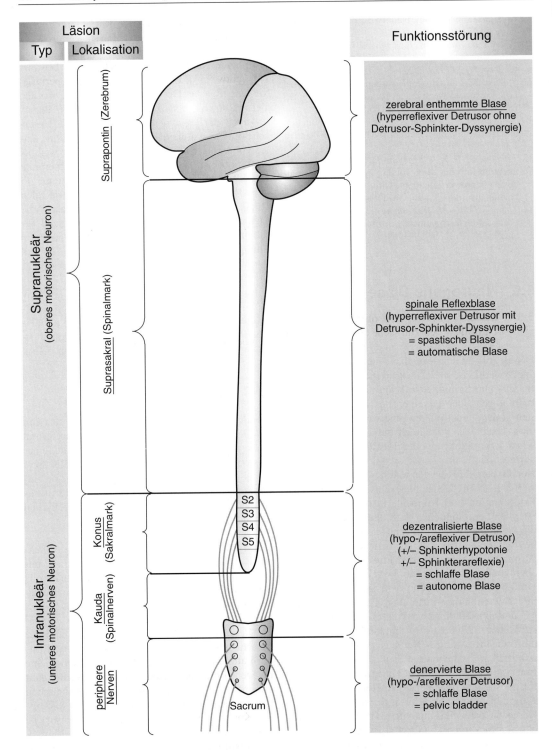

Abb. 5.15 Lokalisation bzw. Typ einer neurologischen Läsion und resultierende Funktionsstörung.

trächtigung des oberen Harntraktes durch vesikoureterale Stauung oder Reflux und aszendierende Pyelonephritiden die Ausnahme.

Ursache für die hyposensitive Blase ist eine Schädigung sensorischer Afferenzen in autonomen Nerven (autonome Neuropathie), Spinalnerven, Hinterwurzeln bzw. Spinalganglien oder Hinterstrangbahnen unabhängig vom Status der visceromotorischen Efferenzen. Die **Ätiologie** umfaßt periphere sensorische und autonome Polyneuropathien, z. B. bei Diabetes mellitus, Alkoholismus, Urämie und Schwermetallvergiftungen. Beim Guillain-Barré-Syndrom handelt es sich um eine idiopathische mononukleäre Polyneuritis im Endoneurium, die Vorder- und auch Hinterwurzeln betreffen kann. Beim Herpes zoster findet sich eine hämorrhagisch-nekrotisierende Ganglionitis, die bei Befall der Segmente S2 bis S4 zum reversiblen Ausfall der Blasensensorik führen kann. Im Quaternärstadium der Lues treten 8 bis 10 Jahre nach Krankheitsausbruch als Tabes dorsalis und progressive Paralyse eine fortschreitende entzündliche Degeneration der Hinterwurzeln und der Hinterstränge des Rückenmarkes auf.

Die **Diagnose** einer sensorischen Läsion beruht auf dem Befund der Zystomanometrie ggf. in Verbindung mit anderen neurologischen Nachweisen einer autonomen Neuropathie (s. 5.6.6.2: „Diabetische Neuropathie"), einer Hinterwurzel- oder einer Hinterstrangläsion. In der Zystomanometrie findet sich eine vergrößerte Blasenkapazität ohne wesentlichen Anstieg des intravesikalen Druckes und fehlendem oder verspätet einsetzendem Harndrang. Eine Detrusorkontraktion kann willkürlich eingeleitet werden oder fehlen.

Therapieprinzipien. Die Therapie zielt bei intakter Detrusormotorik auf eine Reglementierung der Blasenentleerung (Miktionstraining), um Blasenüberdehnung und Restharnbildung zu vermeiden. Mittel der Wahl sind die Miktion nach der Uhr in etwa dreistündigen Intervallen sowie Mehrfachmiktionen („double voiding", „triple voiding"), wenn die Blase auf einmal nicht komplett entleert werden kann (70, 72). Weitergehende Maßnahmen wie z. B. intermittierender Katheterismus sind lediglich bei akontraktilem Detrusor (myogene Dekompensation) oder areflexivem Detrusor (neurogene Ätiologie, s. unten) vonnöten.

5.6.3 Dezentralisierte Blase / Denervierte Blase (areflexiver Detrusor)

Dem hyporeflexiven oder areflexiven Detrusor liegt entweder eine periphere Läsion („denervierte Blase") der autonomen motorischen Innervation zugrunde oder eine spinale Läsion („dezentralisierte Blase") von Vorderwurzeln bzw. Spinalnerven (Kaudaläsion) oder Pelvicuskern im sakralen Miktionszentrum (Konusläsion) (71). Wenn diese motorischen Läsionen auch prinzipiell ohne begleitende sensorische Läsion vorkommen können, so besteht doch in der Mehrzahl der Fälle eine kombinierte senso-motorische Läsion (Prototyp: Paraplegie bei Sakralmarkläsion infolge Wirbelsäulentraumas (BWK 12 / LWK 1 / LWK 2).

Die **Symptomatik** wird durch eine Blasenentleerungsstörung aufgrund eines reflexiven Detrusors bestimmt, zumeist in Kombination mit einem Verlust von Blasenfüllungsgefühl und Harndrang. Das Ausmaß der Restharnbildung hängt vom Auslaßwiderstand des Sphinkters ab, der einer Blasenexprimierung durch Bauchpresse oder Credé-Handgriff gegenübersteht. Bei hypotonem, areflexivem Sphinkter wird eine Blasenentleerung mittels Bauchpresse möglich sein, häufig besteht dann aber gleichzeitig auch eine neurogene Streßinkontinenz. Bei kombinierten Läsionen mit nichtrelaxierendem Sphinkter oder spastischem Sphinkter steht die Blasenentleerungsstörung mit Restharnbildung im Vordergrund. Bei Restharnbildung sind Harnwegsinfekte zwar möglich, wegen der eher niedrigen Drücke auch bei extremer Restharnbildung sind Symptome des oberen Harntraktes im Sinne fieberhafter Pyelonephritiden jedoch eher selten.

Ursache für den areflexiven Detrusor ist die Unterbrechung der motorischen Efferenzen auf Höhe der peripheren Nerven, der Vorderwurzeln oder Spinalnerven (Kauda-Syndrom) oder des sakralen Miktionszentrums (Konus-Syndrom). Die **Ätiologie** des areflexiven Detrusors beinhaltet sämtliche Läsionen oder Erkrankungen des sakralen Rückenmarks, der Spinalnerven oder der peripheren autonomen Nerven, in denen motorische Efferenzen für die Blase geleitet werden, ob sie nun auf traumatische, degenerative, vaskuläre, entzündliche oder tumoröse Prozesse zurückzuführen sind. Ein Konus-/Kauda-Syndrom findet sich beim lumbalen medianen Diskusprolaps oder bei Querschnittstraumas im thorakolumbalen Wirbelsäulenbereich. Die lumbosakrale Myelomeningozele verursacht häufig eine gemischte Läsion (64). Die spinale multiple Sklerose betrifft nur in 18% das sakrale Rückenmark, wobei nur in 11% ein areflexiver Detrusor gesehen wird. Die periphere Neuropathie bei Diabetes mellitus betrifft initial lediglich die Blasensensorik, im fortgeschrittenen Stadium kommen jedoch die Beteiligung der motorischen Efferenzen hinzu mit Entwicklung eines areflexiven Detrusors. Nach Operationen im kleinen Becken im Sinne einer radikalen Tumorchirurgie (Wertheim-Operation, abdominosakrale Rektumamputation) ist ein areflexiver Detrusor durch operative periphere Denervierung erklärt.

Die **Diagnose** eines areflexiven Detrusors beruht auf dem Befund der Zystomanometrie ggf. in Verbindung mit anderen neurologischen Nachweisen einer peripheren autonomen Nervenläsion, einer autonomen Neuropathie oder einem Konus-/Kauda-Syndrom. In der Zystomanometrie findet sich eine vergrößerte Blasenkapazität mit verspätetem oder fehlendem Harndrang. Die intravesikalen Drücke sind nicht erhöht, Detrusorkontraktionen werden nicht gesehen, und Miktionsversuche erfolgen mit Bauchpresse, wobei die Effektivität einer solchen Blasenentleerung vom Auslaßwiderstand des Sphinkters und der Möglichkeit einer Beckenbodenrelaxation während des Entleerungsmanövers abhängt. Zur Unterscheidung eines myogenakontraktilen Detrusors (Detrusordekompensation) von einem neurogen-areflexiven Detrusor ist der Denervierungs-Hypersensibilitätstest hilfreich (34). Dabei werden unter zystomanometrischer Druckregistrierung 0,25 mg Carbachol subkutan injiziert. Ein positiver Test mit Nachweis eines signifikanten Druckanstieges (>25 cmH$_2$O) in der Blase ist Zeichen für die neurogene Ätiologie, da bei intakter Innervation durch zentralnervöse Gegenregulation ein solcher Druckanstieg nicht eintritt.

Therapieprinzipien. In der Therapie spielt der intermittierende Selbstkatheterismus eine zentrale Rolle, und zwar in der Rehabilitation zur regelmäßigen Restharnkontrolle und -entleerung und im Endzustand als therapeutisches Prinzip (2, 10, 36, 37). Darüber hinaus empfiehlt sich eine Stufentherapie, beginnend mit den am wenigsten invasiven Behandlungsmaßnahmen und Übergang zu aggressiveren Therapiemaßnahmen in therapieresistenten Fällen (68) (Tabelle 5.7). Dabei sollte allerdings immer berücksichtigt werden, daß die Retention z. B. durch intermittierenden Selbstkatheterismus wesentlich einfacher behandelt ist als eine iatrogene Harninkontinenz als Folge einer operativen Intervention am urethralen Sphinktermecha-

Tabelle 5.7 Stufentherapie bei areflexivem Detrusor

1) Restharnentleerung
   - intermittierender Selbstkatheterismus
   - Zystostomie
2) Miktionstraining
   - Mehrfachmiktion
   - Miktion nach der Uhr
3) Pharmakotherapie
   - alpha-Blocker
   - Cholinergika
4) Elektrostimulation: Neuromodulation
   - intravesikal
   - Sakralforamen
5) Sphinkterinzision
   - Blasenhalsinzision
   - externe Sphinkterotomie
6) Supravesikale Harnableitung
   - inkontinent
   - kontinent

nismus mit dem Ziel, die Spontanmiktion wiederherzustellen.

Manöver zur Blasenexprimierung zielen darauf ab, durch extrinsische Erhöhung des intravesikalen Druckes eine Blasenentleerung zu erreichen (2). Die am meisten angewandten Manöver sind Bauchpresse bzw. Valsalva-Manöver und Credéscher Handgriff. Die Exprimierung einer areflexiven Blase ist aber nur dann effektiv, wenn der Blasenauslaßwiderstand auf diese Weise überwunden werden kann. Wegen des Aufbaus unkontrolliert hoher intravesikaler Drücke ist die Blasenexprimierung nur im Einzelfall und unter engmaschiger Kontrolle des oberen Harntraktes akzeptabel (6, 81). In der Kombination mit Maßnahmen, die den Blasenauslaßwiderstand herabsetzen (Alpha-Blocker, Blasenhalsinzision, transurethrale Prostataresektion), läßt sich durch Blasenexprimierung dennoch manchmal ein durchaus zufriedenstellendes Ergebnis der Blasenentleerung erzielen.

Eine alleinige Pharmakotherapie der chronischen Retention z. B. bei Detrusorareflexie ist meist wenig erfolgversprechend. Pharmakologische Therapieprinzipien sind die Herabsetzung des infravesikalen Widerstandes durch Alpha-Blocker und die Detrusortonisierung durch Cholinergika; beide Stoffgruppen können auch in Kombination eingesetzt werden (70, 72). Grundlage der Therapie mit Alpha-Blockern ist die Erkenntnis, daß der Tonus des Blasenauslasses und der glattmuskulären Urethra zu einem wesentlichen Teil einer adrenergen

Kontrolle durch Alpha-1-Rezeptoren unterliegt. Bei einem areflexiven Detrusor z. B. nach operativer Läsion des Plexus pelvicus kann es zu einem relativen Überwiegen des Sympathikotonus des Blasenauslasses kommen. Der Alpha-1- und Alpha-2-Blocker Phenoxybenzamin (Dibenzyran®) ist zur Therapie neurogener Blasenentleerungsstörungen am weitesten verbreitet (32, 59). Nebenwirkungen wie orthostatische Dysregulation mit reflektorischer Tachykardie, Schwellung der Nasenschleimhaut, Miosis, Übelkeit und Menstruationsstörungen lassen sich teilweise durch Einsatz selektiver Alpha-1-Rezeptorenblocker wie Alfuzosin (Uroxatral®, Urion®), Doxazosin (Cardular Uro®, Diblocin Uro®), Indoramin (Wyodora®), Prazosin (Minipress®), Tamsulosin (Alna®, Omnic®) und Terazosin (Flotrin®) reduzieren. Bisher sind allerdings die meisten Präparate (Alfuzosin, Doxazosin, Tamsulosin, Terazosin) nur für die Indikation „benigne Prostatahyperplasie" zugelassen und nicht für „neurogene Blasenentleerungsstörungen".

Der Einsatz von Cholinergika (Parasympathomimetika) soll die Miktion durch eine pharmakologische Detrusorstimulation fördern (35). Direkte Cholinergika wie Betanechol (Myocholine®) und Carbachol (Doryl®) sind acetylcholinanaloge Substanzen, die selektiv die Muscarinrezeptoren besetzen und resistent gegenüber dem Abbau durch Cholinesterase sind. Indirekte Cholinergika wie Distigminbromid (Ubretid®) und Pyridostigmin (Mestinon®) hemmen die Cholinesterase und damit den physiologischen Abbau von Acetylcholin an Muscarinrezeptoren und Nikotinrezeptoren der parasympathischen und sympathischen Ganglien.

Die subkutane Injektion von Carbachol während der Zystomanometrie dient im Rahmen des Denervierungs-Hypersensibilitätstestes (34) zur Diagnostik einer denervierten Blase (siehe oben). Wenn auch Cholinergika unstrittig den Detrusortonus bei neurogener Blase zu erhöhen vermögen, so bleibt es doch strittig, inwieweit dies zu einer Verbesserung der Miktion z. B. durch Verstärkung „schwacher" Detrusorkontraktionen beiträgt (78). Da zusätzlich auch unerwünschte dyssynerge Reaktionen des Sphinkters unter Gabe von Cholinergika vorkommen können, ist die Kombination eines Cholinergikums mit einem Alpha-Blocker zur Herabsetzung des infravesikalen Auslaßwiderstandes empfehlenswert. Ein Therapieversuch ist indiziert, um den seltenen individuellen Patienten zu selektionieren, der von einer solchen Therapie profitieren kann.

Sämtliche derzeit angewandten Verfahren der Elektrostimulation basieren auf der Stimulation intakt gebliebener Anteile des peripheren kurzen Reflexbogens und lassen sich demzufolge mit einiger Aussicht auf Erfolg nur bei inkompletten Läsionen, nicht aber bei kompletten Läsionen mit totaler Zerstörung des peripheren Reflexbogens anwenden. Die intravesikale Elektrostimulation der mit Kochsalz gefüllten Harnblase nach Katona (29) kann insbesondere im Kindesalter u. a. bei Myelomeningozele erfolgversprechend eingesetzt werden (41). Mit der über mehrere Wochen täglich für $1^{1}/_{2}$ Stunden durchgeführten Elektrostimulation soll ein stufenweiser Prozeß der Reaktivierung sensorischer Bahnen (Afferentierung) eingeleitet werden, um ein Harndranggefühl auszulösen. Harndrang, zentrale Facilitation der Motorik und sensomotorische Reflexbahnung führen dann schließlich zu Detrusorkontraktionen, deren willkürliche Kontrolle durch Biofeedback-Mechanismen erlernbar wird.

Die Stimulation der sakralen Spinalnerven S 3 durch Foramenelektroden (Sakralforamensstimulation) oder durch über eine sakrale Laminektomie direkt an beide S 3-Nerven implantierte Elektroden erfordert ebenfalls einen zumindest teilweise intakten Reflexbogen (25, 27, 62). Nach Dauerstimulation während der Blasenfüll- und -speicherphase kann durch Abschalten der Stimulation zur Miktion ein „Rebound-Phänomen" ausgelöst werden, das die Miktion ermöglicht.

Die operative Herabsetzung des infravesikalen Widerstandes z. B. durch transurethrale Prostataresektion oder Blasenhalsinzision, die nach Turner-Warwick bei 5, 7 und 12 Uhr durchgeführt werden kann (28, 75), bedarf eines funktionierenden externen Sphinktermechanismus, wenn nicht eine totale Inkontinenz resultieren soll. Mit diesen Eingriffen läßt sich in mehr als der Hälfte der Fälle die Exprimierung der Blase erleichtern, so daß eine effektive Entleerung resultiert. Die transurethrale externe Sphinkterotomie oder offen-operative Techniken der Harnröhrenerweiterung (57) erscheinen wegen der problematischen Versorgung der zwangsläufig resultierenden iatrogenen Inkontinenz bei areflexivem Detrusor heute nur noch in seltenen Ausnahmefällen indiziert. Die supravesikale Harnableitung ist zur alleinigen Therapie einer Blasenentleerungsstörung bei areflexivem Detrusor heutzutage praktisch nie indiziert. Eine sekundäre Beeinträchtigung des oberen Harntraktes durch Stauung oder Reflux oder eine anders nicht mehr behandelbare Harninkontinenz der Frau können allerdings im Einzelfall indikationsbestimmend für die Durchführung einer supravesikalen Harnableitung werden.

5.6.4 Spinale Reflexblase (hyperreflexiver Detrusor mit Detrusor-Sphinkter-Dyssynergie)

Bei der spinalen Reflexblase oder spastischen Blase handelt es sich um einen hyperreflexiven Detrusor in Kombination mit einer Detrusor-Sphinkter-Dyssynergie infolge einer suprasakralen Rückenmarksläsion (71) (Prototyp: suprasakraler traumatischer Querschnitt). Komplette Läsionen unterscheiden sich von inkompletten Läsionen durch die vollständige Unterbrechung der sensorischen Bahnen.

Das **Symptom** der „unbemerkten" Inkontinenz (Reflexinkontinenz) steht bei kompletten Läsionen im Vordergrund, bei inkompletten Läsionen ist der Harndrang erhalten. Das Ausmaß der gleichzeitig bestehenden Detrusor-Sphinkter-Dyssynergie bestimmt den Grad der Blasenentleerungsstörung (Restharnbildung) sowie die Höhe der intravesikalen Drücke und dadurch schlußendlich das potentielle Risiko für den oberen Harntrakt durch vesikoureterale Stauung oder Reflux. Bei (teil-)erhaltener Sensibilität können die hyperreflexiven Detrusorkontraktionen wie bei der motorischen Urge mit einem imperativen Harndrang einhergehen (71).

Aufgrund der Blasenentleerungsstörungen mit Restharnbildung sind rezidivierende Harnwegsinfekte die Regel, die bei aggressiven Blasendrücken und Dilatation der oberen Harnwege von Episoden aszendierender Pyelonephritiden gefolgt werden.

Ursache der Detrusorhyperreflexie ist die Ausbildung pathologischer segmentaler spinaler Reflexbögen infolge der Unterbrechung hemmender suprasegmentaler spinaler Bahnen. Ursache der Detrusor-Sphinkter-Dyssynergie ist die Abtrennung des sakralen Miktionszentrums von dem übergeordneten pontinen Koordinationszentrum für Detrusor und Sphinkter. Die **Ätiologie** der Reflexblase beinhaltet sämtliche Läsionen oder Erkrankungen des suprasakralen Rückenmarkes, die Bahnen der Blasen- und Sphinkterkontrolle betreffen, ob sie nun auf traumatische, degenerative, vaskuläre, entzündliche oder tumoröse Prozesse zurückzuführen sind. Beim traumatischen Querschnitt haben komplette Läsionen oberhalb der spinalen Kerne der sympathischen Innervation (Th10–L2) (z. B. Tetraplegie) in der Regel schwerwiegendere Folgen für den unteren Harntrakt als tiefere suprasakrale Läsionen (Paraplegie). Bei der Multiplen Sklerose betreffen die spinalen Prädilektionslokalisationen zu nahezu 100% das zervikale Rückenmark, zu 40% das lumbale und nur zu 18% das sakrale Rückenmark, so daß als typische Funktionsstörung ein hyperreflexiver Detrusor resultiert, der in 75% der Fälle mit Detrusor-Sphinkter-Dyssynergie einhergeht. Bei Progredienz der Erkrankung und Zunahme des Ausmaßes spinaler Läsionen ist in 11% der Übergang zu einem areflexiven Detrusor zu erwarten.

Hohe suprasakrale Myelomeningozelen sind heutzutage aufgrund der Fortschritte der intrauterinen Diagnostik die Ausnahme. Beim hyperreflexiven Detrusor bestimmt das Ausmaß der Detrusor-Sphinkter-Dyssynergie die Höhe des intravesikalen Druckanstieges bis zum Auftreten der Inkontinenz (leak-point-Druck) sowie das Risiko für den oberen Harntrakt (46). Bei gemischten Läsionen mit hyperreflexivem Detrusor und hypotonem, areflexivem Sphinkter besteht zumeist eine totale Inkontinenz (niedriger leak-point-Druck) mit reduziertem Risiko für die Funktion des oberen Harntraktes.

Die **Diagnose** einer Reflexblase beruht auf dem Befund der Zystomanometrie in Verbindung mit dem neurologischen Nachweis einer spinalen Erkrankung oder Läsion. Die Zystomanometrie demonstriert einen hyperreflexiven Detrusor, wobei die Kontraktionen bei kompletten Läsionen ohne Harndrang einhergehen. Der Harnabgang erfolgt meistens gegen den aktivierten Sphinkter im Sinne einer Detrusor-Sphinkter-Dyssynergie. Bei gemischten Läsionen (hyperreflexiver Detrusor mit hypotonem, areflexivem Sphinkter) besteht eine Inkontinenz bei niedrigeren intravesikalen Drukken bis hin zur totalen Inkontinenz. Parallel dazu sinkt das Risiko einer Schädigung des oberen Harntraktes.

Therapieprinzipien. In der Therapie der spinalen Reflexblase hat die Entlastung der oberen Harnwege von vesikoureteraler Stauung und Reflux oberste Priorität. Danach rangieren erst die Therapie der Blasenentleerungsstörung und der Reflexinkontinenz. Maßnahmen, die zur Senkung der intravesikalen Drücke, Unterdrückung der Reflexaktivität des Detrusors und damit zur Vergrößerung der Blasenkapazität führen, verbessern einerseits die Drainage der oberen Harnwege und andererseits die Reflexinkontinenz. Solche Maßnahmen, die eine hyperreflexive, häufig kleinkapazitäre Hochdruckblase in eine areflexive, großkapazitäre Niederdruckblase verwandeln, gehen allerdings in der Regel zu Lasten der spontanen Entleerungsfähigkeit, so daß ein intermittierender Katheterismus dann erforderlich wird (69, 73). Alternativ kommt das Konzept in Betracht, durch externe Sphinkterotomie die intravesikalen Drücke zu senken (40) und die Inkontinenz durch externe Auffangeinrichtungen (z. B. Kondomurinal) zu behandeln.

In der Praxis steht die Pharmakotherapie durch Anticholinergika an erster Stelle der therapeutischen Bemühungen zur Paralysierung des hyperflexiven Detrusors. Anticholinergika bewirken eine kompetitive Hemmung von Acetylcholin am postganglionären parasympathischen Rezeptor (muscarinartige Wirkung) und/oder an parasympathischen und sympathischen Ganglien (nikotinartige Wirkung). Bei einigen Präparaten sind weitere pharmakologische Wirkungskomponenten (myotrop-spasmolytisch, kalzium-antagonistisch, lokalanästhetisch) nachweisbar, bei den in vivo erreichbaren Serumkonzentrationen steht jedoch jeweils ganz klar die anticholinerge Wirkung im Vordergrund. Tertiäre Amine wie Oxybutynin (Dridase®), Propiverin (Mictonorm®) und Tolterodine (Detrusitol®) werden nach peroraler Applikation nahezu vollständig vom Darm absorbiert, während bei den quarternären Aminen Emepronium (Uro-Ripirin®), Methanthelin (Vagantin®), Propanthelin (Corrigast®), N-butyl-Scopolamin (Buscopan®) und Trospium (Spasmolyt®, Spasmex®) die Absorptionsrate bei nur etwa 10 bis 15% liegt. Dies läßt sich allerdings durch Dosistitrierung individuell kompensieren (72). Zur Therapie des hyperflexiven Detrusors haben sich Oxybutynin, Propiverin und Trospium in randomisierten Studien bewährt (60, 67, 77). Beim hyperflexiven Detrusor werden durch Anticholinergika klinisch relevante Ansprechraten in etwa $2/3$ der Fälle erzielt, wobei gleichzeitig infolge der erwünschten Paralyse des Detrusors mit Senkung der intravesikalen Drücke und Erhöhung der Blasenkapazität die Blasenentleerung durch intermittierenden Katheterismus erforderlich wird. Allerdings treten auch in bis zu $2/3$ der behandelten Fälle anticholinerge Nebenwirkungen auf, unter denen die Mundtrockenheit zumeist limitierender Faktor der Patientencompliance wird (67).

Die systemischen anticholinergen Nebenwirkungen lassen sich nahezu eliminieren, wenn bei Durchführung des intermittierenden Selbstkatheterismus z. B. 5 mg Oxybutynin in 30 ml Aqua bidest. gelöst in die Blase instilliert werden (42).

Die Elektrostimulation kommt als nächst invasiveres Verfahren im Sinne einer Stufentherapie (Tab. 5.8) nach Versagen einer Pharmakotherapie in Betracht (68). Die elektrische Reizung von Sakralnerven kann durch Aktivierung inhibitorischer Neu-

Tabelle 5.8 Stufentherapie bei hyperreflexivem Detrusor.

1) Pharmakotherapie
   – Anticholinergika
   – myotope Spasmolytika
2) Elektrostimulation: Neuromodulation
   – vaginal, rectal
   – Sakralforamenstimulation
3) Harnblasendenervierung +/– Elektrostimulation
   – peripher (transvaginal, retropubisch)
   – zentral (extradurale/intradurale Rhizotomien) +/– Elektrostimulation der Vorderwurzeln
4) Sacralblockade (S 3)
5) Blasenaugmentation/Blasensubstitution
6) Supravesikale Harnableitung
   – inkontinent
   – kontinent

rone des sympathischen N. hypogastricus oder durch Aktivierung des inhibitorischen Pudendus-Pelvicus-Reflexes die Harnblasenmotorik ruhigstellen. Bei der Stimulation eines gemischten Sakralennerven (S 3) werden dabei die somatischen A-alpha- und A-gamma-Neurone des N. pudendus erregt, während die vegetativen und sensiblen Anteile des stimulierten Spinalnervs als B- und C-Neurone nur unterschwellig gereizt werden. Resultat der Stimulation des gemischten Nervus ist die Hemmung der Detrusoraktivität im Sinne einer „Neuromodulation", die auch bei inkompletten Läsionen schmerzfrei durchführbar ist. Dazu werden Elektroden in die Sakralforamina S 3 implantiert (Sakralforamenstimulation) (25, 61) oder nach sakraler Laminektomie direkt an beide S 3-Nerven (27). Bei kompletten Läsionen mit ausgeprägter spinaler Reflexblase ist die Neuromodulation allerdings in der Regel nicht ausreichend, um den hyperreflexiven Detrusor zu paralysieren. Hier kommen Denervierungsoperationen in Betracht (74), die mit der Implantation eines elektrischen Vorderwurzelstimulators zur kontrollierten Harnblasenentleerung kombiniert werden können. In der Technik nach Brindley erfolgt eine intradurale sakrale Deafferentierung durch dorsale Rhizotomien von S 2 bis S 5 beidseits in Kombination mit einer intraduralen Implantation eines „Elektrodenbuches" an sämtliche motorischen Vorderwurzeln S 3–S 5 (13, 52). In der Technik nach Tanagho erfolgt eine intradurale Deafferentierung von S 3 bis S 5 beidseits in Kombination mit einer extradura-

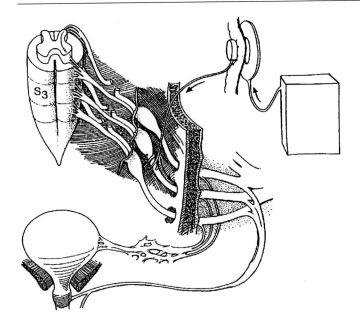

Abb. 5.16 Tanagho-„Blasenschrittmacher". Extradurale Implantation von Elektroden an den Sakralnerven (S 3, S 4), intradurale dorsale Rhizotomien S 2–S 4/5 (sakrale Deafferentation). Die Deafferentation dient der Kapazitätsvergrößerung und Absenkung der intravesikalen Drücke bei Reflexblase, das Implantat der Auslösung einer elektrisch stimulierten Miktion.

len Implantation von Elektroden an die Spinalnerven S 3 und S 4 (24). Mit diesen Methoden kann bei neurogener Reflexblase in etwa 90% eine vollständige Detrusorareflexie erzielt werden, die Blasenentleerung erfolgt mittels intermittierenden Katheterismus oder durch Elektrostimulation der intakt verbliebenen sakralen Vorderwurzeln mittels des implantierten „Blasenschrittmachers" (Abb. 5.16).

Enterozystoplastiken werden zur Kapazitätserweiterung der Low-Compliance-Blase durchgeführt sowie zur Drucksenkung und Dämpfung ungehemmter Detrusorkontraktionen bei hyperreflexivem Detrusor und Reflexinkontinenz. Entscheidend ist die Verwendung detubularisierter Darmsegmente zur Blasenaugmentation oder Blasensubstitution, wobei der hyperreflexive Detrusor häufiger eine subtrigonale Zystektomie mit nachfolgender Blasensubstitution an den Blasenhals und Reimplantation der Ureteren in die Enterozystoplastik erforderlich macht (56, 65, 66). Prinzipiell können für eine Enterozystoplastik detubularisiertes Ileum, Zoekum, Sigma oder Kombinationen dieser Darmsegmente verwandt werden. Bei spinaler Reflexblase mit Beckenbodenspastik oder Detrusor-Sphinkter-Dyssynergie muß in der Regel die Blasenentleerung anschließend durch intermittierenden Katheterismus erfolgen.

Die Indikation zur supravesikalen Harnableitung wird bei spinaler Reflexblase nur noch selten gestellt. Niereninsuffizienz im Stadium der kompensierten Retention infolge von vesikoureteraler Stauung oder Reflux ist die häufigste Indikation für eine inkontinente Harnableitung im Sinne eines Null-Druck-Systems durch Ileum- oder Colon-Conduit. Die therapeutisch nicht beherrschbare Reflexinkontinenz bei der Frau, auch in Kombination mit einem insuffizienten oder defekten urethralen Verschlußmechanismus, sowie die Unmöglichkeit der Durchführung eines transurethralen Selbstkatheterismus beim Rollstuhlpatienten sind Situationen, in denen die kontinente supravesikale Harnableitung eindeutige Vorteile gegenüber der Enterozystoplastik mit zusätzlichem Eingriff am Sphinkter (z. B. Implantation eines artefiziellen Sphinkters) bietet. Insbesondere beim Rollstuhlfahrer hat die Lokalisation eines Nabelstomas eindeutige Vorteile für den Selbstkatheterismus, zudem bietet diese „unsichtbare" Stomalokalisation hervorragende kosmetische und funktionelle Resultate.

5.6.5 Zerebral enthemmte Blase (hyperreflexiver Detrusor ohne Detrusor-Sphinkter-Dyssynergie)

Bei der zerebral enthemmten Blase handelt es sich um einen hyperreflexiven Detrusor ohne Detrusor-Sphinkter-Dyssynergie aufgrund einer suprapontin lokalisierten neurologischen Läsion (71) (Prototyp: M. Parkinson).

Im Vordergrund der **Symptomatik** steht die Inkontinenz im Sinne einer nicht verhinderbaren Miktion mit oder ohne Harndranggefühl. Eine funktionelle Blasenentleerungsstörung durch Detrusor-Sphinkter-Dyssynergie liegt nicht vor.

Ursache für die Harninkontinenz ist eine mangelhafte zentrale Hemmung des Miktionsreflexes durch Schädigung hemmender suprapontiner Kerne der Blasenkontrolle (Gyrus frontalis medialis des Frontallappens, vorderer Anteil des Gyrus cingulatus, Knie des Corpus callosum, N. caudatus, Putamen, Globus pallidus, Substantia nigra, N. ruber, Locus coeruleus). Die Ätiologie der zerebral enthemmten Blase schließt sämtliche Läsionen oder Erkrankungen des Zerebrums ein, die Bahnen und/oder Kerne der Blasenkontrolle betreffen, ob sie nun auf traumatische, degenerative, vaskuläre, entzündliche oder tumoröse Prozesse zurückzuführen sind. Nach Apoplex treten in 30 bis 40% der Fälle Blasenfunktionsstörungen auf. Beim Morbus Parkinson resultiert aufgrund degenerativer Veränderungen der Substantia nigra ein Defizit an dopaminergen Synapsen mit einem Überwiegen cholinerger Aktivität im Corpus striatum. Ein hyperreflexiver Detrusor findet sich dabei in 45 bis 98% der Fälle. Bei der Multiplen Sklerose findet sich in 24 bis 66% ein hyperreflexiver Detrusor, der bei zerebraler Prädominanz der Läsionen zwar ohne Detrusor-Sphinkter-Dyssynergie einhergehen kann (zerebral enthemmte Blase), aber bei Auftreten von spinalen Herden in etwa 40% der Fälle doch mit einer Detrusor-Sphinkter-Dyssynergie vergesellschaftet ist (spinale Reflexblase).

Die **Diagnose** einer zerebral enthemmten Blase beruht auf dem zystomanometrischen Befund in Verbindung mit dem neurologischen Nachweis einer zerebralen Grunderkrankung oder Läsion. In der Zystomanometrie findet sich eine motorische Hyperaktivität im Sinne eines hyperreflexiven Detrusor, bei der ungehemmten Blasenentleerung fehlt eine Detrusor-Sphinkter-Dyssynergie (71). Der zur Differenzierung von einer nicht-neurogenen Detrusorhyperaktivität konzipierte Eiswassertest ist wenig praktikabel und diagnostisch von fraglichem Wert.

Therapieprinzipien. Der therapeutische Ansatz und die Aggressivität und Invasivität der therapeutischen Bemühungen müssen sich an der Grunderkrankung und dem mentalen Status des Patienten orientieren. Es ist wenig sinnvoll, Behandlungsversuche bei Patienten durchzuführen, die z. B. eine Inkontinenz entweder gar nicht wahrnehmen oder sich nicht daran stören. Ansonsten kommen dieselben Prinzipien in Betracht, die auch bei der spinalen Reflexblase zur Dämpfung des hyperreflexiven Detrusor Anwendung finden (Tab. 5.2), wobei allerdings die aggressiven und invasiven Verfahren wie operative Denervierung, Enterozystoplastik oder supravesikale Harnableitung wegen des Alters der Patienten, der Comorbidität und der Prognose der neurologischen Erkrankung in der Regel nicht in Betracht kommen.

Im Vordergrund der therapeutischen Bemühungen steht ein Toilettentraining, in leichten Fällen mit dem Ziel einer Verlängerung der Miktionsintervalle und Erhöhung der funktionellen Blasenkapazität. Dazu empfiehlt sich, den auftretenden Harndrang bewußt zu unterdrücken, um zwei- bis dreistündige Miktionsintervalle zu erreichen. In schweren Fällen besteht das Toilettentraining in einer Miktion nach der Uhr, um einem unfreiwilligen Harnverlust zuvorzukommen. Dieses Toilettentraining läßt sich durch eine Pharmakotherapie z. B. durch Anticholinergika (s. o.) unterstützen. Weiterhin kann es von Bedeutung sein, die äußeren Bedingungen z. B. durch entsprechende Kleidung oder einen erleichterten Zugang zur Toilette so einzurichten, daß ein plötzlich einsetzender Harndrang nicht notwendigerweise zur Inkontinenz führt.

Wird durch eine anticholinerge Therapie oder auch eine Elektrostimulation im Sinne einer Neuromodulation (s. o.) der hyperreflexive Detrusor nicht hinreichend gedämpft, so kann eine Sakralblockade erwogen werden (69). Bei der Sakralblockade handelt es sich um perkutane, selektive Nervenblockaden der Sakralnerven (S 3–S 4). In der Regel wird die bilaterale Blockade von S 3 angestrebt, wobei die Lokalisation der Injektionsnadel im Sakralforamen entweder radiologisch oder aufgrund der Stimulationsantwort einer Elektrostimulation erfolgt. Durch Injektion von 2 bis 10 ml eines Lokalanästhetikums unmittelbar perineural (0,5% Carbostesin oder 0,5% Bupivacain) wird eine temporäre Leitungsblockade erzielt, wobei nach Inaktivierung des Pharmakons der Effekt im Prinzip reversibel ist (1, 49). Solche Injektionen sind beliebig oft wiederholbar, eine definitive Neurolyse erzielt man durch Injektion von 6%igem Phenol. Nachteilig ist jedoch, daß nach erfolglosen definitiven Sakralblockaden der oben beschriebene Therapieansatz der Neuromodulation durch Elektrostimulation der S 3-Sakralnerven meist nicht mehr möglich ist.

5.6.6 Spezielle neurologische Erkrankungen/Läsionen

5.6.6.1 Denervierte Blase nach Beckenchirurgie

Im autonomen Nervengeflecht des kleinen Bekkens, dem Plexus pelvicus, finden sich sowohl die von den Sakralnerven kommenden parasympathischen Nn. pelvici als auch die peripheren Endstrecken der sympathischen Nn. hypogastrici. Der dorsoventrale Verlauf im Beckenbindegewebe vom Sacrum entlang Rektum und Uterus zur Blase erklärt das Risiko einer autonomen Denervierung des unteren Harntraktes im Zusammenhang mit radikalchirurgischen Operationen in diesem Bereich wie abdomino-sakraler Rektumamputation oder Wertheimscher Operation. Die Inzidenz von Blasenfunktionsstörungen infolge von Läsionen des Plexus pelvicus liegt nach radikaler Hysterektomie zwischen 20 und 60% (3, 44) und nach abdomino-sakraler Rektumamputation zwischen 7 und 59% (7, 15, 17, 31). Differenzen in den Angaben der Häufigkeit lassen sich entweder auf unterschiedliche Radikalität der chirurgischen Eingriffe oder auf unterschiedliche diagnostische Methoden zum Nachweis einer Blasenfunktionsstörung in den einzelnen Untersuchungen beziehen.

Die Symptomatik ist durch ein vermindertes Blasenfüllungsgefühl (Hyposensitivität) und eine trotz Bauchpresse und Credé-Manöver inkomplette oder gänzlich unmögliche Miktion gekennzeichnet. Urodynamisch finden sich ein areflexiver Detrusor und ein positiver Denervierungstest (s. 5.6.3: Dezentralisierte/Denervierte Blase).

Therapie. Die Behandlung strebt mit den Maßnahmen, wie sie im Sinne der Stufentherapie für den areflexiven Detrusor oben ausgeführt sind (Tab. 5.1), eine möglichst regelmäßige und komplette Blasenentleerung an. Dies wird in der Regel durch intermittierenden Katheterismus erreicht, ggf. in der postoperativen Frühphase mit Hilfe einer suprapubischen Zystostomie. Bei Männern mit Blasenentleerungsstörungen nach abdomino-sakraler Rektumamputation kann eine transurethrale Prostataresektion den Blasenauslaßwiderstand soweit herabsetzen, daß eine Blasenexprimierung möglich wird (23).

5.6.6.2 Diabetische Neuropathie

Periphere Neuropathien sind bekannte Komplikationen des Diabetes mellitus, deren Prävalenz mit 5 bis 50% angegeben wird (23). Die autonome Neuropathie bei Diabetes mellitus ist fast immer mit einer symmetrischen peripheren sensomotorischen Neuropathie (Polyneuropathie) oder asymmetrischen Formen der peripheren Neuropathie eines oder mehrerer Nerven (Mononeuritis multiplex) vergesellschaftet. Die klinischen Zeichen einer autonomen Neuropathie sind Hyperhidrosis, Magenatonie, Diarrhoe, orthostatische Hypotonie, Impotenz und Blasenfunktionsstörung. Die Ätiologie der Neuropathie wird zum einen durch eine Mikroangiopathie der Vasa nervorum erklärt, zum anderen durch metabolische Schädigung der Schwannschen Zellen mit Verlust peripherer Axone und segmentaler Demyelinisierung in den Hintersträngen (diabetische Amyotrophie). Die Beteiligung der Blaseninnervation im Rahmen der autonomen Neuropathie wurde auch als „diabetische Zystopathie" bezeichnet (18–20). Differentialdiagnostisch sind andere Formen einer autonomen Neuropathie mit Beteiligung der Blaseninnervation abzugrenzen (23):

- metabolisch (D. mellitus, Urämie, Amyloidose, Porphyrie)
- toxisch (Alkoholismus, Schwermetallvergiftungen: Blei, Thallium, Arsen, Quecksilber)
- medikamentös (Isoniazid, Vinblastin, Nitrofurantoin)
- endokrin (Hypothyreose, Akromegalie)
- vaskulär (Arteriosklerose, Periarteriitis nodosa)
- immunologisch (Kollagenosen, Paraproteinosen, paraneoplastisch)
- entzündlich (Guillain-Barré-Syndrom).

Symptome sind zunächst Verlust des Blasenfüllungsgefühles (hyposensitive Blase) mit verlängerten Miktionsintervallen und vergrößerte Blasenkapazität. In diesem Stadium ist die willkürliche Blasenentleerung mittels Detrusorkontraktion prinzipiell möglich. Wenn die parasympathische motorische Innervation betroffen ist (areflexiver Detrusor), kommt es zu einer unvollständigen Blasenentleerung mit Restharnbildung bis zu Harnverhalt und Überlaufinkontinenz. Urodynamisch finden sich ein areflexiver Detrusor und ein positiver Denervierungstest (s. 5.6.3: Dezentralisierte Blase/Denervierte Blase).

Therapie. Bei Blasenfunktionsstörungen infolge einer autonomen diabetischen Neuropathie gelten die oben dargestellten Therapieprinzipien zur Behandlung der hyposensitiven Blase bzw. der denervierten Blase. Wenn im Stadium der hyposensitiven Blase die willkürliche Blasenentleerung prinzipiell noch möglich ist, so sind die Miktion nach der Uhr

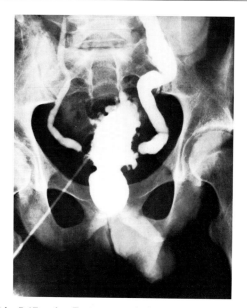
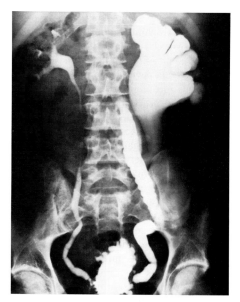

Abb. 5.17 a, b Zystogramm bei urologisch unbehandelter sakraler MMC (17 Jahre, männlich): Low-compliance-Hochdruckblase, Erweiterung der prostatischen Urethra im Sinne einer Vorblase bei Beckenbodenplastik, sekundärer vesikorenaler Reflux mit funktionsloser Niere links.

und Mehrfachmiktionen (double voiding, triple voiding) Methoden der Wahl. Beim areflexiven Detrusor werden im Sinne einer Stufentherapie (Tab. 5.1) solche Maßnahmen erforderlich, die die regelmäßige und komplette Blasenentleerung sicherstellen.

5.6.6.3 Myelodysplasie

Hemmungsmißbildungen des Verschlusses des Neuralrohres treten in verschiedenen Schweregraden als Spina bifida occulta, Meningozele und Myelomeningozele auf (64). Mit Verbesserung der intrauterinen Diagnostik durch Sonographie und Amniozentese sind hohe (thorakale) Myelomeningozelen selten geworden, so daß sich die überwiegende Mehrzahl der Defekte im Lumbosakralbereich findet. Auch nur gering ausgeprägte Malformationen können mit neurologischen Ausfallserscheinungen einhergehen, wofür zumeist ein „tethered cord-Syndrom" oder intraspinale Lipome verantwortlich zu machen sind.

Thorakolumbale Meningomyelozelen führen in der Regel zu einem hyperreflexiven Detrusor mit Detrusor-Sphinkter-Dyssynergie (s. Spinale Reflexblase). Lumbosakrale Myelomeningozelen verursachen häufiger inkomplette und gemischte Läsionen als die erwartete infranukleäre Läsion mit areflexivem Detrusor und schlaffem Sphinkter. Geläufig sind der hyperreflexive Detrusor und die kleinkapazitäre low-compliance-Blase, die insbesondere in Kombination mit einem spastischen Beckenboden oder einer Detrusor-Sphinkter-Dyssynergie ein ernstes Risiko für den oberen Harntrakt darstellen (Abb. 5.17). Bei einem areflexiven, schlaffen Sphinkter ist der leak-point-Druck und damit das Risiko für den oberen Harntrakt niedriger, wobei klinisch dann die neurogene Inkontinenz im Vordergrund steht. Lediglich bei der Kombination einer großkapazitären, areflexiven Blase mit einem schlaffen, areflexiven Sphinkter sind kontinenzerhaltende Eingriffe an der Harnröhre, z. B. Faszienzügelplastik oder Implantation eines Scott-Sphinkters, indiziert. Im übrigen sind Reservoirfunktion und Sphinkterfunktion urodynamisch zu überwachen und entsprechend der individuellen Situation gemäß den oben unter 5.6.3 und 5.6.4 dargestellten Therapieprinzipien zu behandeln.

5.6.6.4 Rückenmarkstrauma

Traumatische Verletzungen von Rückenmark und/oder Kauda equina können u. a. zu charakteristischen Funktionsstörungen von Blase und Sphinktermechanismus führen, deren Typ von der segmentalen Höhe der Rückenmarksläsion abhängt (71).

Am häufigsten kommen Wirbelsäulenverletzungen in den Abschnitten der größten Beweglichkeit vor (Halswirbelsäule und thorakolumbaler Übergang). Da beim Erwachsenen das Rückenmark in Höhe der Lendenwirbel LWK 1/LWK 2 endet und der Konus medullaris dementsprechend in Höhe der Wirbelkörper BWK 12/LWK 1 lokalisiert ist, stimmen hier die segmentale Höhe der Wirbelsäulenläsion und der Rückenmarksläsion nicht überein. Läsionen oberhalb des Sakralmarkes (Konus), die Kerne, Spinalnerven und periphere Nerven der segmentalen sakralen Reflexbögen intakt lassen, werden als suprasakrale (supranukleäre) Läsionen bezeichnet, woraus die Funktionsstörung einer spinalen Reflexblase resultiert (Abb. 5.1, s. Kapitel 5.6.4). Läsionen des Sakralmarkes (Konus, nukleäre Läsion) und/oder der sakralen Spinalnerven (Kauda) werden als infranukleäre Läsionen bezeichnet, woraus die Funktionsstörung einer dezentralisierten Blase resultiert (Abb. 5.1, s. Kapitel 5.6.3).

Sofort nach einem Rückenmarkstrauma findet sich zunächst die über Tage bis zu 6–8 Wochen und länger dauernde Phase des spinalen Schocks (16, 22), bevor sich die oben dargestellten Ausfallmuster als charakteristische Endform des bleibenden neurologischen Schadens etablieren. In der spinalen Schockphase wird die Reflexaktivität unterhalb des Schädigungsniveaus vermißt. Tonus und Reflexaktivität der quergestreiften Sphinkter- und Beckenbodenmuskulatur können schneller – teilweise innerhalb von Stunden nach dem Trauma – zurückkehren als die Detrusorkontraktilität (5, 51).

Suprasakrale Rückenmarksläsion. Bei Rückenmarksläsionen oberhalb der Kerne des sakralen Miktionszentrums (S 2–S 4) im Konus medullaris findet sich eine spastische Lähmung der quergestreiften Muskulatur unterhalb des Verletzungsniveaus mit Hyperreflexie der Dehnungsreflexe, positivem Babinski-Zeichen und Verlust von Oberflächen- und Tiefensensibilität. Der Analsphinktertonus ist erhöht, Bulbocavernosusreflex und Analreflex sind gesteigert auslösbar. Bei kompletten Läsionen oberhalb von Th 6 kann eine „autonome Dysreflexie" als charakteristisches und schwerwiegendes Syndrom auftreten (14, 33, 38, 43, 53). Durch afferente Impulse, die aus einer Dehnung von Blase oder Darm resultieren, wird durch Umschaltung auf sympathische Motoneurone des Rückenmarkes ein plötzlicher und massiver Sympathikotonus ausgelöst. Piloarrektion, Schwitzen, Darmkolik sowie Kopfweh und Benommenheit infolge akuter arterieller Hypertonie sind die führenden Symptome. Die arterielle Hypertonie erklärt sich durch Kontraktion des splanchnischen Gefäßkompartiments mit sofortiger Volumenüberladung der Zirkulation bei gleichzeitiger Vasokonstriktion im Bereich der Arteriolen, eine Bradykardie findet sich als ein durch Barorezeptoren ausgelöster Kompensationsmechanismus. Die hypertone Krise kann bis zu lebensbedrohlichen Komplikationen wie Apoplex und Myocardinfarkt führen. Da Eingriffe wie Zystoskopie, Coloskopie oder ein Darmeinlauf auslösend sein können, empfiehlt sich bei entsprechenden anamnestischen Angaben die Vorbehandlung mit Alpha-Blockern, Nitroprussid, Chlorpromazin oder Calciumkanalblockern (39, 45, 47).

Die Blasenfunktionsstörung entwickelt sich bei kompletten suprasakralen Läsionen im Sinne eines hyperreflexiven Detrusor mit Detrusor-Sphinkter-Dyssynergie (s. 5.6.4: Spinale Reflexblase). Das Blasenfüllungsgefühl fehlt, der Detrusorreflex wird unwillkürlich und unbewußt durch Dehnungsreize (Blasenfüllung) oder willkürlich durch suprapubisches Klopfen, Reiben der Oberschenkel oder anale Manipulationen (Triggern) ausgelöst. Wegen der fast immer bestehenden Detrusor-Sphinkter-Dyssynergie kann durch Triggern häufig keine zufriedenstellende Blasenentleerung erreicht werden, vielmehr wird bei diesen Patienten die Hochdrucksituation der Blase und damit das Risiko für den oberen Harntrakt aggraviert. Klinisch brauchbare Parameter zur Einschätzung des Risikos für den oberen Harntrakt sind Hyperreflexievolumen (Blasenfüllungsvolumen beim Auftreten der ersten Detrusorkontraktion), Amplitude und Frequenz der unwillkürlichen Detrusorkontraktionen sowie der leak-point-Druck, wobei der Harnverlust (leak-point) bei intravesikalen Drücken von mehr als 40 cmH$_2$O ein prognostisch ungünstiges Kriterium darstellt (46). Dementsprechend kann die externe Sphinkterotomie mit Durchtrennung des spastischen oder dyssynergen Sphinkters zur Herabsetzung des Blasenauslaßwiderstandes und der intravesikalen Drücke eine einfache und effektive Maßnahme zur Minimierung des Risikos für den oberen Harntrakt sein. Die Harninkontinenz muß durch äußere Harnauffangeinrichtungen (z. B. Kondomurinal) versorgt werden.

Therapie. Die therapeutischen Prinzipien zielen auf eine Paralysierung des hyperreflexiven Detrusor zur Senkung der intravesikalen Drücke und Vergrößerung der Blasenkapazität im Sinne einer Stufentherapie durch pharmakologische oder operative Maßnahmen (Tab. 5.2, s. auch 5.6.4: Spinale Reflexblase). Mit der Konversion einer spastischen Blase (spinale Reflexblase) in eine schlaffe Blase (denervierte Blase) lassen sich in der Regel nicht nur die Abflußverhältnisse der oberen Harnwege verbessern und damit das Risiko einer Nierenfunktionsminderung herabsetzen, sondern auch die Symptome der Reflexinkontinenz beseitigen. Die Blasenentleerung erfolgt über intermittierenden Katheterismus oder Implantation eines sakralen Vorderwurzelstimulators.

Konus- / Kaudaläsion. Rückenmarkstraumen mit Zerstörung des Konus medullaris und/oder der Spinalnerven (Kauda) führen zu einer schlaffen Lähmung der Skelettmuskulatur unterhalb des Verletzungsniveaus und bei kompletten Läsionen zu einem Verlust der Oberflächen- und Tiefensensibilität. Der Analsphinkter ist schlaff, Bulbocavernosusreflex und Analreflex fehlen. Die Blasenfunktionsstörung ist durch Entwicklung einer schlaffen, dezentralisierten Blase gekennzeichnet, deren Entleerung durch Bauchpresse oder Credé-Manöver erfolgt (11, 63). Dabei hängt es vom (Rest-)tonus des Beckenbodens und quergestreiften Sphinkters ab, ob die Blasenexprimierung effektiv ist oder ob – bei relativ hohem Blasenauslaßwiderstand – erhebliche Restharnmengen, Harnverhalt und Überlaufinkontinenz resultieren. Bei schlaffer Beckenbodenparese und stark erniedrigtem Blasenauslaßwiderstand kann die neurogene Streßinkontinenz im Vordergrund stehen (79). Da die intravesikalen Drücke niedrig sind (mit einem zumeist deutlich unter 40 cmH$_2$O registrierten leak-point-Druck), ist das Risiko einer Gefährdung des oberen Harntraktes gering.

Therapie. Die Therapieprinzipien entsprechen denen der Stufentherapie (Tab. 5.7) bei areflexivem Detrusor (Kapitel 5.6.3). Demnach wird zur Vermeidung einer Überlaufinkontinenz die regelmäßige und komplette Blasenentleerung angestrebt, zumeist durch intermittierenden Selbstkatheterismus. Nur bei neurogener Streßinkontinenz und gleichzeitig ausreichend großer Blasenkapazität sind kontinenzverbessernde Eingriffe an der Harnröhre wie z. B. Faszienzügelplastik oder Implantation eines Scott-Sphinkters indiziert.

5.6.6.5 Apoplexie

Hämorrhagische Hirninfarkte als Folge intrakranieller Blutungen bei kongenitalen Hirnarterienaneurysmen oder zerebrovaskulärer Sklerose und Hypertension und ischämische Hirninfarkte auf dem Boden von Gefäßverschlüssen bei Diabetes mellitus, Hypertonie, Zerebrovaskulärsklerose oder Arteriitis können neben den Symptomen der Halbseitenlähmung auch zu Blasenfunktionsstörungen führen, wenn umschriebene Areale der Blasenkontrolle in Frontalhirn, innerer Kapsel und Stammhirn (siehe Kapitel 5.6.3 „Zerebral enthemmte Blase") betroffen sind.

Dabei ist bisher ungeklärt, warum bei einer streng einseitigen Läsion im Bereich der Hemisphären Blasenfunktionsstörungen auftreten können.

Je nach Lage und Ausdehnung des Hirninfarktes finden sich auf der kontralateralen Seite eine Hyperreflexie der Dehnungsreflexe der Skelettmuskulatur und ein positives Babinski-Zeichen. Sind Areale mit Kontrollfunktion der Harnblase betroffen, so finden sich Pollakisurie, Nykturie, imperativer Harndrang und Dranginkontinenz als Leitsymptome (71). In der Akutphase des Ereignisses findet sich allerdings eine für Tage bis Wochen anhaltende Blasenentleerungsstörung mit Harnverhalt bis zur Überlaufinkontinenz.

Urodynamisch findet sich eine Detrusorhyperreflexie ohne begleitende Detrusor-Sphinkter-Dyssynergie (zerebral enthemmte Blase). Eine Inkontinenz hat dementsprechend die urodynamischen Charakteristika einer ungehemmten, verfrühten, aber ansonsten normalen Miktion, auch wenn etwa 50% der Patienten die Kontrolle über Beckenboden und quergestreiften Sphinkter behalten (30). In einem Teil der Fälle ist es somit durch willkürliche Sphinkter- und Beckenbodenanspannung möglich, die hyperreflexive Detrusorkontraktion ohne Harnverlust zu überdauern.

Therapie. Die Therapie stützt sich auf ein Miktionstraining zur schrittweisen Verlängerung der Miktionsintervalle und Vergrößerung der Blasenkapazität, unterstützt durch eine Pharmakotherapie mit Anticholinergika. Die Therapieprinzipien sind im einzelnen oben in Kapitel 5.6.5 („Zerebral enthemmte Blase") ausgeführt.

5.6.6.6 Demenz

Demenz ist eine Abnahme der intellektuellen Fähigkeiten im allgemeinen, die sich primär in Merk- und Konzentrationsstörungen und sekundär in Handlungsstörungen äußert. Unter den möglichen Ursachen finden sich Alter, schwere Kopfverletzungen, Enzephalitis, Morbus Alzheimer, Morbus Pick, Jacob-Creutzfeldt-Erkrankung, Normaldruck-Hydrozephalus und Syphilis.

Symptom der Blasenfunktionsstörung ist in der Regel eine Harninkontinenz. Diese läßt sich entweder durch Ausfall hemmender suprapontiner Bahnen oder Kerne (zerebral enthemmte Blase) erklären oder ist Folge einer nachlassenden Wahrnehmungsfähigkeit.

Therapie. Die therapeutischen Ansätze müssen sich am mentalen Status des Patienten orientieren. Patienten, die ihre Harninkontinenz entweder nicht wahrnehmen oder diese nicht als störend empfinden, müssen in der Regel mit Kondomurinalen oder Windeln versorgt werden. Auch eine Dauerkatheterableitung kann mitunter erforderlich sein, sollte aber die Ausnahme bleiben. In den anderen Fällen kann ein Toilettentraining ggf. mit adjuvanter Pharmakotherapie durch Anticholinergika durchgeführt werden, wie oben unter 5.6.5 („Zerebral enthemmte Blase") beschrieben. Eine Sonderstellung nimmt der Normaldruck-Hydrozephalus ein, der durch die Symptomtrias Demenz, Ataxie und Harninkontinenz gekennzeichnet ist. Pathogenetisch handelt es sich dabei um eine graduelle Obstruktion der Liquorreabsorption ohne intrakranielle Druckerhöhung als Folge einer Subarachnoidalblutung oder Meningoenzephalitis. Durch neurochirurgische Anlage eines ventrikulären Shuntes kann eine Normalisierung der Blasenkontrolle erzielt werden (23).

5.6.6.7 Morbus Parkinson

Der Morbus Parkinson ist eine degenerative Erkrankung, bei der es vornehmlich zum Untergang der melaninpigmentierten Neurone der Substantia nigra kommt, aber auch zum Verlust des Neurotransmitters Dopamin im Nucleus caudatus, Putamen, Globus pallidus und Locus coeruleus. Aus dem relativen Dopaminmangel folgt ein Überwiegen des cholinergen Einflusses auf das Corpus striatum. Die klassische Symptomtrias besteht in Tremor, Rigor und Bradykinesie.

Die Prävalenz des Morbus Parkinson liegt bei 100–150 : 100 000 (80). Blasenfunktionsstörungen treten im Verlaufe der Erkrankung zwischen 25 und 98% der Fälle auf (55), sind aber selten Erstsymptom der Erkrankung.

Symptome des unteren Harntraktes sind entweder irritativ (Pollakisurie, Nykturie, imperativer Harndrang, Dranginkontinenz) oder obstruktiv (Startverzögerung, abgeschwächter und unterbrochener Harnstrahl, Miktionsverlängerung, Nachträufeln, Harnverhalt, Überlaufinkontinenz). Urodynamisch findet sich bei 45 bis 98% der Patienten ein hyperreflexiver Detrusor (55), in der ganz überwiegenden Mehrzahl ohne Detrusor-Sphinkter-Dyssynergie (zerebral enthemmte Blase). In 11% der Fälle konnten eine Sphinkterbradykinesie oder ein Sphinktertremor nachgewiesen werden (21,50). Patienten mit Symptomen einer Blasenentleerungsstörung haben bisweilen einen areflexiven Detrusor.

Schwierigkeiten der ätiologischen Zuordnung einer Detrusorhyperaktivität (idiopathisch oder neurogen) bzw. einer Detrusorhypokontraktilität (myogen oder medikamentös oder neurogen), sowie das Auftreten der Erkrankung in der Altersgruppe oberhalb von 50 Jahren mit einer ansteigenden Inzidenz von benigner Prostatahyperplasie sind Anlaß dazu, folgende differentialdiagnostische Formen in Erwägung zu ziehen:

1. Irritative Symptome auf dem Boden einer neurogenen Detrusorhyperaktivität (hyperreflexiver Detrusor) infolge Morbus Parkinson,
2. irritative und obstruktive Symptome aufgrund einer nicht-neurogenen Detrusorhyperaktivität (instabiler Detrusor) bei obstruktiver BPH,
3. obstruktive Symptome aufgrund einer Detrusorhypokontraktilität als Nebenwirkung der Pharmakotherapie des Morbus Parkinson (L-Dopa, Anticholinergika).

Zur differentialdiagnostischen Abklärung insbesondere vor einer therapeutischen Intervention ist zur Klärung der Zusammenhänge in jedem Falle eine komplette urodynamische Untersuchung inklusive Druck-/Flußmessung indiziert sowie die Durchführung eines Urethradruckprofiles, wenn die Operation einer BPH geplant ist (26, 54, 71).

Therapie
1. Bei Nachweis eines hyperaktiven Detrusors und Ausschluß einer Obstruktion in der Druck-/Flußmessung muß bei entsprechender Symptomatik eine neurogene Ätiologie (hyperreflexiver Detrusor, zerebral enthemmte Blase) der Blasenfunktionsstörung angenommen werden. Die Behandlung erfolgt wie unter 5.6.5 (Zerebral enthemmte Blase) angegeben typischerweise mit Anticholinergika.
2. Bei Detrusorhyperaktivität und urodynamischem Nachweis einer Obstruktion durch eine BPH kann die transurethrale Prostataresektion indiziert sein. Wenn allerdings eine Harninkontinenz bei fehlenden oder geringfügigen Restharnmengen besteht oder die Sphinkterfunktion im Urethradruckprofil beeinträchtigt ist, ist ein Eingriff an der Prostata kontraindiziert, da eine neurogene Funktionsstörung vermutet werden

muß. Die globale Inzidenz einer Post-Prostatektomieinkontinenz beträgt bei Parkinson-Patienten etwa 20%, bei normaler Sphinkterfunktion allerdings nur etwa 4%, während sie bei präoperativ gestörter Sphinkterfunktion auf bis zu 83% ansteigt (58, 76). Ist bei urodynamischem Nachweis einer Hyperaktivität nicht zu klären, ob es sich um eine neurogene Form (hyperreflexiver Detrusor) oder eine BPH-bedingte Form (instabiler Detrusor) handelt, so sollte einer anticholinergen Pharmakotherapie ggf. in Kombination mit dem intermittierenden Katheterismus zur Blasenentleerung der Vorzug vor einer Operation mit dem Risiko der postoperativen Inkontinenz gegeben werden.
3. Bei Blasenentleerungsstörungen und hypokontraktilem Detrusor sollte zunächst in Zusammenarbeit mit dem behandelnden Neurologen versucht werden, die Parkinson-Medikation so zu ändern, daß Medikamente mit einer geringeren anticholinergen Komponente verabreicht werden. Ansonsten kommen für den akontraktilen Detrusor intermittierender Selbstkatheterismus oder transurethrale Prostataresektion zur Erleichterung der Blasenexprimierung in Betracht.

5.6.6.8 Multiple Sklerose (MS)

Die Multiple Sklerose ist eine Autoimmunerkrankung, bei der es zu multiplen herdförmigen Entmarkungszonen in Gehirn und Rückenmark mit sekundärer Gliafaserbildung (Sklerose) kommt. Prädilektionslokalisationen sind die periventrikulären Marklager, Hirnstamm, Kleinhirn, die vordere Sehbahn sowie Hinter- und Seitenstränge des zervikalen Rückenmarkes. Die Erkrankung hat eine Prävalenz von 40–60:100 000, tritt im Alter von 20 bis 40 Jahren auf und betrifft Frauen 1,7mal so häufig wie Männer (23). Der Verlauf der Erkrankung ist schubweise progredient mit klinischen Remissionen und Exazerbationen.

Blasenfunktionsstörungen treten in 33 bis 97% der Patienten im Verlaufe der Erkrankung auf, in 10% der Fälle stellen sie das Erstsymptom einer MS dar (55). Charakteristisch sind individuell ganz unterschiedliche Symptomenkonstellationen, die sich durch unterschiedliche Manifestationslokalisationen der Entmarkungsherde erklären. Weiterhin charakteristisch sind intraindividuelle Symptomenwechsel und „Typenwechsel" einer Blasenfunktionsstörung, die sich durch den schubweise progressiven Verlauf der Erkrankung mit zwischenzeitlichen Remissionen erklären. Da das zervikale Rückenmark im Verlaufe der Erkrankung in nahezu allen Fällen betroffen ist, das lumbale Rückenmark in 40% und das sakrale Rückenmark nur in 18% der Fälle (4), weist die Mehrzahl der Patienten Symptome eines hyperreflexiven Detrusor wie Pollakisurie, Nykturie, imperativer Harndrang und Reflexinkontinenz auf. Urodynamisch findet sich in 24 bis 66% ein hyperreflexiver Detrusor, in 40% der Fälle kommt im Krankheitsverlauf eine Detrusor-Sphinkter-Dyssynergie hinzu, und in 11% erfolgt der Übergang zu einem areflexiven Detrusor (55). In 21% der Fälle findet sich bei der Primäruntersuchung ein areflexiver Detrusor, der in 57% im weiteren Verlauf in einen hyperreflexiven Detrusor übergeht, wobei in 75% eine Detrusor-Sphinkter-Dyssynergie hinzukommt.

Die klinisch relevante Klassifikation berücksichtigt die führende Lokalisation der Entmarkungsherde (12):

1. **Enzephalopathische Manifestation.** Beim Auftreten von Blasenfunktionsstörungen stehen irritative Symptome mit Pollakisurie, imperativer Harndrang und Dranginkontinenz im Vordergrund. Urodynamisch findet sich ein hyperreflexiver Detrusor ohne Detrusor-Sphinkter-Dyssynergie.
2. **Myelopathische suprasakrale Manifestation.** Beim Auftreten von Blasenfunktionsstörungen finden sich Pollakisurie und imperativer Harndrang oder Verlust des Blasenfüllungsgefühles. Eine Inkontinenz tritt bei Männern seltener auf als bei Frauen. Urodynamisch findet sich ein hyperreflexiver Detrusor und zumeist eine Detrusor-Sphinkter-Dyssynergie.
3. **Myelopathische Konusmanifestation.** Beim Auftreten von Blasenfunktionsstörungen treten obstruktive Symptome mit Startverzögerung der Miktion, nachlassendem Harnstrahl, Einsatz der Bauchpresse, Restharnbildung und Harnverhalt in den Vordergrund. Urodynamisch findet sich eine Detrusorareflexie.

Eine frühzeitige urologische Mitbetreuung der MS-Patienten ist entscheidend, um die Inzidenz urologischer Komplikationen zu senken, die mit 15 bis 55% angegeben wird (9, 48). Insbesondere eine Hochdrucksituation der Blase bei hyperreflexivem Detrusor und Detrusor-Sphinkter-Dyssynergie (myelopathische suprasakrale Manifestation) kann eine Gefährdung der oberen Harnwege durch vesikoureterale Obstruktion oder Reflux bedeuten.

Therapie. Aufgrund der unterschiedlichen Manifestationsformen kann es für Blasenfunktionsstörungen bei Multipler Sklerose kein einheitliches Therapieschema geben. Eine urodynamische Klassifikation des Typus der Funktionsstörung (zerebral enthemmte Blase, spinale Reflexblase, denervierte Blase) muß die Grundlage zur Erstellung eines individuellen Therapieplanes bilden. Während eine empirische symptomatische Therapie in lediglich 27% der Fälle erfolgreich ist, läßt sich durch urodynamische Klassifikation der Funktionsstörung und daraus abgeleiteter Therapie die Erfolgsrate der therapeutischen Bemühungen auf 83% steigern (8). Wegen des schubweise progredienten Verlaufes der Erkrankung mit Remissionen und Exazerbationen sollte solange als möglich konservativ therapiert werden und von irreversiblen oder ablativen chirurgischen Interventionen Abstand genommen werden. Dementsprechend kommen Therapieprinzipien zur Anwendung wie oben in den Kapiteln „Zerebral enthemmte Blase" (5.6.6.5), „Spinale Reflexblase" (5.6.6.4) und „Dezentralisierte Blase/Denervierte Blase" (5.6.6.3) dargestellt. Die therapeutischen Maßnahmen stützen sich im wesentlichen auf die Anwendung von Anticholinergika, Antispastika, intermittierenden Selbstkatheterismus, Kondomurinalen sowie Windeln und Vorlagen. Im Einzelfall kann eine Elektrostimulation im Sinne einer Neuromodulation erfolgversprechend sein. Auch unter Therapie ist eine periodische urodynamische Reevaluierung sinnvoll und notwendig, um auf eingetretene Veränderungen therapeutisch adäquat reagieren zu können.

Literatur für das Kapitel 5.6

1 *Alloussi, S., F. Loew, G. J. Mast, H. Alzin, D. Wolf:* Treatment of detrusor instability of the urinary bladder by selective sacral blockade. Brit. J. Urol. 56 (1984) 464–467.
2 *Andersen, J. T., J. G. Blaivas, L. Cardozo, J. W. Thüroff:* Lower urinary tract rehabilitation techniques: Seventh report on the standardisation of terminology of lower urinary tract function. Int. Urogynecol. J. 3 (1992) 75–80.
3 *Articus, M., F. Staufer, H. Lochmüller:* Ergebnisse urodynamischer Untersuchungen nach abdominaler operativer Beseitigung des Zervixkarzinoms. Geburtsh. Frauenheilk. 40 (1980) 237–241.
4 *Awad, S. A., J. B. Gajewski, S. K. Sogbein, T. J. Murray, C. A. Field:* Relationship between neurological and urological status in patients with multiple sclerosis. J. Urol. 132 (1984) 499–502.
5 *Awad, S. A., S. R. Byniak, J. W. Downie, A. A. S. Twiddy:* Urethral pressure profile during the spinal shock stage in man: a preliminary report. J. Urol. 117 (1977) 91–93.
6 *Barbalias, G. A., G. T. Klauber, J. G. Blaivas:* Critical evaluation of the Credé maneuver: A urodynamic study of 207 patients. J. Urol. 130 (1983) 720–723.
7 *Baumrucker, G. O., J. W. Shaw:* Urological complications following abdominoperineal resection of the rectum: Arch. Surg. 67 (1953) 502.
8 *Blaivas, J. G., G. Bhimani, K. B. Labib:* Vesicourethral dysfunction in multiple sclerosis. J. Urol. 122 (1979) 342–347.
9 *Blaivas, J. G., G. A. Barbalias:* Detrusor-external sphincter dyssynergia in men with multiple sclerosis: an ominous urologic condition. J. Urol. 131 (1984) 91–94.
10 *Bors, E.:* Intermittent catheterization in paraplegic patients. Urol. int. 22 (1967) 236–249.
11 *Bors, E., A. E. Comarr:* Classification, In: E. Bors, A. E. Comarr (Hrsg.): Neurological Urology, Kpt. IV, University Park Press, Baltimore, 1971, S. 129–135.
12 *Bradley, W. E., T. L. Logothetis, G. W. Timm:* Cystometric and sphincter abnormalities in multiple sclerosis. Neurology 23 (1973) 1131–1139.
13 *Brindley, G. S., C. E. Polkey, D. N. Rushton:* Sacral anterior root stimulators for bladder control in paraplegia: The first 50 cases. J. Neurol. Neurosurg. Psychiat. 49 (1986) 1104–1114.
14 *Comarr, A. E.:* Autonomic dysreflexia. J. Am. Paraplegia Soc. 7 (1984) 4.
15 *Eickenberg, H.-U., M. Amin, W. Klompus, R. Lich Jr.:* Urological complications following abdomino-perineal resection. J. Urol. 155 (1976) 189–192.
16 *Fam, B. A., A. B. Rossier, K. Blunt, F. B. Gabilondo, M. Sarkarati, J. Sethi, S. V. Yalla:* Experience in the urologic management of 120 early spinal cord injury patients. J. Urol. 119 (1978) 484–487.
17 *Fowler, J. W., D. N. Bremner, L. E. F. Moffat:* The incidence and consequences of damage to the parasympathetic nerve supply to the bladder after abdomino-perineal resection of the rectum for carcinoma. Br. J. Urol. 60 (1978) 91–98.
18 *Frimodt-Møller, C.:* Diabetic cystopathy I. Danish Medical Bulletin 23 (1976) 267–278.
19 *Frimodt-Møller, C.:* Diabetic cystopathy II. Danish Medical Bulletin 23 (1976) 279–286.
20 *Frimodt-Møller, C.:* Diabetic cystopathy III. Danish Medical Bulletin 23 (1976) 287–294.
21 *Galloway, N. T. M.:* Urethral Sphincter abnormalities in parkinsonism. Br. J. Urol. 55 (1983) 691–693.
22 *Guttman, L., H. Frankel:* The value of intermittent catheterization in the early management of traumatic paraplegia and tetraplegia. Paraplegia 4 (1966) 63.
23 *Hald, T., W. E. Bradley:* Neurological diseases and the Urinary bladder. In: *T. Hald, W. E. Bradley* (Hrsg.): The Urinary Bladder, Kpt. 15, Williams & Wilkins, Baltimore/London, 1982, S. 156–174.
24 *Hohenfellner, M., J. W. Thüroff, K. Schürmann, D. Schultz-Lampel, R. A. Schmidt, E. A. Tanagho:* Sakrale Deafferentation und Implantation eines Blasenschrittmachers. Akt. Urol. 22 (1991) I–XVI.

25 *Hohenfellner, M., J. W. Thüroff, D. Schultz-Lampel, R. A. Schmidt, E. A. Tanagho:* Sakrale Neuromodulation zur Therapie von Miktionsstörungen. Akt. Urol. 23 (1992) I–X.

26 *Hohenfellner, M., J. W. Thüroff:* Blasenentleerungsstörung: Startverzögerung, Harnstrahlabschwächung, Nachträufeln, Harnverhalt, In: *J. W. Thüroff* (Hrsg.): Urologische Differentialdiagnose, Thieme Verlag, Stuttgart, New York, 1995, S. 309–317.

27 *Hohenfellner, M., D. Schultz-Lampel, S. Dahms, J. W. Thüroff:* Chronische sakrale Neuromodulation: modifizierte Technik. Urologe A 35 (Suppl. 1) (1996) S. 114.

28 *Jonas, U., E. Petri, R. Hohenfellner:* Indications and value of bladder neck incision. Urol. int. 34 (1979) 260–265.

29 *Katona, F.:* Stages of vegetative afferentation in reorganization of bladder control during intravesical electrotherapy. Urol. int. 30 (1975) 192–203.

30 *Khan, Z., J. Hertenau, W. C. Yang, A. M. Melman, E. Leiter:* Predictive correlation of urodynamic dysfunction in brain injury after cerebrovascular accident. J. Urol. 126 (1981) 86–88.

31 *Kontturi, M., T. K. I. Larmi, S. Tuononen:* Bladder dysfunction and its manifestations following abdomino-perineal extirpation of the rectum. Ann. Surg. 179 (1974) 179.

32 *Krane, R. J., C. A. Olsson:* Phenoxybenzamine in neurogenic bladder dysfunction. II. clinical considerations. J. Urol. 110 (1973) 653–656.

33 *Kurnick, N. B.:* Autonomic hyperreflexia and its control in patients with spinal cord lesions. Ann. Intern. Med. 44 (1956) 678.

34 *Lapides, J., A. Dodson:* Denervation supersensitivity as a test for neurogenic bladder. Surg. Gynec. Obstet. 114 (1962) 241.

35 *Lapides, J.:* Urecholine regimen for rehabilitating the atonic bladder. J. Urol. 91 (1964) 658–659.

36 *Lapides, J., A. C. Diokno, S. J. Silber, B. S. Lowe:* Clean intermittent self-catheterization in treatment of urinary tract disease. J. Urol. 107 (1972) 458–461.

37 *Lapides, J.:* Tips in self-catheterization. J. Urol. 126 (1981) 223–225.

38 *Lindan, R., E. Joiner, A. A. Freehafer, C. Hazel:* Incidence and clinical features of autonomic dysreflexia in patients with spinal cord injury. Paraplegia 18 (1980) 285.

39 *Lindan, R., E. J. Leffler, K. R. Kedia:* A comparison of the efficacy of an alpha-1 adrenergic blocker and the slow calcium channel blocker in the control of autonomic dysreflexia. Paraplegia 23 (1985) 34.

40 *Madersbacher, H., F. B. Scott:* Twelve o'clock spincterotomy: technique, indications, results. Paraplegia 14 (1976) 261–267.

41 *Madersbacher, H.:* Intravesical electrical stimulation for the rehabilitation of the neuropathic bladder. Paraplegia 28 (1990) 349–352.

42 *Madersbacher, H., G. Jils:* Control of detrusor hyperreflexia by the intravesical instillation of oxybutynine hydrochloride. Paraplegia 29 (1991) 84–90.

43 *Mathias, C. J., N. J. Christensen, J. L. Corbett, D. Phil, H. L. Frankel, J. M. K. Spalding:* Plasma catecholamines during paroxysmal neurogenic hypertension in quadriplegic man. Circ. Res. 39 (1976) 204.

44 *McCrea, L. E., D. L. Kimmel:* A new concept of vesical innervation and its relationship to bladder management following abdominoperineal proctosigmoidectomy. Am. J. Surg. 84 (1952) 518.

45 *McGuire, E. J., F. M. Wagner, R. M. Weiss:* Treatment of autonomic dysreflexia with phenoxybenzamine. J. Urol. 115 (1976) 53–55.

46 *McGuire, E. J., J. R. Woodside, T. A. Borden:* Upper urinary tract deterioration in patients with myelodysplasia and detrusor hypertonia: a follow-up study. J. Urol. 129 (1983) 823–826.

47 *McGuire, E. J., A. B. Rossier:* Treatment of acute autonomic dysreflexia. J. Urol. 129 (1983) 1185–1186.

48 *McGuire, E. J.:* Miscellaneous disorders: obstruction, supraspinal disease, Multiple Scleorisis, In: *E. J. McGuire* (Hrsg.): Clinical Evaluation and Treatment of Neurogenic Vesical Dysfunction, Williams & Wilkins, Baltimore, London, 1984, S. 57–68.

49 *Müller, S. C., D. Frohneberg, R. Schwab, J. W. Thüroff:* Selective sacral nerve blockade for the treatment of unstable bladders. Eur. Urol. 12 (1986) 408–412.

50 *Pavlakis, A. J., M. B. Siroky, I. Goldstein, J. R. Krane:* Neurourologic findings in Parkinson's diesease. J. Urol. 129 (1983) 80–83.

51 *Rossier, A. B., B. A. Fam, M. Dibenedetto, M. Sarkarati:* Urodynamics in spinal shock patients. J. Urol. 122 (1979) 783–787.

52 *Sauerwein, D.:* Die operative Behandlung der spastischen Blasenlähmung bei Querschnittslähmung. Urologe A 29 (1990) 196–203.

53 *Scott, M. B., J. W. Morrow:* Phenoxybenzamine in neurogenic bladder dysfunction after spinal cord injury. J. Urol. 119 (1978) 483–487.

54 *Schultz-Lampel, D., J. W. Thüroff:* Mischformen von Harninkontinenz, in: *L. Hertle, J. Pohl* (Hrsg.): Urologische Therapie, Kpt. 4.7, Urban & Schwarzenberg, München – Wien – Baltimore, 1993, S. 183–187.

55 *Schultz-Lampel, D., J. W. Thüroff:* Neurogene Systemerkrankungen – Ursachen und Auswirkungen auf die Blasenfunktion, in: *M. Stöhrer, H. Madersbacher, H. Palmtag* (Hrsg.): Neurogene Blasenfunktionsstörung – Neurogene Sexualstörung, Kpt. 2, Springer, Berlin, Heidelberg, New York, 1997, S. 18–33.

56 *Schultz-Lampel, D., D. Wienhold, A. Lampel, M. Hohenfellner, J. W. Thüroff:* Bladder augmentation in neurogenic bladder. Urology 1997 (in Druck).

57 *Schreiter, F.:* Management of meningomyelocele. Akt. Urol. 21 (Suppl.) (1990) 123–128.

58 *Staskin, D. S., Y. Vardi, M. B. Siroky:* Postprostatectomy continence in the parkinsonian patient: the significance of poor voluntary sphincter control. J. Urol. 140 (1988) 117–119.

59 *Stockamp, K.:* Beeinflussung von Harninkontinenz und neurogener Blasenentleerungsstörung über das sympathische Nervensystem. Akt. Urol. 2 (1973) 75–83.

60 *Stöhrer, M., P. Bauer, B. M. Giannetti, R. Richter, H. Burgdörfer, G. Mürtz:* Effect of trospium chloride on urodynamic parameters in patients with detrusor hyperreflexia due to spinal cord injuries. A multicenter placebo-controlled double-blind trial. Urol. int. 47 (1991) 138–143.

61 *Tanagho, E. A., R. A. Schmidt, B. R. Orvis:* Neural stimulation for control of voiding dysfunction: a preliminary report in 22 patients with serious neuropathic voiding disorders. J. Urol. 142 (1989) 340–345.

62 *Thon, W. F., L. S. Baskin, U. Jonas, E. A. Tanagho, R. A. Schmidt:* Neuromodulation of voiding dysfunction and pelvic pain. World. J. Urol. 9 (1991) 138–141.

63 *Thomas, D. G.:* The urinary tract following spinal cord injury, In: *D. I. Williams, G. D. Chisholm* (Hrsg.): Scientific Foundations in Urology, Bd. 2, Year Book Publishers, Chicago, 1976, S. 59.

64 *Thüroff, J. W.:* Neurogene und okkult-neurogene Blasen- und Sphinkterdysfunktionen, in: *R. Hohenfellner, J. W. Thüroff, H. Schulte-Wissermann* (Hrsg.): Kinderurologie in Klinik und Praxis, Thieme Verlag, Stuttgart, New York, 1986, S. 419.

65 *Thüroff, J. W., P. Alken, H. Riedmiller, U. Engelmann, G. H. Jacobi, R. Hohenfellner:* The Mainz Pouch (mixed augmentation ileum and coecum) for bladder augmentation and continent diversion. J. Urol. 136 (1986) 17–26.

66 *Thüroff, J. W., P. Alken, H. Riedmiller, G. H. Jacobi, R. Hohenfellner:* 100 cases of Mainz Pouch: continuing experience and evolution. J. Urol. 140 (1988) 283–288.

67 *Thüroff, J. W., B. Bunke, A. Ebner, P. Faber, P. de Geeter, J. Hannappel, H. Heidler, H. Madersbacher, H. Melchior, W. Schäfer, Th. Schwenzer, M. Stöckle:* Randomized, double-blind, multicenter trial on treatment of frequency, urgency and incontinence related to detrusor hyperacitivity: oxybutynine versus propantheline versus placebo. J. Urol. 145 (1991) 813–817.

68 *Thüroff, J. W.:* Gynäkologische Urologie, In: *D. Jocham, K. Miller* (Hrsg.): Praxis der Urologie, Bd. II, Kpt. 18, Thieme Verlag, Stuttgart, New York, 1994, S. 344.

69 *Thüroff, J. W., M. Hohenfellner:* Harninkontinenz, in: *J. Steffens* (Hrsg.): Gynäkologische Urologie, Kpt. 2, Enke Verlag, Stuttgart, 1995, S. 9.

70 *Thüroff, J. W., D. Schultz-Lampel:* Harnblasenentleerungsstörungen, in: *J. Steffens* (Hrsg.): Gynäkologische Urologie, Kpt. 3, Enke Verlag, Stuttgart, 1995, S. 43.

71 *Thüroff, J. W.:* Neurogene Blase, in: *J. W. Thüroff* (Hrsg.): Urologische Differentialdiagnose, Thieme Verlag, Stuttgart, New York, 1995, S. 110.

72 *Thüroff, J. W., E. Petri:* Konservative Therapie von Funktionsstörungen des unteren Harntraktes, in: *E. Petri* (Hrsg.): Gynäkologische Urologie, Kpt. 20, 2. Aufl., Thieme Verlag, Stuttgart, New York, 1996, S. 261.

73 *Thüroff, J. W., E. Petri:* Operative Therapie von Funktionsstörungen des unteren Harntraktes, in: *E. Petri* (Hrsg.): Gynäkologische Urologie, Kpt. 21, 2. Aufl., Thieme Verlag, Stuttgart, New York, 1996, S. 281.

74 *Torrens, M. J.:* The role of denervation in the treatment of detrusor instability. Neurourol. Urodyn. 4 (1985) 353–356.

75 *Turner Warwick, R. T., C. G. Whiteside, P. H. L. Worth, E. J. G. Milroy, C. P. Bates:* A urodynamic view of bladder neck obstruction. Brit. J., Urol. 45 (1973) 44–59.

76 *Vardi, Y., M. B. Siroky, D. Staskin:* Role of voluntary sphincter control in postprostatectomy incontinence in the parkinsonian patient. Neurourol. Urodyn. 5 (1986) 105–107.

77 *Wehnert, J., S. Sage:* Therapie der Blaseninstabilität und Urge-Inkontinenz mit Propiverin-hydrochlorid (Mictonorm[R]) und Oxybutyninchlorid (Dridase[R]) – eine randomisierte Cross-over-Vergleichsstudie. Akt. Urol. 23 (1992) 7–11.

78 *Wein, A., T. Malloy, F. Shofer, D. Raezer:* The effects of bethanechol chloride on urodynamic parameters in normal women and in women with significant residual urine volumes. J. Urol. 124 (1980) 397–405.

79 *Woodside, J. R., E. J. McGuire:* Urethral hypotonicity after suprasacral spinal cord injury. J. Urol. 121 (1979) 783–785.

80 *Yahr, M. D.:* Parkinson's disease – overview of its current status. Mt. Sinai J. Med. 44 (1977) 183.

81 *Yalla, S. V., A. B. Rossier, B. Fam:* Dyssynergic vesicourethral responses during bladder rehabilitation in spinal cord injury patients: effect of suprapubic percussion, Credé method and bethanechol chloride. J. Urol. 115 (1976) 575–579.

6 Klassifikationen

Klassifikationen dienen als Ordnungssysteme der Kategorisierung von Individualerkrankungen und reflektieren den jeweiligen Stand der diagnostischen Erkenntnisse. Da Blasen- und Sphinkterfunktionsstörungen Symptom neurologischer wie auch urologischer Erkrankungen sein können, bieten sich je nach Fragestellung unterschiedliche Klassifikationsmöglichkeiten, die entweder symptomatisch, neurologisch oder funktionell-urodynamisch ausgerichtet sind oder mehrere Ansätze in Kombination beinhalten. Am weitesten verbreitet sind Klassifikationen der Harninkontinenz (s. Kapitel 2.3) und der neurogenen Blase.

Universell anwendbare Klassifikationssysteme legen die Pathophysiologie zugrunde, wie sie durch urodynamische Funktionsuntersuchungen dargestellt wird. Die Klassifikation der International Continence Society (ICS) kategorisiert nach strenger Logik und in radikaler Abstraktion jeweils getrennt Sensibilität und Motorik von Detrusor und Urethra nach Normal-, Über- und Unterfunktion (1), so daß sich aus der Kombination der drei solcherart charakterisierten Teilfunktionen eine Palette von individuellen Mustern einer gestörten Funktion des unteren Harntraktes ergibt (Tab. 6.1). Die eigene pathophysiologisch-urodynamisch ausgerichtete Klassifikation (6, 7) unterscheidet zwischen Speicherstörungen und Miktionsstörungen und dabei jeweils nach Beteiligung von Blase und Blasenauslaß (Tab. 6.2) und ist sowohl für neurogene als auch nicht-neurogene Blasen- und Sphinkterfunktionsstörungen anwendbar. Neben der universellen Anwendbarkeit der Klassifikation hat sich die pathophysiologische Terminologie als vorteilhaft erwiesen, die die Art der Funktionsstörung und deren Lokalisation so beschreibt, daß sie auch als interdisziplinäre Plattform zwischen Urologie, Pädiatrie, Neurologie, Gynäkologie und Allgemeinmedizin ohne Zusatzerläuterungen anwendbar ist. Angriffspunkt und Prinzip therapeutischer Maßnahmen können unmittelbar abgeleitet werden.

Im folgenden werden weitere in Gebrauch befindliche Klassifikationssysteme dargestellt, die allerdings sämtlich ausschließlich der Klassifikation von **neurogenen** Blasen- und Sphinkterfunktionsstörungen dienen. Referenzklassifikation der neurogenen Blase ist die Klassifikation nach Bors und Comarr (2), die anhand eines großen Krankengutes von Rückenmarksverletzten entwickelt wurde und insgesamt 15 Formen von neurogenen Blasenfunktionsstörungen unterscheidet (Tab. 6.3). Grundlage dieser Klassifikation ist der neurologische Status zur Festlegung der anatomischen Lokalisation (oberes/unteres motorisches Neuron), Qualifikation (sensorisch/motorisch) und Quantifikation (komplett/inkomplett) einer neurologischen Läsion. Die Blasenentleerungsfunktion (balanciert/unbalanciert) wird insofern berücksichtigt, als zwischen restharnarmer Blasenentleerung und Restharnmengen >10 bis 20% unterschieden wird.

Tabelle 6.1 Klassifikation der Funktionen des unteren Harntraktes der International Continence Society (ICS) (1).

	Normal (N)	Hyperaktiv (+)	Hypoaktiv (−)
Detrusor (D)	D_N	D_+	D_-
Urethra (U)	U_N	U_+	U_-
Sensibilität (S)	S_N	S_+	S_-

Tabelle 6.2 Eigene, pathophysiologische Klassifikation von Blasen- und Sphinkterfunktionsstörungen (6, 7).

Speicherstörungen	Miktionsstörungen
Blase	
Hypersensitive Blase (sensorische Urge)	Hyposensitive Blase
Hyperbare Blase (low compliance)	
Hyperaktiver Detrusor – instabil (motorische Urge) – hyperreflexiv (neurogen)	Hypoaktiver Detrusor – hypo-/akontraktil (myogen) – hypo-/areflexiv (neurogen)
Auslaß	
Insuffizienter Sphinkter – instabil – hyporeaktiv – hypoton	Subvesikale Obstruktion – anatomisch – funktionell (Detrusor-Sphinkter-Dyssynergie)

Tabelle 6.3 Neurologische Klassifikation nach *Bors* und *Comarr* (2).

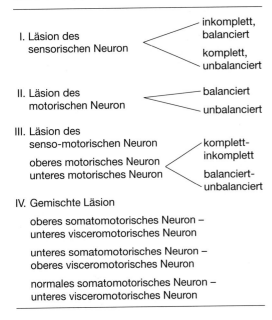

IV. Gemischte Läsion

    oberes somatomotorisches Neuron –
    unteres visceromotorisches Neuron

    unteres somatomotorisches Neuron –
    oberes visceromotorisches Neuron

    normales somatomotorisches Neuron –
    unteres visceromotorisches Neuron

Die Klassifikation der neurogenen Blase nach Gibbon (3) reduziert die Vielzahl der Kategorien des obigen Systems im wesentlichen durch Weglassen der Quantifikation der neurologischen Schädigung (komplett/inkomplett) und der Effektivität der Blasenentleerung (balanciert/unbalanciert). Somit handelt es sich hierbei um eine gänzlich auf die Lokalisation der neurologischen Läsion und die Qualität der Ausfallserscheinung (sensorisch/motorisch) ausgerichtete Klassifikation (Tab. 6.4).

Die Klassifikation der neurogenen Blase nach Lapides (5) unterscheidet fünf Formen neurogener Blasendysfunktionen, die aufgrund typischer Konstellationen von Symptomatologie sowie urodynamischen und klinischen Befunden charakterisiert werden und ätiologisch definierten neurologischen Läsionstypen zugeordnet sind (Tab. 6.5).

Die urodynamisch ausgerichtete Klassifikation der neurogenen Blase nach Krane und Siroky (4)

Tabelle 6.4 Neurologische Klassifikation nach *Gibbon* (3).

    I. Suprasakrale Läsion
    II. Sakrale Läsion
        motorisch
        sensorisch
        sensomotorisch
    III. Gemischte Läsion

Tabelle 6.5 Neurologisch-funktionelle Klassifikation nach *Lapides* (5).

sensorisch-neurogene Blase
motorisch-paralytische Blase
ungehemmte-neurogene Blase
neurogene Reflexblase
autonome-neurogene Blase

bezieht sich ausschließlich auf die Beschreibung der Funktionsstörung des unteren Harntraktes, wobei den jeweils übergeordneten Funktionsstörungen des Detrusor (Hyperreflexie/Areflexie) eine Anzahl von möglichen korrespondierenden Sphinkterfunktionsstörungen zugeordnet werden (Tab. 6.6).

Tabelle 6.6 Funktionell-urodynamische Klassifikation nach *Krane* und *Siroky* (4).

Detrusorhyperreflexie
    koordinierte Sphinkteren
    Dyssynergie des quergestreiften Sphinkter
    Dyssynergie des glatten Sphinkter

Detrusorareflexie
    koordinierte Sphinkteren
    nicht relaxierender quergestreifter Sphinkter
    denervierter quergestreifter Sphinkter
    nicht relaxierender glatter Sphinkter

Literatur

1 *Bates, P., W. E. Bradely, E. Glen, T. Hald, H. Melchior, D. Rowan, A. M. Sterling, T. Sundin, D. Thomas, M. Torrens, R. Turner-Warwick, N. R. Zinner:* Fourth report of the ICS on the standardisation of terminology of lower urinary tract function. Terminology related to neuromuscular dysfunction of lower urinary tract. Br. J. Urol. 52 (1981) 333–335.

2 *Bors, E., A. E. Comarr:* Classification, In: *E. Bors, A. E. Comarr* (Hrsg.): Neurological Urology, Kpt. IV, University Park Press, Baltimore, 1971, S. 129–135.

3 *Gibbon, N. O. K.:* Nomenclature of neurogenic bladder. Urology 8 (1976) 423–431.

4 *Krane, R. J., M. B. Siroky:* Classification of neuro-urologic disorders, in: *F. J. Krane, M. B. Siroky* (Hrsg.): Clinical Neuro-Urology, Kpt. 9. Little, Brown & Co., Boston, 1979, S. 143–158.

5 *Lapides, J.:* Neuromuscular vesical and urethral dysfunction, In: *M. F. Champbell, J. H. Harrison* (Hrsg.): Urology, Bd. 2, Kpt. 33, 3. Aufl., W. B. Saunders & Co., Philadelphia, 1970, S. 1343–1379.

6 *Thüroff, J. W.:* Klassifikation von Blasenfunktionsstörungen. Akt. Urol. 14 (1983) 258–262.

7 *Thüroff, J. W.:* Urologische Tabellen & Tafeln 2 „Blasenfunktionsstörungen", Akt. Urol. 14 (1983) I–IV.

7 Standardisierungsempfehlungen der International Continence Society

Die International Continence Society (ICS) ist die internationale Gesellschaft, die als Plattform für Grundlagen und klinische Forschung in Diagnostik und Therapie von Harninkontinenz und Blasenentleerungsstörung gilt. Eine wichtige Funktion der ICS ist, die Entwicklung von Standards für urodynamische Messungen und funktionsdiagnostisch relevante Erkrankungen festzustellen. Dazu wurde das „Committee on Standardization of Terminology" mit verschiedenen spezialisierten Unterkomitees eingerichtet. Die von diesen Komitees herausgegebenen Standardisierungsempfehlungen sind das Ergebnis von Expertendiskussionen und reflektieren letztlich einen weltweiten Konsens, der die unterschiedlichen nationalen Belange und Zielstellungen berücksichtigt. In wissenschaftlichen Publikationen zum Thema der urodynamischen Funktionsdiagnostik sollte daher immer vermerkt sein, ob die präsentierten Daten „entgegen" oder „entsprechend der Standardisierungsempfehlungen der ICS" zu sehen sind.

Für das vorliegende Buch sind zwei der publizierten Standardisierungsempfehlungen relevant und werden deshalb mit freundlicher Genehmigung von Autoren und Herausgebern im Original präsentiert:

1. Abrams, P., J. G. Blaivas, S. L. Stanton, J. T. Andersen: The standardization of terminology of lower urinary tract function. The International Continence Society Committee on Standardization of Terminology. Scand. J. Urol. Nephrol. Suppl. 114 (1988) 5–19, © 1988 ICS;

2. Griffiths, D., K. Höfner, R. van Mastrigt, H. J. Rollema, A. Spångberg, D. Gleason: Standardization of terminology of lower urinary tract function: pressure-flow studies of voiding, urethral resistance, and urethral obstruction. International Continence Society Subcommittee on Standardization of Terminology of Pressure-Flow Studies. Neurourol. Urodyn. 16 (1997) 1–8, © 1997 ICS.

Die Arbeit von 1988 (1.) ist eine Zusammenfassung der bis zu diesem Zeitpunkt publizierten Mitteilungen zur Meßtechnik, 1997 (2.) wurde eine wesentliche Erweiterung zu Druck-Fluß-Messung, urethralem Widerstand und Obstruktion erforderlich.

Scand J Urol Nephrol, Supplementum 114, 1988

THE STANDARDISATION OF TERMINOLOGY OF LOWER URINARY TRACT FUNCTION

Produced by the International Continence Society Committee on Standardisation of Terminology
Members: Paul Abrams, Jerry G. Blaivas, Stuart L. Stanton and Jens T. Andersen (Chairman)

CONTENTS

1. Introduction............................... 5
2. Clinical Assessment 5
   2.1 History 5
   2.2 Frequency/volume chart.............. 5
   2.3 Physical examination 6
3. Procedures related to the evaluation of urine storage........................ 6
   3.1 Cystometry......................... 6
   3.2 Urethral pressure measurement....... 7
   3.3 Quantification of urine loss........... 8
4. Procedures related to the evaluation of micturition 9
   4.1 Urine flow rate measurement......... 9
   4.2 Bladder pressure measurement during micturition 10
   4.3 Pressure flow relationships 11
   4.4 Urethral pressure measurement....... 11
   4.5 Residual urine measurement.......... 11
5. Procedures related to the neuro-physiological investigations of the urinary tract during filling and voiding 12
   5.1 Electromyography................... 12
   5.2 Nerve conduction studies............ 13
   5.3 Reflex latencies..................... 14
   5.4 Evoked potentials................... 14
   5.5 Sensory testing...................... 15
6. A classification of lower urinary tract dysfunction............................ 15
   6.1 The storage phase................... 15
   6.2 The voiding phase................... 18
7. Symbols and units of measurement........ 18

1. INTRODUCTION

The International Continence Society established a committee for the standardisation of terminology of lower urinary tract function in 1973. Five of the six reports (1,2,3,4,5) from this committee, approved by the Society, have been published. The fifth report on "Quantification of urine loss" was an internal I.C.S. document but appears, in part, in this document.

These reports are revised, extended and collated in this monograph. The standards are recommended to facilitate comparison of results by investigators who use urodynamic methods. These standards are recommended not only for urodynamic investigations carried out on humans but also during animal studies. When using urodynamic studies in animals the type of any anaesthesia used should be stated. It is suggested that acknowledgement of these standards in written publications be indicated by a footnote to the section "Methods and Materials" or its equivalent, to read as follows:

"Methods, definitions and units conform to the standards recommended by the International Continence Society, except where specifically noted".

Urodynamic Studies involve the assessment of the function and dysfunction of the urinary tract by any appropriate method. Aspects of urinary tract morphology, physiology, biochemistry and hydrodynamics affect urine transport and storage. Other methods of investigation such as the radiographic visualisation of the lower urinary tract is a useful adjunct to conventional urodynamics.

This monograph concerns the urodynamics of the lower urinary tract.

2. CLINICAL ASSESSMENT

The clinical assessment of patients with lower urinary tract dysfunction should consist of a detailed history, a frequency/volume chart and a physical examination. In urinary incontinence, leakage should be demonstrated objectively.

2.1. History

The general history should include questions relevant to neurological and congenital abnormalities as well as information on previous urinary infections and relevant surgery. Information must be obtained on medication with known or possible effects on the lower urinary tract. The general history should also include assessment of menstrual, sexual and bowel function, and obstetric history.

The urinary history must consist of symptoms related to both the storage and the evacuation functions of the lower urinary tract.

2.2. Frequency/volume chart

The frequency/volume chart is a specific urodynamic investigation recording fluid intake and urine output per 24 hour period. The chart gives objective information on the number of voidings, the distribution of voidings between daytime and nighttime and each voided volume. The chart can also be used to record episodes of urgency and leakage and the number of incontinence pads used. The frequency/volume chart is very useful in the assessment of voiding disorders, and in the follow-up of treatment.

2.3. Physical examination

Besides a general urological and, when appropriate, gynaecological examination, the physical examination should include the assessment of perineal sensation, the perineal reflexes supplied by the sacral segments S2–S4, and anal sphincter tone and control.

3. PROCEDURES RELATED TO THE EVALUATION OF URINE STORAGE

3.1. Cystometry

Cystometry is the method by which the pressure/volume relationship of the bladder is measured. All systems are zeroed at atmospheric pressure. For external transducers the reference point is the level of the superior edge of the symphysis pubis. For catheter mounted transducers the reference point is the transducer itself.

Cystometry is used to assess detrusor activity, sensation, capacity and compliance.

Before starting to fill the bladder the residual urine may be measured. However, the removal of a large volume of residual urine may alter detrusor function especially in neuropathic disorders. Certain cystometric parameters may be significantly altered by the speed of bladder filling (see 6.1.1.4.).

During cystometry it is taken for granted that the patient is awake, unanaesthetised and neither sedated nor taking drugs that affect bladder function. Any variations should be specified.

Specify
(a) Access (transurethral or percutaneous)
(b) Fluid medium (liquid or gas)
(c) Temperature of fluid (state in degrees Celsius)
(d) Position of patient (e.g. supine, sitting or standing)
(e) Filling may be by diuresis or catheter. Filling by catheter may be continuous or incremental; the precise filling rate should be stated.
When the incremental method is used the volume increment should be stated.' For general discussion, the following terms for the range of filling rate may be used:
(i) up to 10 ml per minute is slow fill cystometry ("physiological" filling).
(ii) 10–100 ml per minute is medium fill cystometry.
(iii) over 100 ml per minute is rapid fill cystometry.

Technique
(a) Fluid-filled catheter – specify number of catheters, single or multiple lumens, type of catheter (manufacturer), size of catheter.
(b) Catheter tip transducer – list specifications.
(c) Other catheters – list specifications.
(d) Measuring equipment.

Definitions
Intravesical pressure is the pressure within the bladder.

Abdominal pressure is taken to be the pressure surrounding the bladder. In current practice it is estimated from rectal or, less commonly, extraperitoneal pressure.

Detrusor pressure is that component of intravesical pressure that is created by forces in the bladder wall (passive and active). It is estimated by subtracting abdominal pressure from intravesical pressure. The simultaneous measurement of abdominal pressure is essential for the interpretation of the intravesical pressure trace. However, artifacts on the detrusor pressure trace may be produced by intrinsic rectal contractions.

Bladder sensation. Sensation is difficult to evaluate because of its subjective nature. It is usually assessed by questioning the patient in relation to the fullness of the bladder during cystometry.
Commonly used descriptive terms include:
First desire to void
Normal desire to void (this is defined as the feeling that leads the patient to pass urine at the next convenient moment, but voiding can be delayed if necessary).
Strong desire to void (this is defined as a persistent desire to void without the fear of leakage).
Urgency (this is defined as a strong desire to void accompanied by fear of leakage or fear of pain).
Pain (the site and character of which should be specified). Pain during bladder filling or micturition is abnormal.

The use of objective or semi-objective tests for sensory function, such as electrical threshold studies (sensory testing), is discussed in detail in 5.5.

The term "Capacity" must be qualified.
Maximum cystometric capacity, in patients with normal sensation, is the volume at which the patient feels he/she can no longer delay micturition. In the absence of sensation the maximum cystometric capacity cannot be defined in the same terms and is the volume at which the clinician decides to terminate filling. In the presence of sphincter incompetence

the maximum cystometric capacity may be significantly increased by occlusion of the urethra e.g. by Foley catheter.

The *functional bladder capacity*, or voided volume is more relevant and is assessed from a frequency/volume chart (urinary diary).

The *maximum (anaesthetic) bladder capacity* is the volume measured after filling during a deep general or spinal/epidural anaesthetic, specifying fluid temperature, filling pressure and filling time.

Compliance indicates the change in volume for a change in pressure. Compliance is calculated by dividing the volume change (Δ V) by the change in detrusor pressure (Δ Pdet) during that change in bladder volume (C = Δ V / Δ Pdet). Compliance is expressed as mls per cm H_2O (see 6.1.1.4).

3.2. Urethral pressure measurement

It should be noted that the urethral pressure and the urethral closure pressure are idealised concepts which represent the ability of the urethra to prevent leakage (see 6.1.5). In current urodynamic practice the urethral pressure is measured by a number of different techniques which do not always yield consistant values. Not only do the values differ with the method of measurement but there is often lack of consistency for a single method. For example the effect of catheter rotation when urethral pressure is measured by a catheter mounted transducer.

Intraluminal urethral pressure may be measured:
(a) At rest, with the bladder at any given volume
(b) During coughing or straining
(c) During the process of voiding (see 4.4)

Measurements may be made at one point in the urethra over a period of time, or at several points along the urethra consecutively forming a *urethral pressure profile* (U.P.P.).

Storage Phase

Two types of U.P.P. may be measured:
(a) Resting urethral pressure profile – with the bladder and subject at rest.
(b) Stress urethral pressure profile – with a defined applied stress (e.g. cough, strain, valsalva).

In the storage phase the *urethral pressure profile* denotes the intraluminal pressure along the length of the urethra. All systems are zeroed at atmospheric pressure. For external transducers the reference point is the superior edge of the symphysis pubis. For catheter mounted transducers the reference point is the transducer itself. Intravesical pressure should be measured to exclude a simultaneous detrusor contraction. The subtraction of intravesical pressure from urethral pressure produces the *urethral closure pressure profile*.

The simultaneous recording of both intravesical and intra-urethral pressures are essential during stress urethral profilometry.

Specify
(a) Infusion medium (liquid or gas)
(b) Rate of infusion.
(c) Stationary, continuous or intermittent withdrawal.
(d) Rate of withdrawal.
(e) Bladder volume.
(f) Position of patient (supine, sitting or standing).

Technique
(a) Open catheter – specify type (manufacturer), size, number, position and orientation of side or end hole.
(b) Catheter mounted transducers – specify manufacturer, number of transducers, spacing of transducers along the catheter, orientation with respect to one another; transducer design e.g. transducer face depressed or flush with catheter surface; catheter diameter and material. The orientation of the transducer(s) in the urethra should be stated.
(c) Other catheters, e.g. membrane, fibreoptic – specify type (manufacturer), size and number of channels as for microtransducer catheter.
(d) Measurement technique: For stress profiles the particular stress employed should be stated e.g. cough or valsalva.
(e) Recording apparatus: Describe type of recording apparatus. The frequency response of the total system should be stated. The frequency response of the catheter in the perfusion method can be assessed by blocking the eyeholes and recording the consequent rate of change of pressure.

Definitions (Fig. 1: Referring to profiles measured in storage phase).

Maximum urethral pressure is the maximum pressure of the measured profile.

Maximum urethral closure pressure is the maximum difference between the urethral pressure and the intravesical pressure.

Functional profile length is the length of the urethra along which the urethral pressure exceeds intravesical pressure.

Functional profile length (on stress) is the length over which the urethral pressure exceeds the intravesical pressure on stress.

Pressure "transmission" ratio is the increment in urethral pressure on stress as a percentage of the simultaneously recorded increment in intravesical pressure. For stress profiles obtained during coughing, pressure transmission ratios can be obtained at

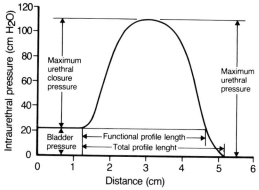

Fig. 1. Diagram of a female urethral pressure profile (static) with I.C.S. recommended nomenclature.

any point along the urethra. If single values are given the position in the urethra should be stated. If several pressure transmission ratios are defined at different points along the urethra a pressure "transmission" profile is obtained. During "cough profiles" the amplitude of the cough should be stated if possible.

Note: the term "transmission" is in common usage and cannot be changed. However transmission implies a completely passive process. Such an assumption is not yet justified by scientific evidence. A role for muscular activity cannot be excluded.

Total profile length is not generally regarded as a useful parameter.

The information gained from urethral pressure measurements in the storage phase is of limited value in the assessment of voiding disorders.

3.3. Quantification of urine loss

Subjective grading of incontinence may not indicate reliably the degree of abnormality. However it is important to relate the management of the individual patients to their complaints and personal circumstances, as well as to objective measurements.

In order to assess and compare the results of the treatment of different types of incontinence in different centres, a simple standard test can be used to measure urine loss objectively in any subject. In order to obtain a representative result, especially in subjects with variable or intermittent urinary incontinence, the test should occupy as long a period as possible; yet it must be practical. The circumstances should approximate to those of everyday life, yet be similar for all subjects to allow meaningful comparison. On the basis of pilot studies performed in various centres, an internal report of the I.C.S. (5th) recommended a test occupying a one-hour period during which a series of standard activities was carried out. This test *can* be extended by further one hour periods if the result of the first one hour test was not considered representative by either the patient or the investigator. Alternatively the test can be repeated having filled the bladder to a defined volume.

The total amount of urine lost during the test period is determined by weighing a collecting device such as a nappy, absorbent pad or condom appliance. A nappy or pad should be worn inside waterproof underpants or should have a waterproof backing. Care should be taken to use a collecting device of adequate capacity.

Immediately before the test begins the collecting device is weighed to the nearest gram.

Typical Test Schedule
(a) Test is started without the patient voiding.
(b) Preweighed collecting device is put on and first one hour test period begins.
(c) Subject drinks 500 ml sodium free liquid within a short period (max. 15 min), then sits or rests.
(d) Half hour period: subject walks, including stair climbing equivalent to one flight up and down.
(e) During the remaining period the subject performs the following activities:
  (i) standing up from sitting, 10 times
  (ii) coughing vigorously, 10 times
  (iii) running on the spot for 1 minute
  (iv) bending to pick up small object from floor, 5 times
  (v) wash hands in running water for 1 minute
(f) At the end of the one hour test the collecting device is removed and weighed.
(g) If the test is regarded as representative the subject voids and the volume is recorded.
(h) Otherwise the test is repeated preferably without voiding.

If the collecting device becomes saturated or filled during the test it should be removed and weighed, and replaced by a fresh device. The total weight of urine lost during the test period is taken to be euqal to the gain in weight of the collecting device(s). In interpreting the results of the test it should be born in mind that a weight gain of up to 1 gram may be due to weighing errors, sweating or vaginal discharge.

The activity programme may be modified according to the subject's physical ability. If substantial variations from the usual test schedule occur, this should be recorded so that the same schedule can be used on subsequent ocasions.

In principle the subject should not void during the test period. If the patient experiences urgency, then he/she should be persuaded to postpone voiding and to perform as many of the activities in section (e) as possible in order to detect leakage. Before voiding the collection device is removed for weighing. If inevitable voiding cannot be postponed then the test is terminated. The voided volume and the duration of the test should be recorded. For subjects not completing the full test the results may require separate analysis, or the test may be repeated after rehydration.

The test result is given as grams urine lost in the one hour test period in which the greatest urine loss is recorded.

Additional procedures
Additional procedures intended to give information of diagnostic value are permissible provided they do not interfere with the basic test. For example, additional changes and weighing of the collecting device can give information about the timing of urine loss. The absorbent nappy may be an electronic recording nappy so that the timing is recorded directly.

Presentation of Results
Specify:
(a) collecting device
(b) physical condition of subject (ambulant, chair-bound, bedridden)
(c) relevant medical condition of subject
(d) relevant drug treatments
(e) test schedule

In some situations the timing of the test (e.g. in relation to the menstrual cycle) may be relevant.

Findings:
Record weight of urine lost during the test (in the case of repeated tests, greatest weight in any stated period). A loss of less than one gram is within experimental error and the patients should be regarded as essentially dry. Urine loss should be measured and recorded in grams.

Statistics:
When performing statistical analysis of urine loss in a group of subjects, non-parametric statistics should be employed, since the values are not normally distributed.

4. PROCEDURES RELATED TO THE EVALUATION OF MICTURITION

4.1. Measurement of urinary flow
Urinary flow may be described in terms of *rate* and *pattern* and may be *continuous* or *intermittent*. Flow *rate* is defined as the volume of fluid expelled via the urethra per unit time. It is expressed in ml/s.

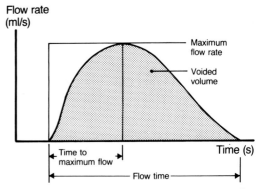

Fig. 2. Diagram of a continuous urine flow recording with I.C.S. recommended nomenclature.

Specify
(a) Voided volume.
(b) Patient environment and position (supine, sitting or standing).
(c) Filling:
　(i) by diuresis (spontaneous or forced: specify regimen),
　(ii) by catheter (transurethral or suprapubic).
(d) type of fluid.

Technique
(a) Measuring equipment.
(b) Solitary procedure or combined with other measurements.

Definitions
(a) *Continuous flow* (Fig. 2)
Voided volume is the total volume expelled via the urethra.
Maximum flow rate is the maximum measured value of the flow rate
Average flow rate is voided volume divided by flow time. The calculation of average flow rate is only meaningful if flow is continuous and without terminal dribbling.
Flow time is the time over which measurable flow actually occurs.
Time to maximum flow is the elapsed time from onset of flow to maximum flow.
The flow pattern must be described when flow time and average flow rate are measured.
(b) *Intermittent flow* (Fig. 3)
The same parameters used to characterise continuous flow may be applicable if care is exercised in patients with intermittent flow. In measuring flow time the time intervals between flow episodes are disregarded.

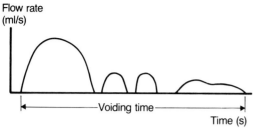

Fig. 3. Diagram of an interrupted urine flow recording with I.C.S. recommended nomenclature.

Voiding time is total duration of micturition, i.e. includes interruptions. When voiding is completed without interruption, voiding time is equal to flow time.

4.2. Bladder pressure measurements during micturition

The specifications of patient position, access for pressure measurement, catheter type and measuring equipment are as for cystometry (see 3.1).

Definitions (Fig. 4)

Opening time is the elapsed time from initial rise in detrusor pressure to onset of flow. This is the initial isovolumetric contraction period of micturition. Time lags should be taken into account. In

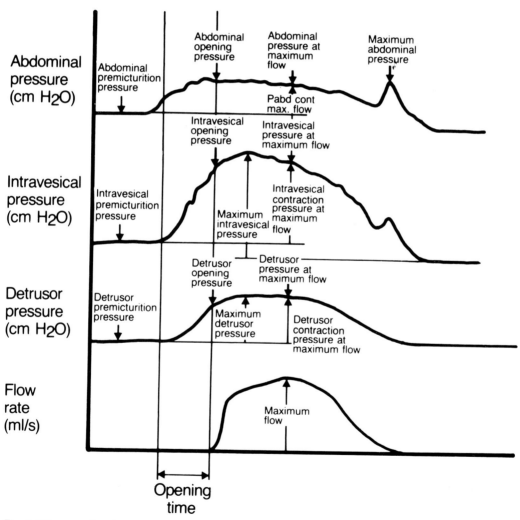

Fig. 4. Diagram of a pressure-flow recording of micturition with I.C.S. recommended nomenclature.

most urodynamic systems a time lag occurs equal to the time taken for the urine to pass from the point of pressure measurement to the uroflow transducer.

The following parameters are applicable to measurements of each of the pressure curves: intravesical, abdominal and detrusor pressure.

Premicturition pressure is the pressure recorded immediately before the initial isovolumetric contraction.

Opening pressure is the pressure recorded at the onset of measured flow.

Maximum pressure is the maximum value of the measured pressure.

Pressure at maximum flow is the pressure reorded at maximum measured flow rate.

Contraction pressure at maximum flow is the difference between pressure at maximum flow and premicturition pressure.

Postmicturition events (e.g. after contraction) are not well understood and so cannot be defined as yet.

4.3. Pressure flow relationships

In the early days of urodynamics the flow rate and voiding pressure were related as a "urethral resistance factor". The concept of a resistance factor originates from rigid tube hydrodynamics. The urethra does not generally behave as a rigid tube as it is an irregular and distensible conduit whose walls and surroundings have active and passive elements and hence, influence the flow through it. Therefore a resistance factor cannot provide a valid comparison between patients.

There are many ways of displaying the relationships between flow and pressure during micturition, an example is suggested in the I.C.S. 3rd Report (4) (Fig. 5). As yet available data do not permit a standard presentation of pressure/flow parameters.

When data from a group of patients are presented, pressure-flow relationships may be shown on a graph as illustrated in Fig. 5. This form of presentation allows lines of demarcation to be drawn on the graph to separate the results according to the problem being studied. The points shown in Fig. 5 are purely illustrative to indicate how the data might fall into groups. The group of equivocal results might include either an unrepresentative micturition in an obstructed or an unobstructed patient, or underactive detrusor function with or without obstruction. This is the group which invalidates the use of "urethral resistance factors".

4.4. Urethral pressure measurements during voiding (V.U.P.P.)

The V.U.P.P. is used to determine the pressure and site of urethral obstruction.

Pressure is recorded in the urethra during voiding. The technique is similar to that used in the U.P.P. measured during storage (the resting and stress profiles 3.2).

Specify: (as for U.P.P. during storage (3.2)).

Accurate interpretation of the V.U.P.P. depends on the simultaneous measurement of intravesical pressure and the measurement of pressure at a precisely localised point in the urethra. Localisation may be achieved by radio opaque marker on the catheter which allows the pressure measurements to be related to a visualised point in the urethra.

This technique is not fully developed and a number of technical as well as clinical problems need to be solved before the V.U.P.P. is widely used.

4.5. Residual urine

Residual urine is defined as the volume of fluid remaining in the bladder immediately following the completion of micturition. The measurement of residual urine forms an integral part of the study of micturition. However voiding in unfamiliar surroundings may lead to unrepresentative results, as may voiding on command with a partially filled or overfilled bladder. Residual urine is commonly estimated by the following methods:

(a) Catheter or cystoscope (transurethral, suprapubic).
(b) Radiography (excretion urography, micturition cystography).
(c) Ultrasonics.
(d) Radioisotopes (clearance, gamma camera).

When estimating residual urine the measurement of

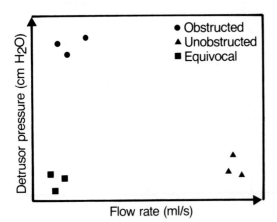

Fig. 5. Diagram illustrating the presentation of pressure flow data on individual patients in three groups of 3 patients: obstructed, equivocal and unobstructed.

voided volume and the time interval between voiding and residual urine estimation should be recorded: this is particularly important if the patient is in a diuretic phase. In the condition of vesicoureteric reflux, urine may re-enter the bladder after micturition and may falsely be interpreted as residual urine. The presence of urine in bladder diverticula following micturition present special problems of interpretation, since a diverticulum may be regarded either as part of the bladder cavity or as outside the functioning bladder.

The various methods of measurement each have limitations as to their applicability and accuracy in the various conditions associated with residual urine. Therefore it is necessary to choose a method appropriate to the clinical problems. The absence of residual urine is usually an observation of clinical value, but does not exclude infravesical obstruction or bladder dysfunction. An isolated finding of residual urine requires confirmation before being considered significant.

5. PROCEDURES RELATED TO NEUROPHYSIOLOGICAL EVALUATION OF THE URINARY TRACT DURING FILLING AND VOIDING

5.1. Electromyography

Electromyography (E.M.G.) is the study of electrical potentials generated by the depolarization of muscle. The following refers to striated muscle E.M.G. The functional unit in E.M.G. is the motor unit. This is comprised of a single motor neurone and the muscle fibres it innervates. A motor unit action potential is the recorded depolarization of muscle fibres which results from activation of a single anterior horn cell. Muscle action potentials may be detected either by needle electrodes, or by surface electrodes.

Needle electrodes are placed directly into the muscle mass and permit visualization of the individual motor unit action potentials.

Surface electrodes are applied to an epithelial surface as close to the muscle under study as possible. Surface electrodes detect the action potentials from groups of adjacent motor units underlying the recording surface.

E.M.G. potentials may be displayed on an oscilloscope screen or played through audio amplifiers. A permanent record of E.M.G. potentials can only be made using a chart recorder with a high frequency response (in the range of 10 kHz).

E.M.G. should be interpreted in the light of the patients symptoms, physical findings and urological and urodynamic investigations.

GENERAL INFORMATION

Specify:
(a) E.M.G. (solitary procedure, part of urodynamic or other electrophysiological investigation).
(b) Patient position (supine, standing, sitting or other).
(c) Electrode placement:
   (i) Sampling site (intrinsic striated muscle of the urethra, periurethral striated muscle, bulbocavernosus muscle, external anal sphincter, pubococcygeus or other). State whether sites are single or multiple, unilateral or bilateral. Also state number of samples per site.
   (ii) Recording electrode: define the precise anatomical location of the electrode. For needle electrodes, include site of needle entry, angle of entry and needle depth. For vaginal or urethral surface electrodes state method of determining position of electrode.
   (iii) Reference electrode position.

Note: ensure that there is no electrical interference with any other machines, e.g. X-ray apparatus.

TECHNICAL INFORMATION

Specify:
(a) Electrodes
   (i) Needle electrodes
      – design (concentric, bipolar, monopolar, single fibre, other)
      – dimensions (length, diameter, recording area).
      – electrode material (e.g. platinum).
   (ii) Surface electrodes
      – type (skin, plug, catheter, other)
      – size and shape
      – electrode material
      – mode of fixation to recording surface
      – conducting medium (e.g. saline, jelly)
(b) Amplifier (make and specifications)
(c) Signal processing (data: raw, averaged, integrated or other)
(d) Display equipment (make and specifications to include method of calibration, time base, full scale deflection in microvolts and polarity).
   (i) oscilloscope
   (ii) chart recorder
   (iii) loudspeaker
   (iv) other
(e) Storage (make and specifications)
   (i) paper
   (ii) magnetic tape recorder
   (iii) microprocessor
   (iv) other
(f) Hard copy production (make and specifications)

(i) chart recorder
(ii) photographic/video reproduction of oscilloscope screen
(iii) other

E.M.G. FINDINGS

(a) Individual motor unit action potentials – Normal motor unit potentials have a characteristic configuration, amplitude and duration. Abnormalities of the motor unit may include an increase in the amplitude, duration and complexity of waveform (polyphasicity) of the potentials. A polyphasic potential is defined as one having more than 5 deflections. The E.M.G. findings of fibrillations, positive sharp waves and bizarre high frequency potentials are thought to be abnormal.

(b) Recruitment patterns – In normal subjects there is a gradual increase in "pelvic floor" and "sphincter" E.M.G. activity during bladder filling. At the onset of micturition there is complete absence of activity. Any sphincter E.M.G. activity during voiding is abnormal unless the patient is attempting to inhibit micturition. The finding of increased sphincter E.M.G. activity, during voiding, accompanied by characteristic simultaneous detrusor pressure and flow changes is described by the term, detrusor-sphincter-dyssynergia. In this condition a detrusor contraction occurs concurrently with an inappropriate contraction of the urethral and or periurethral striated muscle.

5.2. Nerve conduction studies

Nerve conduction studies involve stimulation of a peripheral nerve, and recording the time taken for a response to occur in muscle, innervated by the nerve under study. The time taken from stimulation of the nerve to the response in the muscle is called the "latency". Motor latency is the time taken by the fastest motor fibres in the nerve to conduct impulses to the muscle and depends on conduction distance and the conduction velocity of the fastest fibres.

GENERAL INFORMATION

(also applicable to reflex latencies and evoked potentials – see below).
Specify:
(a) Type of investigation
 (i) nerve conduction study (e.g. pudendal nerve)
 (ii) reflex latency determination (e.g. bulbocavernosus)
 (iii) spinal evoked potential
 (iv) cortical evoked potential
 (v) other
(b) Is the study a solitary procedure or part of urodynamic or neurophysiological investigations?

(c) Patient position and environmental temperature, noise level and illumination.
(d) Electrode placement: Define electrode placement in precise anatomical terms. The exact interelectrode distance is required for nerve conduction velocity calculations.
 (i) Stimulation site (penis, clitoris, urethra, bladder neck, bladder or other).
 (ii) Recording sites (external anal sphincter, periurethral striated muscle, bulbocavernosus muscle, spinal cord, cerebral cortex or other).
 When recording spinal evoked responses, the sites of the recording electrodes should be specified according to the bony landmarks (e.g. L4). In cortical evoked responses the sites of the recording electrodes should be specified as in the International 10–20 system (6). The sampling techniques should be specified (single or multiple, unilateral or bilateral, ipsilateral or contralateral or other).
 (iii) Reference electrode position.
 (iv) Grounding electrode site: ideally this should be between the stimulation and recording sites to reduce stimulus artefact.

TECHNICAL INFORMATION

(also applicable to reflex latencies and evoked potential – see below).
Specify:
(a) Electrodes (make and specifications). Describe *separately* stimulus and recording electrodes as below.
 (i) design (e.g. needle, plate, ring, and configuration of anode and cathode where applicable).
 (ii) dimensions
 (iii) electrode material (e.g. platinum)
 (iv) contact medium
(b) Stimulator (make and specifications)
 (i) stimulus parameters (pulse width, frequency, pattern, current density, electrode impedance in Kohms. Also define in terms of threshold e.g. in case of supramaximal stimulation).
(c) Amplifier (make and specifications)
 (i) sensitivity (mV–μV)
 (ii) filters – low pass (Hz) or high pass (kHz)
 (iii) sampling time (ms)
(d) Averager (make and specifications)
 (i) number of stimuli sampled
(e) Display equipment (make and specifications to include method of calibration, time base, full scale deflection in microvolts and polarity).
 (i) oscilloscope

(f) Storage (make and specifications)
   (i) paper
   (ii) magnetic tape recorder
   (iii) microprocessor
   (iv) other
(g) Hard copy production (make and specification)
   (i) chart recorder
   (ii) photographic/video reproduction of oscilloscope screen
   (iii) XY recorder
   (iv) other

DESCRIPTION OF NERVE CONDUCTION STUDIES

Recordings are made from muscle and the latency of response of the muscle is measured. The latency is taken as the time to onset, of the earliest response.

(a) To ensure that response time can be precisely measured, the gain should be increased to give a clearly defined takeoff point. (Gain setting at least 100 µV/div and using a short time base eg 1–2 ms/div).

(b) Additional information may be obtained from nerve conduction studies, if, when using surface electrodes to record a compound muscle action potential, the amplitude is measured. The gain setting must be reduced so that the whole response is displayed and a longer time base is recommended (eg 1 mV/div and 5 ms/div). Since the amplitude is proportional to the number of motor unit potentials within the vicinity of the recording electrodes, a reduction in amplitude indicates loss of motor units and therefore denervation. (Note: A prolongation of latency is not necessarily indicative of denervation).

5.3. Refles latencies

Reflex latencies require stimulation of sensory fields and recordings from the muscle which contracts reflexly in response to the stimulation. Such responses are a test of reflex arcs which are comprised of both afferent and efferent limbs and a synaptic region within the central nervous system. The reflex latency expresses the nerve conduction velocity in both limbs of the arc and the integrity of the central nervous system at the level of the synapse(s). Increased reflex latency may occur as a result of slowed afferent or efferent nerve conduction or due to central nervous system conduction delays.

GENERAL INFORMATION and TECHNICAL INFORMATION. The same technical and general details apply as discussed above under nerve conduction studies (5.2).

DESCRIPTION OF REFLEX LATENCY MEASUREMENTS

Recordings are made from muscle and the latency of response of the muscle is measured. The latency is taken as the time to onset, of the earliest response.

To ensure that response time can be precisely measured, the gain should be increased to give a clearly defined take-off point. (Gain setting at least 100 µV/div and using a short time base e.g. 1–2 ms/div).

5.4. Evoked responses

Evoked responses are potential changes in central nervous system neurones resulting from distant stimulation usually electrical. They are recorded using averaging techniques. Evoked responses may be used to test the integrity of peripheral, spinal and central nervous pathways. As with nerve conduction studies, the conduction time (latency) may be measured. In addition, information may be gained from the amplitude and configuration of these responses.

GENERAL INFORMATION and TECHNICAL INFORMATION see above under Nerve Conduction Studies (5.2).

DESCRIPTION OF EVOKED RESPONSES

Describe the presence or absence of stimulus evoked responses and their configuration.
Specify:
(a) Single or multiphasic response.
(b) Onset of response: defined as the start of the first reproducible potential. Since the onset of the response may be difficult to ascertain precisely, the criteria used should be stated.
(c) Latency to onset: defined as the time (ms) from the onset of stimulus to the onset of response. The central conduction time relates to cortical evoked potentials and is defined as the difference

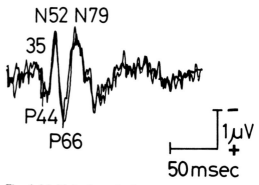

Fig. 6. Multiphasic evoked response recorded from the cerebral cortex after stimulation of the dorsal aspect of the penis. The recording shows the conventional labelling of negative (N) and positive (P) deflections with the latency of each deflection from the point of stimulation in milliseconds.

between the latencies of the cortical and the spinal evoked potentials. This parameter may be used to test the integrity of the corticospinal neuraxis.
(d) Latencies to peaks of positive and negative deflections in multiphasic responses (Fig. 6). P denotes positive deflections, N denotes negative deflections. In multiphasic responses, the peaks are numbered consecutively (e.g. P1, N1, P2, N2 ...) or according to the latencies to peaks in milliseconds (e.g. P44, N52, P66 ...).
(e) The amplitude of the responses is measured in µV.

5.5. Sensory testing
Limited information, of a subjective nature, may be obtained during cystometry by recording such parameters as the first desire to micturate, urgency or pain. However, sensory function in the lower urinary tract, can be assessed by semi-objective tests by the measurement of urethral and/or vesical sensory thresholds to a standard applied stimulus such as a known electrical current.

GENERAL INFORMATION
Specify:
(a) Patients position (supine, sitting, standing, other)
(b) Bladder volume at time of testing
(c) Site of applied stimulus (intravesical, intraurethral)
(d) Number of times the stimulus was applied and the response recorded. Define the sensation recorded, e.g. the first sensation or the sensation of pulsing.
(e) Type of applied stimulus
   (i) electrical current: it is usual to use a constant current stimulator in urethral sensory measurement
      – state electrode characteristics and placement as in section on E.M.G.
      – state electrode contact area and distance between electrodes if applicable
      – state impedance characteristics of the system
      – state type of conductive medium used for electrode/epithelial contact. *Note: topical anaesthetic agents should not be used.*
      – stimulator make and specifications.
      – stimulation parameters (pulse width, frequency, pattern, duration, current density).
   (ii) other – e.g. mechanical, chemical.

DEFINITION OF SENSORY THRESHOLDS
The vesical/urethral sensory threshold is defined as the least current which consistently produces a sensation perceived by the subject during stimulation at the site under investigation. However, the absolute values will vary in relation to the site of the stimulus, the characteristics of the equipment and the stimulation parameters. Normal values should be established for each system.

6. A CLASSIFICATION OF URINARY TRACT DYSFUNCTION

The lower urinary tract is composed of the *bladder* and *urethra*. They form a functional unit and their interaction cannot be ignored. Each has two functions, the bladder to store and void, the urethra to control and convey. When a reference is made to the hydrodynamic function or to the whole anatomical unit as a storage organ – the vesica urinaria – the correct term is the *bladder*. When the smooth muscle structure known as the m.detrusor urinae is being discussed then the correct term is *detrusor*. For simplicity the bladder/detrusor and the urethra will be considered separately so that a classification based on a combination of functional anomalies can be reached. Sensation cannot be precisely evaluated but must be assessed. This classification depends on the results of various objective urodynamic investigations. A complete urodynamic assessment is not necessary in all patients. However, studies of the filling and voiding phases are essential for each patient. As the bladder and urethra may behave differently during the storage and micturition phases of bladder function it is most useful to examine bladder and urethral activity separately in each phase.

Terms used should be objective, definable and ideally should be applicable to the whole range of abnormality. When authors disagree with the classification presented below, or use terms which have not been defined here, their meaning should be made clear.

Assuming the absence of inflammation, infection and neoplasm, *Lower urinary tract dysfunction* may be caused by:

(a) Disturbance of the pertinent nervous or psychological control system.
(b) Disorders of muscle function.
(c) Structural abnormalities.

Urodynamic diagnoses based on this classification should correlate with the patients symptoms and signs. For example the presence of an unstable contraction in an asymptomatic continent patient does not warrant a diagnosis of detrusor overactivity during storage.

6.1. THE STORAGE PHASE
6.1.1. *Bladder function during storage.*

This may be described according to:

6.1.1.1 Detrusor activity
6.1.1.2 Bladder sensation
6.1.1.3 Bladder capacity
6.1.1.4 Compliance

6.1.1.1 *Detrusor activity* In this context detrusor activity is interpreted from the measurement of detrusor pressure (pdet).
Detrusor activity may be:
(a) Normal
(b) Overactive

(a) *Normal Detrusor Function*
During the filling phase the bladder volume increases without a significant rise in pressure (accommodation). No involuntary contractions occur despite provocation.
 A normal detrusor so defined may be described as "stable".

(b) *Overactive Detrusor Function*
Overactive detrusor function is characterised by involuntary detrusor contractions during the filling phase, which may be spontaneous or provoked and which the patient cannot completely suppress. Involuntary detrusor contractions may be provoked by rapid filling, alterations of posture, coughing, walking, jumping and other triggering procedures. Various terms have been used to describe these features and they are defined as follows:
 The *unstable detrusor* is one that is shown objectively to contract, spontaneously or on provocation, during the filling phase while the patient is attempting to inhibit micturition. Unstable detrusor contractions may be asymptomatic or may be interpreted as a normal desire to void. The presence of these contractions does not necessarily imply a neurological disorder. Unstable contractions are usually phasic in type (Fig. 7A). A gradual increase in detrusor pressure without subsequent decrease is best regarded as a change of compliance (Fig. 7B).
 Detrusor hyperreflexia is defined as overactivity due to disturbance of the nervous control mechanisms. The term detrusor hyperreflexia should only be used when there is objective evidence of a relevant neurological disorder. The use of conceptual and undefined terms such as hypertonic, systolic, uninhibited, spastic and automatic should be avoided.

6.1.1.2. *Bladder sensation*
Bladder sensation during filling can be classified in qualitative terms (see 3.1) and by objective measure-

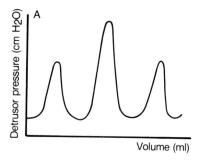

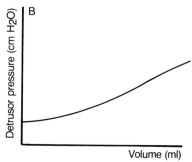

Fig. 7. Diagrams of filling cystometry to illustrate:
A. Typical phasic unstable detrusor contraction
B. The gradual increase of detrusor pressure with filling characteristic of reduced bladder compliance.

ment (see 5.5). Sensation can be classified broadly as follows:
(a) Normal
(b) Increased (hypersensitive)
(c) Reduced (hyposensitive)
(d) Absent

6.1.1.3. *Bladder capacity* (see 3.1.)

6.1.1.4. *Compliance* is defined as: $\Delta V/\Delta p$ (see 3.1.).
 Compliance may change during the cystometric examination and is variably dependent upon a number of factors including:

(a) Rate of filling
(b) The part of the cystometrogram curve used for compliance calculation
(c) The volume interval over which compliance is calculated
(d) The geometry (shape) of the bladder
(e) The thickness of the bladder wall
(f) The mechanical properties of the bladder wall
(g) The contractile/relaxant properties of the detrusor

During normal bladder filling little or no pressure change occurs and this is termed "normal compliance". However at the present time there is insufficient data to define normal, high and low compliance.

When reporting compliance, specify:

(a) The rate of bladder filling
(b) The bladder volume at which compliance is calculated
(c) The volume increment over which compliance is calculated
(d) The part of the cystometrogram curve used for the calculation of compliance.

6.1.2. *Urethral function during storage*
The urethral closure mechanism during storage may be:

(a) normal
(b) incompetent

(a) The *Normal urethral closure mechanism* maintains a positive urethral closure pressure during filling even in the presence of increased abdominal pressure. Immediately prior to micturition the normal closure pressure decreases to allow flow.

(b) *Incompetent Urethral Closure Mechanism*
An incompetent urethral closure mechanism is defined as one which allows leakage of urine in the absence of a detrusor contraction. Leakage may occur whenever intravesical pressure exceeds intraurethral pressure (Genuine stress incontinence) or when there is an involuntary fall in urethral pressure. Terms such as "the unstable urethra" await further data and precise definition.

6.1.3. *Urinary Incontinence*
Urinary incontinence is involuntary loss of urine which is objectively demonstrable and a social or hygienic problem. Loss of urine through channels other than the urethra is extraurethral incontinence.

Urinary incontinence denotes:
(a) A symptom
(b) A sign
(c) A condition

The symptom indicates the patients statement of involuntary urine loss.

The sign is the objective demonstration of urine loss.
The condition is the urodynamic demonstration of urine loss.

Symptoms:
Urge incontinence is the involuntary loss of urine associated with a strong desire to void (urgency).
Urgency may be associated with two types of dysfunction:

(a) Overactive detrusor function *(motor urgency)*
(b) Hypersensitivity *(sensory urgency)*

Stress incontinence: the symptom indicates the patient's statement of involuntary loss of urine during physical exertion.
"Unconscious" incontinence. Incontinence may occur in the absence of urge and without conscious recognition of the urinary loss.
Enuresis means any involuntary loss of urine. If it is used to denote incontinence during sleep, it should always be qualified with the adjective "nocturnal".
Post-micturition dribble and Continuous leakage denotes other symptomatic forms of incontinence.

Signs:
The sign stress-incontinence denotes the observation of loss of urine from the urethra synchronous with physical exertion (e.g. coughing). Incontinence may also be observed without physical exercise. Post-micturition dribble and continuous leakage denotes other signs of incontinence. Symptoms and signs alone may not disclose the cause of urinary incontinence. Accurate diagnosis often requires urodynamic investigation in addition to careful history and physical examination.

Conditions:
Genuine stress incontinence is the involuntary loss of urine occurring when, in the absence of a detrusor contraction, the intravesical pressure exceeds the maximum urethral pressure.
Relfex incontinence is loss of urine due to detrusor hyperreflexia and/or involuntary urethral relaxation in the absence of the sensation usually associated with the desire to micturate. This condition is only seen in patients with neuropathic bladder/urethral disorders.
Overflow incontinence is any involuntary loss of urine associated with over-distension of the bladder.

6.2. THE VOIDING PHASE

6.2.1. The detrusor during voiding

During micturition the detrusor may be:
(a) acontractile
(b) underactive
(c) normal

(a) *The acontractile detrusor* is one that cannot be demonstrated to contract during urodynamic studies. *Detrusor areflexia* is defined as acontractility due to an abnormality of nervous control and denotes the complete absence of centrally coordinated contraction. In detrusor areflexia due to a lesion of the conus medullaris or sacral nerve outflow, the detrusor should be described as *decentralised* – not denervated, since the peripheral neurones remain. In such bladders pressure fluctuations of low amplitude, sometimes known as "autonomous" waves, may occasionally occur. The use of terms such as atonic, hypotonic, autonomic and flaccid should be avoided.

(b) *Detrusor underactivity.* This term should be reserved as an expression describing detrusor activity during micturition. Detrusor underactivity is defined as a detrusor contraction of inadequate magnitude and/or duration to effect bladder emptying with a normal time span. Patients may have underactivity during micturition and detrusor overactivity during filling.

(c) *Normal detrusor contractility.* Normal voiding is achieved by a voluntarily initiated detrusor contraction that is sustained and can usually be suppressed voluntarily. A normal detrusor contraction will effect comlete bladder emptying in the absence of obstruction. For a given detrusor contraction, the magnitude of the recorded pressure rise will depend on the degree of outlet resistance.

6.2.2. Urethral function during micturition

During voiding urethral function may be:

(a) normal
(b) obstructive
 – overactivity
 – mechanical

(a) *The normal urethra* opens to allow the bladder to be emptied.

(b) *Obstruction due to urethral overactivity:* this occurs when the urethral closure mechanism contracts against a detrusor contraction or fails to open at attempted micturition. Synchronous detrusor and urethral contraction is *detrusor/urethral dyssynergia*.

This diagnosis should be qualified by stating the location and type of the urethral muscles (striated or smooth) which are involved. Despite the confusion surrounding "sphincter" terminology the use of certain terms is so widespread that they are retained and defined here. The term *detrusor/external sphincter dyssynergia or detrusor-sphincter-dyssynergia (D.S.D.)* describes a detrusor contraction concurrent with an involuntary contraction of the urethral and/or periurethral striated muscle. In the adult, detrusor sphincter dyssynergia is a feature of neurological voiding disorders. In the absence of neurological features the validity of this diagnosis should be questioned. The term *detrusor/bladder neck dyssynergia* is used to denote a detrusor contraction concurrent with an objectively demonstrated failure of bladder neck opening. No parallel term has been elaborated for possible detrusor/distal urethral (smooth muscle) dyssynergia.

Overactivity of the striated urethral sphincter may occur in the absence of detrusor contraction, and may prevent voiding. This is not detrusor/sphincter dyssynergia.

Overactivity of the urethral sphincter may occur during voiding in the absence of neurological disease and is termed *dysfunctional voiding*. The use of terms such as "non-neurogenic" or "occult neuropathic" should be avoided.

Mechanical obstruction: is most commonly anatomical e.g. urethral stricture.

Using the characteristics of detrusor and urethral function during storage and micturition an accurate definition of lower urinary tract behaviour in each patient becomes possible.

7. UNITS OF MEASUREMENT

In the urodynamic literature pressure is measured in cm H_2O and *not* in millimeters of mercury. When Laplace's law is used to calculate tension in the bladder wall, it is often found that pressure is then measured in dyne cm^{-2}. This lack of uniformity in the systems used leads to confusion when other parameters, which are a function of pressure, are computed, for instance, "compliance", contraction force, velocity etc. From these few examples it is evident that standardisation is essential for meaningful communication. Many journals now require that the results be given in SI Units. This section is designed to give guidance in the application of the SI system to urodynamics and defines the units involved. The principal units to be used are listed below (Table I).

Table I.

Quantity	Acceptable Unit	Symbol
volume	millilitre	ml
time	second	s
flow rate	millilitres/second	ml s^{-1}
pressure	centimetres of water[1]	cm H$_2$O
length	metres or submultiples	m, cm, mm
velocity	metres/second or submultiples	m s^{-1}, cm s^{-1}
temperature	degrees Celsius[2]	°C

[1]The SI Unit is the pascal (Pa), but it is only practical at present to calibrate our instruments in cm H$_2$O. One centimetre of water pressure is approximately equal to 100 pascals (1 cm H$_2$O = 98.07 PA = 0.098 kPa).

SYMBOLS

It is often helpful to use symbols in a communication. The system in Table II has been devised to standardise a code of symbols for use in urodynamics. The rationale of the system is to have a basic symbol representing the physical quantity with qualifying subscripts. The list of basic symbols largely conforms to international usage. the qualifying subscripts relate to the basic symbols to commonly used urodynamic parameters.

Table II. *List of Symbols.*

Basic symbols		Urological Qualifiers		Value	
Pressure	p	Bladder	ves	Maximum	max
Volume	V	Urethra	ura	Minimum	min
Flow rate	Q	Ureter	ure	Average	ave
Velocity	v	Detrusor	det	Isovolumetric	isv
Time	t	Abdomen	abd	Isotonic	ist
Temperature	T	Exeternal		Isobaric	isb
Length	l	Stream	ext	Isometric	ism
Area	A				
Diameter	d				
Force	F				
Energy	E				
Power	P				
Compliance	C				
Work	W				
Energy per unit volume	e				

Examples:

pdet,max = maximum detrusor pressure
e.ext = kinetic energy per unit volume in the external stream

REFERENCES

1. Abrams P, Blaivas JG, Stanton SL, Andersen JT, Fowler CJ, Gerstenberg T, Murray K. Sixth report on the standardisation of terminology of lower urinary tract function. Procedures related to neurophysiological investigations: Electromyography, nerve conduction studies, reflex latencies, evoked potentials and sensory testing. World J Urol 1986; 4: 2–5. Scand J Urol Nephrol 1986; 20: 161–164.
2. Bates P, Bradley WE, Glen E, Melchior H, Rowan D, Sterling A, Hald T. First report on the standardisation of terminology of lower urinary tract function. Urinary incontinence. Procedures related to the evaluation of urine storage: Cystometry, urethral closure pressure profile, units of measurement. Br J Urol 1976; 48: 39–42. Eur Urol 1976; 2: 274–276. Scand J Urol Nephrol 1976; 11: 193–196. Urol Int 1976; 32: 81–87.
3. Bates P, Glen E, Griffiths D, Melchior H, Rowan D, Sterling A, Zinner NR, Hald T. Second report on the standardisation of terminology of lower urinary tract function. Procedures related to the evaluation of micturition: Flow rate, pressure measurement, symbols. Acta Urol Jpn 1977; 27: 1563–1566. Br J Urol 1977; 49: 207–210. Eur Urol 1977; 3: 168–170. Scand J Urol Nephrol 1977; 11: 197–199.
4. Bates P, Bradley WE, Glen E, Griffiths D, Melchior H, Rowan D, Sterling A, Hald T. Third report on the standardisation of terminology of lower urinary tract function. Procedures related to the evaluation of micturition: Pressure flow reiationships, residual urine. Br J Urol 1980; 52: 348–350. Eur Urol 1980; 6: 170–171. Acta Urol Jpn 1980; 27: 1566–1568. Scand J Urol Nephrol 1980; 12: 191–193.
5. Bates P, Bradley WE, Glen E, Melchior H, Rowan D, Sterling A, Sundin T, Thomas D, Torrens M, Turner-Warwick R, Zinner NR, Hald T. Fourth report on the standardisation of terminology of lower urinary tract function. Terminology related to neuromuscular dysfunction of lower urinary tract. Br J Urol 1981; 52: 333–335. Urology 1981; 17: 618–620. Scand J Urol Nephrol 1981; 15: 169–171. Acta Urol Jpn 1981; 27: 1568–1571.
6. Jasper HH. Report to the committee on the methods of clinical examination in electroencephalography. Electroencephalography in Clinical Neurophysiology, 1958; 10: 370–75.

Neurourology and Urodynamics 16:1–18 (1997)

Standardization of Terminology of Lower Urinary Tract Function: Pressure-Flow Studies of Voiding, Urethral Resistance, and Urethral Obstruction

Derek Griffiths, Klaus Höfner, Ron van Mastrigt, Harm Jan Rollema, Anders Spångberg, and Donald Gleason

International Continence Society Subcommittee on Standardization of Terminology of Pressure-Flow Studies, coordinating chairman Anders Mattiasson

LIST OF CONTENTS

1. Introduction
2. Evaluation of micturition
    2.1 Pressure-flow studies
        2.1.1 Pressure and flow rate parameters
        2.1.2 Flow delay
        2.1.3 Presentation of results
    2.2 Urethral resistance and bladder outlet obstruction
        2.2.1 Urethral function of during voiding
        2.2.2 Urethral resistance
        2.2.3 Urethral activity
        2.2.4 Bladder outlet obstruction
        2.2.5 Methods of analyzing pressure-flow plots
    2.3 Detrusor contractility during micturition
3. Additional symbols
Appendix: ICS standard for digital exchange of pressure-flow study data

Key words: terminology; pressure flow analysis; urethral resistance; urethral obstruction; URR; ICS standards

1. INTRODUCTION

This report has been produced at the request of the International Continence Society. It was approved at the twenty-fifth annual meeting of the Society in Sydney, Australia.

The 1988 version of the collated reports on standardization of terminology, which appeared in *Neurourology and Urodynamics* 7:403–427, contains material relevant to pressure-flow studies in many different sections. This report is a revision and expansion of sections 4.2 and 4.3 and parts of sections 6.2 and 7 of the 1988

© 1997 International Continence Society

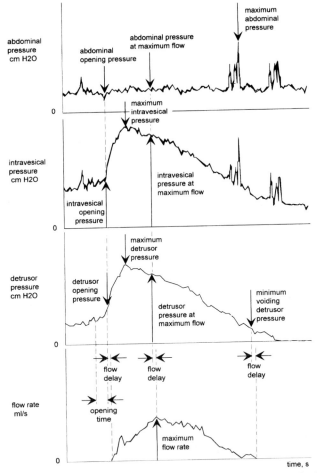

Fig. 1. Diagram of a pressure-flow study with nomenclature recommended in this report.

report. It contains a recommendation for a provisional standard method for defining obstruction on the basis of pressure-flow data.

2. EVALUATION OF MICTURITION
2.1 Pressure-flow studies

At present, the best method of analyzing voiding function quantitatively is the pressure-flow study of micturition, with simultaneous recording of abdominal, intravesical, and detrusor pressures and flow rate (Fig. 1).

Direct inspection of the raw pressure and flow data before, during, and at the end of micturition is essential because it allows artifacts and untrustworthy data to be recognized and eliminated. More detailed analyses of pressure-flow relationships, described below, are advisable to aid diagnosis and to quantify data for research studies.

Pressure-Flow Studies 3

The flow pattern in a pressure-flow study should be representative of free-flow studies in the same patient. It is important to eliminate artifacts and unrepresentative studies before applying more detailed analyses.

Pressure-flow studies contain information about the behavior of the urethra and the behavior of the detrusor. Section 2.2 deals with the urethra. Detrusor function is considered in section 2.3.

2.1.1 Pressure and flow rate parameters

Definitions. See Fig. 1 and Table II; see also Table II in the 1988 version of the collated standardization reports.

Maximum flow rate is the maximum measured value of the flow rate. Symbol: Q_{max}.

Maximum pressure is the maximum value of the pressure measured during a pressure-flow study. Note that this may be attained at a moment when the flow rate is zero. Symbols: $p_{abd.max}$, $p_{ves.max}$, $p_{det.max}$.

Pressure at maximum flow is the pressure recorded at maximum measured flow rate. If the same maximum value is attained more than once or if it is sustained for a period of time, then the point of maximum flow is taken to be where the detrusor pressure has its lowest value for this flow rate; abdominal, intravesical, and detrusor pressures at maximum flow are all read at the same point. Flow delay (see 2.1.2) may have a significant influence and should be considered. Symbols: $p_{abd.Qmax}$, $p_{ves.Qmax}$, $p_{det.Qmax}$.

Opening pressure is the pressure recorded at the onset of measured flow. Flow delay should be considered. Symbols: $p_{abd.open}$, $p_{ves.open}$, $p_{det.open}$.

Closing pressure is the pressure recorded at the end of measured flow. Flow delay should be considered. Symbols: $p_{abd.clos}$, $p_{ves.clos}$, $p_{det.clos}$.

Minimum voiding pressure is the minimum pressure during measurable flow (see Fig. 1). It may be, but is not necessarily, equal to the opening pressure or the closing pressure. For example, the symbol for minimum voiding detrusor pressure is $p_{det.min.void}$.

2.1.2 Flow delay.
When a pressure-flow study is performed, the flow rate is measured at a location downstream of the bladder pressure measurement, so the flow rate measurement is delayed. The delay is partly physiological, but it also depends on the equipment. It may depend on the flow rate.

When considering pressure-flow relationships, it may be important to take this delay into account, especially if there are rapid changes in pressure and flow rate. In current practice an average value is estimated by each investigator from observations of the delay between corresponding pressure and flow rate changes in a number of actual studies. Values from 0.5 to 1.0 s are typical.

Definition. Flow delay is the time delay between a change in bladder pressure and the corresponding change in measured flow rate.

2.1.3 Presentation of results.
Pressure-flow plots and the nomograms used for analysis should be presented with the flow rate plotted along the X-axis and the detrusor pressure along the Y-axis (see Fig. 2).

Specify. The value of the flow delay that is used.

4 Griffiths et al.

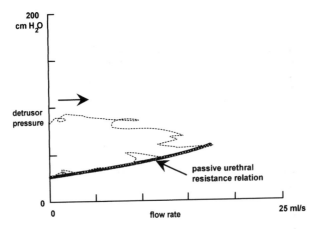

Fig. 2. Plot of detrusor pressure against flow rate during voiding (broken curve), providing an indication of the urethral resistance relation (URR). The continuous smooth curve is an estimate of the passive urethral resistance relation.

2.2 Urethral resistance and bladder outlet obstruction

2.2.1 Urethral function during voiding. During voiding, urethral function may be
  a) Normal;
  b) Obstructive, as a result of:
      i) overactivity;
      ii) abnormal structure.

Obstruction due to urethral overactivity occurs when the urethral closure mechanism contracts involuntarily or fails to relax during attempted micturition in spite of an ongoing detrusor contraction. Obstruction due to abnormal structure has an anatomical basis, e.g., urethral stricture or prostatic enlargement.

2.2.2 Urethral resistance. Urethral resistance is represented by a relation between pressure and flow rate, describing the pressure required to propel any given flow rate through the urethra. The relation is called the *urethral resistance relation* (URR).

An indication of the urethral resistance relation is obtained by plotting detrusor pressure against flow rate. The most accurate procedure, which requires a computer or an x/y recorder, is a quasi-continuous plot showing many pairs of corresponding pressure and flow rate values (Fig. 2). A simpler procedure, which can be performed by hand, is to plot only 2 or 3 pressure-flow points connected by straight lines; for example, the points of minimum voiding pressure and of maximum flow may be selected. No matter how the plot is made, flow delay should be considered.

A further simplification is to plot just one point showing the maximum flow rate and the detrusor pressure at maximum flow. Flow delay should be considered.

Methods of analyzing pressure-flow plots are further discussed below.

2.2.3 Urethral activity. Ideally, the urethra is fully relaxed during voiding. The urethral resistance is then at its lowest and the detrusor pressure has its lowest value for any given flow rate. Under these circumstances the urethral resistance relation is defined by the inherent mechanical and morphological properties of the urethra and is called the *passive urethral resistance relation* (Fig. 2).

TABLE I. Methods of Analyzing Pressure-Flow Plots

Method	Aim	Number of p/Q points	Assumed shape of URR	Number of parameters	Number of classes or continuous
Abrams/Griffiths nomogram [1]	diagnosis	1	n/a	n/a	3
Spångberg nomogram [10]	diagnosis	1	n/a	n/a	3
URA [2,6]	resistance	1	curved	1	continuous
linPURR [8]	resistance	1*	linear	1	7
Schäfer PURR [7]	resistance	many	curved	2	continuous
CHESS [3]	resistance	many	curved	2	16
OBI [4]	resistance	many	linear	1	continuous
Spångberg et al. [10]	resistance	many	linear or curved	3	continuous + 3 categories
DAMPF [9]	resistance	2	linear	1	continuous
A/G number [5]	resistance	1	linear	1	continuous

*Schäfer uses 2 points to draw a linear relation, but the point at maximum flow determines the resistance grade.

Urethral activity can only increase the detrusor pressure above the value defined by the passive urethral resistance relation. Therefore, any deviations of the pressure-flow plot from the passive urethral resistance relation toward higher pressures are considered to be a result of activity of the urethral or periurethral muscles, striated or smooth.

2.2.4 Bladder outlet obstruction. Obstruction is a physical concept that is assessed from measurements of pressure and flow rate made during voiding. Whether due to urethral overactivity or to abnormal structure, obstruction implies that the urethral resistance to flow is abnormally elevated. Because of natural variation from subject to subject, there cannot be a sharp boundary between normal and abnormal. Therefore, the definition of abnormality requires further elaboration.

2.2.5 Methods of analyzing pressure-flow plots. The results of pressure-flow studies may be used for various purposes—for example, for objective diagnosis of urethral obstruction or for statistical testing of differences in urethral resistance between groups of patients. For these purposes, methods have been developed to quantify pressure-flow plots in terms of one or more numerical parameters. The parameters are based on aspects such as the position, slope, and curvature of the plot. Some of these methods are intended primarily for use in adult males with possible prostatic hypertrophy.

Some methods of analysis are shown in Table I.

Quantification of urethral resistance. In all current methods, urethral resistance is derived from the relationship between pressure and flow rate. A commonly used method of demonstrating this relationship is the pressure-flow plot. The lower pressure part of this plot is taken to represent the passive urethral resistance relation (see Fig. 2). In general, the higher the pressure for a given flow rate, and/or the steeper or more sharply curved upward this part of the plot, the higher the urethral resistance. The various methods differ in how position, slope, and/or curvature of the plot are quantified and how and whether they are combined. Some methods grade urethral resistance on a continuous scale; others grade it in a small number of classes (Table I). If there are few classes, small changes in resistance may not be detected. Conversely, a small change on a continuous scale may not be clinically relevant.

6   Griffiths et al.

Some methods result in a single parameter; others result in 2 or more parameters (Table I). A single parameter makes it easy to compare different measurements. A larger number of parameters makes comparison more difficult but potentially gives higher accuracy and validity. If there are too many parameters, however, accuracy may be compromised by poor reproducibility.

Choice of method. Some methods in Table I are intended primarily to quantify urethral resistance. Others are intended only for the diagnosis of obstruction. Methods that quantify urethral resistance on a scale can also be used to aid diagnosis of obstruction by comparison with cut-off values. In every case an equivocal zone may be included.

Because of their underlying similarity, all the above methods classify clearly obstructed and clearly unobstructed pressure-flow studies consistently, but there is some lack of agreement in a minority of cases with intermediate urethral resistance.

One method of analyzing pressure-flow studies may be more useful for a particular purpose. In selecting a method, investigators should consider carefully what their aims are and which method is best suited to their purpose.

Identification of optimum methods. For a subsequent report, the International Continence Society will compare the above methods with each other and may also develop new methods, with the aim of reaching a consensus on their use. The Society will continue to seek better ways of clinically validating these methods. The following procedure has been chosen.

Making use of good-quality data stored in digital format, the following databases will be examined:

1. Pressure-flow studies in untreated men with lower urinary tract symptoms and signs suggestive of benign prostatic obstruction;
2. Pressure-flow studies repeated after a time interval with no intervention;
3. Pressure-flow studies before and after TURP;
4. Pressure-flow studies before and after alternative therapeutical intervention that causes a small change in urethral resistance.

Database 1 will be used to determine which existing or new methods adequately describe the actual pressure-flow plots of male patients with lower urinary tract symptoms. Database 2 will be used to determine the reproducibility of the various methods. Database 3 will be used to determine in which groups of patients TURP significantly reduces urethral resistance, and hence which patients are indeed obstructed. Database 4 will be used to test the various methods' sensitivity to small changes of urethral resistance.

On the basis of these analyses, the International Continence Society will attempt to identify
    a) A simple and reproducible method with high validity of diagnosing obstruction;
    b) A sensitive and reproducible method with high validity of measuring urethral resistance and changes in resistance.

Provisional recommendation. Pending the results of these procedures, it is recommended that investigators reporting pressure-flow studies in adult males, particularly subjects with benign prostatic hyperplasia, use one simple standard method of analysis in addition to any other method that they have selected, so that results

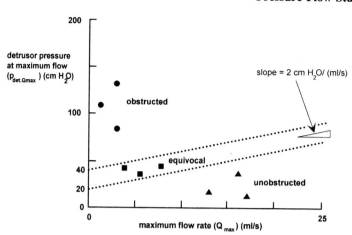

Fig. 3. Provisional ICS method for definition of obstruction. The points represent schematically the values of maximum flow rate and detrusor pressure at maximum flow for 9 different voids, 3 in each class.

from different centers can be compared. For this provisional method it is recommended that urethral resistance be specified by the maximum flow rate and the detrusor pressure at maximum flow, i.e., by the pair of values (Q_{max}, $p_{det.Qmax}$). A provisional diagnostic classification may be derived from these values as follows:

a) If ($p_{det.Qmax}$ − 2*Qmax) > 40, the pressure-flow study is obstructed;
b) If ($p_{det.Qmax}$ − 2*Qmax) < 20, the pressure-flow study is unobstructed;
c) Otherwise, the study is equivocal.

In these formulas, pressure and flow rate are expressed in cm H_2O and ml/s respectively. This method is illustrated graphically in Figure 3. It may be referred to as the *provisional ICS method for definition of obstruction*.

The equivocal zone of the provisional method (Fig. 3) is similar but not identical to those of the Abrams-Griffiths and Spångberg nomograms and to the region defining linPURR grade II. For micturitions with low to moderate flow rates it is consistent with cut-off values used to define obstruction in the URA and CHESS methods.

2.3 Detrusor contractility during micturition

During micturition the detrusor may be:
a) acontractile;
b) underactive;
c) normal.

An *acontractile detrusor* is one that cannot be demonstrated to contract during urodynamic studies.

An *underactive detrusor* produces a contraction of inadequate magnitude and/or duration to effect complete bladder emptying in the absence of urethral obstruction. (Concerning the elderly, see below.) Both magnitude and duration should be considered in the evaluation of detrusor contractility.

A *normal detrusor* in the absence of obstruction, produces a contraction that will effect complete bladder emptying. Detrusor contractility in the elderly may need special consideration.

For a given detrusor contraction, the magnitude of the recorded pressure rise

8   Griffiths et al.

will depend on the outlet resistance. In general, the higher the detrusor pressure and/or the higher the flow rate, the stronger the detrusor contraction. The magnitude of the detrusor contraction may be quantified approximately by means of a nomogram applied to the pressure-flow plot or by calculation.

3. ADDITIONAL SYMBOLS

Qualifiers that can be used to form symbols for variables relevant to voiding are shown in Table II. These are additions to those in Table II of the 1988 standardization report.

TABLE II. Qualifiers that Can Be Used to Indicate Pressure and Flow Variables Relevant to Voiding*

Qualifiers	
At maximum flow	Qmax
During voiding	void
Opening	open
Closing	clos

Examples	
$p_{det.Qmax}$	= detrusor pressure at maximum flow
$p_{det.min.void}$	= minimum voiding detrusor pressure
$p_{ves.open}$	= intravesical opening pressure
$p_{ves.clos}$	= intravesical closing pressure

*When possible, qualifiers should be printed as subscripts (see above). Note that the preferred symbol for pressure is lowercase p, while the symbol for flow rate is uppercase Q.

REFERENCES

Abrams PH, Griffiths DJ (1979): The assessment of prostatic obstruction from urodynamic measurements and from residual urine. British Journal of Urology 51:129–134.

Griffiths D, Van Mastrigt R, Bosch R (1989): Quantification of urethral resistance and bladder function during voiding, with special reference to the effects of prostate size reduction on urethral obstruction due to benign prostatic hypertrophy. Neurourol Urodynam 8:17–27.

Höfner K, Kramer AEJL, Tan HK, Krah H, Jonas U (1995): CHESS classification of bladder outflow obstruction: a consequence in the discussion of current concepts. World J Urol 13:59–64.

Kranse M, Van Mastrigt R (1991): The derivation of an obstruction index from a three-parameter model fitted to the lowest part of the pressure flow plot. J Urol 145:261A.

Lim CS, Abrams P (1995): The Abrams-Griffiths nomogram. World J Urol 13:34–39.

Rollema HJ, Van Mastrigt R (1992): Improved indication and follow-up in transurethral resection of the prostate (TUR) using the computer program CLIM. J Urol 148:111–116.

Schäfer W (1983): The contribution of the bladder outlet to the relation between pressure and flow rate during micturition. In Hinman F Jr (ed), "Benign Prostatic Hypertrophy." New York: Springer Verlag, pp. 470–496.

Schäfer W (1990): Basic principles and clinical application of advanced analysis of bladder voiding function. Urol Clin N Am 17:553–566.

Schäfer W (1995): Analysis of bladder-outlet function with the linearized passive urethral resistance relation, linPURR, and a disease-specific approach for grading obstruction: from complex to simple. World J Urol 13:47–58.

Spångberg A, Teriö H, Ask P, Engberg A (1991): Pressure/flow studies preoperatively and postoperatively in patients with benign prostatic hypertrophy: estimation of the urethral pressure/flow relation and urethral elasticity. Neurourol Urodyn 10:139–167.

8 Symptomen-Scores

International hat sich zur Quantifizierung der Symptomatik bei benigner Prostatahyperplasie überwiegend der International Prostate Symptom Score (IPSS) (4) durchgesetzt.

Der Score wurde aus dem AUA-7-Score (1) entwickelt.

Weitere Symptomen-Scores sind der Madsen- (3), der Boyarski- (2) und der Dan-PSS (5).

IPSS (S)

Alle Angaben beziehen sich auf die letzten 4 Wochen Bitte ankreuzen:	niemals	seltener als in einem von fünf Fällen (<20%)	seltener als in der Hälfte aller Fälle	ungefähr in der Hälfte aller Fälle (ca. 50%)	in mehr als der Hälfte aller Fälle	fast immer
1. Wie oft hatten Sie das Gefühl, daß Ihre Blase nach dem Wasserlassen nicht ganz entleert war?	0	1	2	3	4	5
2. Wie oft mußten Sie innerhalb von 2 Stunden ein zweites Mal Wasser lassen?	0	1	2	3	4	5
3. Wie oft mußten Sie beim Wasserlassen mehrmals aufhören und wieder neu beginnen (Harnstottern)?	0	1	2	3	4	5
4. Wie oft hatten Sie Schwierigkeiten, das Wasserlassen hinauszuzögern?	0	1	2	3	4	5
5. Wie oft hatten Sie einen schwachen Strahl beim Wasserlassen?	0	1	2	3	4	5
6. Wie oft mußten Sie pressen oder sich anstrengen, um mit dem Wasserlassen zu beginnen?	0	1	2	3	4	5
7. Wie oft sind Sie im Durchschnitt nachts aufgestanden, um Wasser zu lassen? Maßgebend ist der Zeitraum vom Zubettgehen bis zum Aufstehen am Morgen?	niemals (0)	einmal (1)	zweimal (2)	dreimal (3)	viermal (4)	fünfmal oder mehr (5)

S =

Lebensqualitätsindex (L)

Wie würden Sie sich fühlen, wenn sich ihre jetzigen Symptome beim Wasserlassen künftig nicht mehr ändern würden? Bitte ankreuzen:	ausgezeichnet	zufrieden	überwiegend zufrieden	gemischt, teils zufrieden, teils unzufrieden	überwiegend unzufrieden	unglücklich	sehr schlecht
	(0)	(1)	(2)	(3)	(4)	(5)	(6)

L =

Literatur

1 *Barry, M. J., F. J. Fowler, Jr. MP OL, R. C. Bruskewitz, H. L. Holtgrewe, W. K. Mebust, A. T. Cockett:* The American Urological Association symptom index for benign prostatic hyperplasia. The Measurement Committee of the American Urological Association. J. Urol. 148 (1992) 1549–1557.
2 *Boyarski, S., G. Jones, D. F. Paulson, G. R. Prout:* A new look at bladder neck obstruction by the food and drug administration regulators: guidelines for investigation of benign prostatic hypertrophy. Trans. Am. Ass. Genitourin Surg. 68 (1977) 29–32.
3 *Madsen, P. O., P. Iversen:* A point system for selecting operative candidates. In: *F. J. Hinman* (Hrsg.): Benign prostatic hypertrophy. Springer Verlag, New York, 1983, S. 763–765.
4 *Mebust, W. K., R. Bosch, J. Donovan, K. Okada, M. A. O'Leary, A. Villers, R. Ackermann, J. E. Batista, P. Boyle, L. Denis, A. Leplege, P. Sagnier:* Symptom evaluation, quality of life and sexuality. In: *A. T. K. Cockett, S. Khoury, Y. Aso, C. Chatelain, L. Denis, K. Griffiths, G. Murphy* (Hrsg.): The 2nd consultation on benign prostatic hyperplasia (BPH), Paris 1993, Scientific Communication International Ltd., Channel Islands, S. 129–149.
5 *Meyhoff, H. H., T. Hald, J. Nordling, J. T. Andersen, T. Bilde, S. Walter:* A new patient weighted symptom score system (DAN-PSS-1). Clinical assessment of indications and outcomes of transurethral prostatectomy for uncomplicated benign prostatic hyperplasia, Scand. J. Urol. Nephrol. 27 (1993) 493–499.

Normalwerte

Zystomanometrie der Speicherphase

Maximale Blasenkapazität		400–600 ml
Restharn		<15 % der Kapazität
Erster Harndrang		Füllung >70% der Kapazität
Unwillkürliche Detrusorkontraktion		keine
Compliance		>25 ml/cm H_2O
intravesikaler Druck, leere Blase	liegend	5–10 cm H_2O
	sitzend	15–25 cm H_2O
intravesikaler Druck, volle Blase	liegend	15–25 cm H_2O
	sitzend	25–35 cm H_2O

Zystomanometrie der Entleerungsphase (Druck-Fluß-Messung)

normal	Schäfer-Klasse: 0–1	CHESS: A1
Grauzone	Schäfer-Klasse: 2	CHESS: A2, B1
Obstruktion	Schäfer-Klasse: >2	CHESS: >A2, B1

Urethraprofil

	Mann	Frau prä-/	postmenopausal
Maximaler Urethraverschlußdruck	>50 cm H_2O	62 ± 16 cm H_2O	52 ± 12 cm H_2O
Funktionelle Urethralänge	4–7 cm	3,2 ± 0,6 cm	2,8 ± 0,6 cm

9 Urodynamisches Lexikon

Aktivitätsantwort, willkürliche: elektromyographische Aktivität bei willkürlicher Muskelkontraktion des Beckenbodens (Kommando: „Einhalten")

Analreflex: reflektorische Kontraktion des M. sphincter ani bei Stimulation der perianalen Hautsensorik (Fremdreflex)

Arbeitshyperthropie: Blasentrabekulierung infolge wiederholter unwillkürlicher, isometrischer Kontraktionen des Detrusors bei instabiler Blase oder chronischer Erhöhung des infravesikalen Widerstandes bei Miktion (benigne Prostatahyperplasie)

Beckenbodenspastik: fehlende Relaxation der quergestreiften Sphinkter/Beckenbodenmuskulatur während der Miktion

Blase, automatische: s. Reflexblase, spinale

Blase, autonome: s. Blase, dezentralisierte

Blase, denervierte: schlaffe Blase, pelvic bladder, hypo-/areflexiver Detrusor bei infranukleärer Läsion (untere neuromotorische Läsion) infolge Schädigung der peripheren Blaseninnervation

Blase, dezentralisierte: schlaffe Blase, autonome Blase; hypo-/areflexiver Detrusor bei Konus-/Kaudaläsion (z. B. Diskusprolaps)

Blase, hyposensitive: isolierte sensorische Läsion; fehlendes Blasenfüllungsgefühl bei intakter Motorik

Blase, schlaffe: s. Blase, denervierte; Blase, dezentralisierte

Blase, spastische: s. Reflexblase, spinale

Blase, ungehemmte: s. Blase, zerebral enthemmte

Blase, zerebral enthemmte: ungehemmte Blase, hyperreflexiver Detrusor ohne Detrusor-Sphinkter-Dyssynergie bei suprapontiner Läsion (obere neuromotorische Läsion)

Blasendehnbarkeit: s. Compliance

Blasendrucksteigerung, extrinsische: Erhöhung des intravesikalen Druckes infolge intraabdomineller Druckerhöhung (Bauchpresse, Husten)

Blasendrucksteigerung, intrinsische: Erhöhung des intravesikalen Druckes infolge Detrusorkontraktion

Blasenkapazität, effektive: maximale Blasenkapazität minus Restharn (ml)

Blasenkapazität, maximale: Blasenfüllungsvolumen, bei dem der Patient starken Miktionsdrang verspürt (ml)

Blasenvorfall: ausgeprägter Descensus vesicae, wobei der Blasenboden im Introitus vaginae sichtbar wird

Bonney'scher Handgriff: s. Elevationstest

Bulbocavernosus-Reflex: Kneifen der Glans penis bzw. Clitoris führt zu einer reflektorischen Kontraktion des M. sphincter ani (Fremdreflex)

Carbachol-Test: s. Lapides-Test

CHESS: zweidimensionale Klassifikation der mechanischen Obstruktion (Fußpunkt und Anstieg der PURR in jeweils 4 Kategorien in einem 4 x 4 Feld)

Compliance: s. Detrusorkoeffizent

Denervierungshypersensibilitätstest: siehe Lapides-Test

Deszensus, rotatorischer: Senkung von Blase und proximaler Urethra bei insuffizientem Aufhängeapparat und Beckenbodenschwäche

Deszensus, vertikaler: Blasensenkung bei insuffizientem Ligamentum pubovesicale und Arcus praecervicalis

Detrusor, akontraktiler: primäre Detrusorschwäche, sekundäre Detrusorschwäche, aufgehobene Detrusorkontraktilität ohne neurologische Ursache

Detrusor, areflexiver: aufgehobene Detrusorkontraktilität bei unterer neuromotorischer Läsion (bei peripherer Läsion der Blaseninnervation: denervierte Blase, bei Konus-/Kaudaläsion: dezentralisierte Blase)

Detrusor-Beckenboden-Dyssynergie: gleichbleibender/vermehrter Tonus des externen Sphinkterapparates bei willkürlicher Detrusorkontraktion infolge fehlender Relaxation des quergestreiften Sphinkterapparates bei neurogener Blase

Detrusor-Blasenhals-Dyssynergie: gleichbleibender/vermehrter Blasenhalstonus bei willkürlicher Detrusorkontraktion infolge fehlender Relaxation/Kontraktion des glattmuskulären Sphinkterapparates

Detrusordekompensation: s. Detrusorschwäche, sekundäre

Detrusor, hyperreflexiver: unwillkürliche Detrusorkontraktion in der Blasenfüllungsphase der Zystometrie bei oberer neuromotorischer Läsion (bei suprapontiner Läsion: zerebral enthemmte Blase, bei suprasakraler Rückenmarksläsion: spinale Reflexblase)

Detrusor, instabiler: unwillkürliche Detrusorkontraktion in der Blasenfüllungsphase der Zystometrie mit einem Anstieg des Detrusordruckes

Detrusorinstabilität: unwillkürliche Detrusorkontraktionen in der Blasenfüllphase der Zystometrie mit einem Anstieg des Detrusordrucks

Detrusorkoeffizient (Compliance): Blasenfüllungszunahme pro Blaseninnendruckanstieg (= DV/DP) (ml/cm H_2O); zur Beurteilung der Blasendehnungsfähigkeit

Detrusorschwäche, primäre: Miktion mit myogen oder neurogen bedingter Hypokontraktilität des Detrusors (Stärke und/oder Dauer), eventuell assistiert durch Bauchpresse

Detrusorschwäche, sekundäre: Detrusordekompensation bei infravesikaler Obstruktion

Detrusor-Sphinkter-Dyssynergie: pathologisches Verhalten des urethralen Verschlußmechanismus bei Miktion: statt der synergen Relaxation des Sphinkters kommt es dyssynerg zu einer Persistenz bzw. Zunahme der Aktivität der quergestreiften Sphinktermuskulatur, die simultan zur Detrusorkontraktion verläuft; dadurch ist im allgemeinen die Miktion gestört oder verhindert

Dranginkontinenz: s. Urge-Inkontinenz

Druck-Fluß-Messung: simultane Messung von Blasen-, Rektumdruck und Uroflow ggf. mit EMG und Röntgen mit Bestimmung des Restharns zur Objektivierung einer infravesikalen Obstruktion

Druck-Fluß-Plot: s. Miktionsschleife

Druck-Fluß-Relation: Darstellung von Detrusordruck und Uroflow in einem Diagramm als Miktionsschleife

Drucktransmission, aktive: intraurethrale Druckerhöhung aufgrund der reflektorischen Kontraktion der Sphinkter-Beckenbodenmuskulatur infolge des Hustenreflexes

Drucktransmission, passive: Fortleitung der intraabdominellen Druckerhöhung über das perivesikale und periurethrale Gewebe auf die Harnröhre

Durchflußflowmetrie: s. rotierende Scheibe

DURR: s. dynamische urethrale Widerstandsrelation

Dynamische Urethrale Widerstandsrelation (Dynamic Urethral Resistance Relation – DURR): graphische Darstellung der Aktivität der urethralen Muskulatur durch Berechnung der Abweichungen der Miktionsschleife von der Niedrig-Druck-Flanke (d.h. der PURR) in Richtung höheren Druckes und niedrigeren Fluß

Dysfunktion: wie Dyssynergie, jedoch ohne Nachweis einer neurogenen Blasenentleerungstörung

Dyssynergie: simultan zur Detrusorkontraktion kommt es nicht zur Relaxation, sondern zur Aktivitätssteigerung der urethralen Muskulatur bei Miktion (nur bei neurogener Blasenentleerungsstörung)

Eiswassertest: Nachweis einer zentralen Enthemmung des intakten sakralen viszeromotorischen Reflexbogens (obere motorische Läsion). Bei Instillation von etwa 100 ml Eiswasser in die Blase wird eine ungehemmte Detrusorkontraktion mit Ausstoß des Eiswassers provoziert (positiver Eiswassertest). Bei intakter zentraler Hemmung oder unterer neuromotorischer Läsion erfolgt keine Reaktion auf die Eiswasserinstillation

Elektromyographie: semiquantitative Registrierung der elektromyographischen Aktivität der Muskulatur des Beckenbodens oder des externen urethralen oder analen Sphinkters während der urodynamischen Diagnostik

Elevationstest (Bonney-Test): klinischer Test zur Beurteilung einer Elevation der vorderen Scheidenwand bei Deszensus mit Stressinkontinenz aufgrund einer verminderten passiven Drucktransmission. Das vordere Scheidengewölbe wird lateral von Blasenhals und Urethra von vaginal bds. eleviert; beim Husten mit voller Blase sollte nunmehr kein Harnabgang mehr erfolgen (positiver Elevationstest). Der Wert zur Indikationsstellung zu einer Suspensionsoperation bei Streßinkontinenz ist umstritten.

EMG, stilles: deutliche Verminderung der Aktionspotentiale bei Miktion als Ausdruck der Relaxation des Sphinktermechanismus

Entleerungsfunktion: s. Entleerungsphase

Entleerungsphase: Blasenfunktion nach Erreichen der Kapazität bei subjektivem Harndranggefühl: Miktion (Entleerungsfunktion)

Enuresis: monosymptomatisches nächtliches Einnässen ohne Tagessymptomatik von Kindern nach dem 5. Lebensjahr

Flow-Index: Zahlenwert, der die Harnflußrate unabhängig vom entleerten Urinvolumen quantifiziert; dient der Beurteilung von klinischen Beeinträchtigungsgraden; die Zuordnung des maximalen Harnflusses zu Nomogrammen zur Beurteilung der Uroflowmetrie entfällt

Flußanstiegszeit: Zeit vom Flußbeginn bis Flußmaximum (s)

Flußzeit: Zeit des eigentlichen Harnflusses (bei einzeitiger Miktion = Miktionsdauer) (s)

Füllphase: Blasenfüllung bis zur Kapazität zur Beurteilung der Reservoirfunktion

Füllstandsmessung, kapazitive: s. kapazitive Füllstandmessung

Harndrang, erster: Blasenfüllungsvolumen beim ersten Empfinden eines Harndranges

Harnflußrate: Flüssigkeitsvolumen, das in der Zeiteinheit durch die Urethra ausgeschieden wird (ml/s)

Harnflußrate, maximale: maximal gemessener Harnfluß während der Miktion (ml/s)

Harnflußrate, mittlere: Miktionsvolumen dividiert durch Flußzeit (ml/s)

Harnröhrentonus, verminderter: verminderter Harnröhrenverschlußdruck im Urethraruheprofil infolge Sympathikushypotonie, Läsion des Plexus hypogastricus oder fibröser Veränderungen

Inkontinenz: Störung der Reservoirfunktion mit unwillkürlichem Harnverlust

Intrinsic sphincter: glatter urethraler Schließmuskel im Bereich des Blasenhalses, hauptsächlich sympathisch innerviert

Kapazitive Füllstandsmessung: Prinzip der Uroflowmetrie, wobei das Harnvolumen einer bestimmten Kapazität des Meßgefäßes entspricht, die elektronisch gemessen wird; durch Differentation dieses Meßwertes erhält man die Volumenänderung pro Zeiteinheit und somit den Flow (Wolf)

Kariopyknotischer Index (KPI): Zelldifferenzierung in Oberflächenzellen, Intermediärzellen und Basalzellen im Urethralabstrich zur Beurteilung der peripheren Östrogenwirkung in der Postmenopause; Normalwert >75% Oberflächenzellen

Lapides-Test: (Denervierungshypersensibilitätstest, Carbachol-Test) ein denerviertes Organ zeigt eine Überreaktion auf cholinerge Stimulation: während der Zystometrie werden 0,25 mg Carbachol subkutan injiziert. Kommt es zu einem intravesikalen Druckanstieg über 25 cm H_2O nach Injektion, so spricht dies für eine Detrusordenervierung; ist die Nervenversorgung dagegen intakt, verhindert eine zentrale Hemmung die Detrusorkontraktion; somit ist nur das positive Resultat verwertbar

Membrankatheter: Katheter zur Registrierung des Urethraldruckes: geschlossene Registrierung des statischen Druckes gegen eine Druckkammer, die mit einer Latex-Membran abgedeckt ist. Die Druckübermittlung erfolgt über ein geschlossenes, wassergefülltes System

Mikro-tip-transducer-Katheter: die Druckmessung erfolgt über ein in den Katheter eingearbeitetes elektronisches Druckelement

Miktiometrie: s. Druck-Fluß-Messung

Miktionsdauer: Zeit vom Miktionsbeginn bis Miktionsende (s)

Miktionsschleife: Darstellung von Detrusordruck und Uroflow in einem Diagramm als Druck-Fluß-Plot

Miktionsvolumen: Gesamtvolumen, das durch die Urethra ausgeschieden wird (ml)

Miktionszentrum: spinale Nervenzellkerne im sakralen Rückenmark von S 2–S 4 (motorische Blaseninnervation – N. pelvicus)

Neurogene Blase: sekundäre Störungen von Reservoirfunktion oder Entleerungsfunktion der Harnblase aufgrund nervaler Läsionen

Neuromotorische Läsion, obere: Lokalisation der Nervenläsion im übergeordneten Kontrollzentrum (zerebral) bzw. den Verbindungsbahnen (spinal) zu diesem (= oberhalb des „sakralen Miktionszentrums").

Neuromotorische Läsion, untere: Lokalisation der Nervenläsion im „sakralen Miktionszentrum" (S2-S4) oder am peripheren Nerv

Nomogramm (Uroflowmetrie): Diagramm zur Bewertung der Harnflußrate in Korrelation zum Miktionsvolumen (maximaler Harnfluß, mittlerer Harnfluß)

Obstruktion, infravesikale, funktionelle: funktionell wirksame Auslaßwiderstandserhöhung ohne morphologisches Substrat

Obstruktion, infravesikale, mechanische: morphologisch-fixierte Auslaßwiderstandserhöhung

Passive Urethrale Widerstandsrelation (Passive Urethral Resistance Relation – PURR): graphische Darstellung des mechanischen Widerstandes als Markierung der Niedrig-Druck-Flanke des Druck-Fluß-Plots

Pelvic bladder: s. Blase, denervierte

Perfusionskatheter: Katheter zur urethralen Druckprofilmessung: Registrierung des urethralen Drucks als Änderung des Perfusionsdruckes bei konstanter langsamer Katheterperfusion

Provokationstest: zystometrische Tests während der Blasenfüllphase wie Husten, Klopfen, Bauchpresse, Pharmaka, Eiswassertest, zum Ausschluß/Nachweis ungehemmter Detrusorkontraktionen oder passiver Harnverluste

PURR: s. passive urethrale Widerstandsrelation

PURR, lineare: Definition ähnlich der PURR, allerdings erfolgt die Ermittlung der linearen PURR über die Verbindung der Punkte des geringsten Miktionsdruckes mit dem Druck bei maximalem Flow, insofern keine direkte Definition der Niedrig-Druck-Flanke der Miktionsschleife

Reflexaktivität: myographische Aktivität bei Reflexauslösung (Husten, Bulbocavernosus-Reflex)

Reflexblase, spinale (spastische Blase, automatische Blase): hyperreflexiver Detrusor und Detrusor-Sphinkter-Dyssynergie bei suprasakraler Rückenmarksläsion (obere neuromotorische Läsion)

Reflexinkontinenz: Harnverlust bei hyperreflexivem Detrusor ohne Harndrang infolge einer Schädigung des oberen motorischen Neurons

Reithosenanästhesie: Sensibilitätsstörungen mit Ausfall der Oberflächensensibilität im Bereich des äußeren Genitale, des Perineum, des Afters und der Umgebung infolge einer Läsion der sensorischen Nerven im Konus-/Kaudabereich

Reservoirfunktion: s. Füllphase

Restharn: in der Blase verbliebene Urinmenge nach Miktion (ml)

Rotierende Scheibe: Durchflußflowmetrie (Metronic/Dantec)): eine schnell rotierende Scheibe wird durch den Harn abgebremst, das Ausmaß der Rotationsverlangsamung pro Zeiteinheit ist proportional der Harnflußrate

Ruheaktivität: myographische Aktivität in Ruhe

Ruheprofil: urethrale Druckprofilschreibung bei entspanntem Patienten

Sphinkteromanometrie: s. Urethradruckprofil

Streßinkontinenz: Harnverlust bei abdomineller Druckerhöhung und insuffizientem Harnröhrenverschluß bei unauffälliger Blasenmotorik

Streßinkontinenz I: Harnverlust beim Husten, Pressen, schwerem Heben

Streßinkontinenz II: Harnverlust beim Gehen, Bewegen, Aufstehen

Streßinkontinenz III: Harnverlust im Liegen

Streßprofil: Harnröhrendruckprofilmessung unter intermittierender intraabdomineller Druckerhöhung (Husten oder Pressen)

Streßtest: klinischer Test zur Provokation eines Harnverlustes unter abdomineller Druckerhöhung: positiv bei Harnabgang simultan mit abdomineller Druckerhöhung, ohne Harndrang und ohne gesteigerte Miktionsfrequenz oder Dysurie. Dieser Test ist nicht ausreichend, um eine zuverlässige Klassifikation der Inkontinenzformen durchzuführen

Transmissionsprofil: graphische Darstellung der vesicourethralen Drucktransmission (aktive und passive Komponente) durch Berechnung der Transmissionsquotienten entlang der funktionellen Harnröhre

Transmissionsquotient: Quotient aus intraurethraler Druckerhöhung zu simultaner intravesikaler Druckerhöhung bei Hustenstößen

Überlaufinkontinenz: Harnverlust bei Restharnmengen, die die maximale Blasenkapazität erreichen und mangelhafter oder fehlender Blasenmotorik infolge einer Schädigung des unteren motorischen Neurons, einer Detrusorschwäche oder einer Detrusordekompensation

Uninhibited bladder: s. Blase, ungehemmte

Urethradruck, maximaler: Maximum des Druckes im Urethradruckprofil (cm H_2O)

Urethradruckprofil: Druckmessung unter kontinuierlichem (maschinellen) Zurückziehen des Katheters durch die Urethra; dabei wird der Druckverlauf innerhalb der funktionellen Urethra gemessen

Urethralänge, funktionelle: Urethraabschnitt, auf dem der Urethradruck den intravesikalen Druck übersteigt

Urethrale Widerstandsrelation (Urethral Resistance Relation - URR): Bezeichnung für die Druck-Fluß-Relation bzw. die Miktionsschleife, die durch Darstellung von Druck und Fluß in einem Diagramm definiert ist

Urethrastreßprofil: Messung des urethralen Druckprofils unter intermittierenden Hustenstößen

Urethraverschlußdruck, maximaler: Maximum des Urethradruckes minus intravesikaler Druck (cm H_2O)

Urethrometrie: s. Urethradruckprofil

Urethrozystographie: laterales Urethrozystogramm mit Doppelbelichtung in Ruhe und unter Pressen

Urgeinkontinenz: aktiver Harnverlust bei gesteigertem Harndrang und nicht hemmbarer Blasenmotorik bei intaktem Harnröhrenverschluß

Urge-Inkontinenz, motorische: aktive Harninkontinenz bei gesteigertem Harndrang und instabilem Detrusor

Urge-Inkontinenz, primäre: dranghafte Inkontinenz ohne Entzündung, Fremdkörper, Tumor, infravesikaler Obstruktion

Urge-Inkontinenz, sekundäre: dranghafte Inkontinenz infolge von Entzündung, Fremdkörper, Tumor oder infravesikaler Obstruktion

Urge-Inkontinenz, sensorische: Harninkontinenz bei gesteigertem Harndrang ohne zystomanometrischen Nachweis eines instabilen Detrusors

Uroflowmetrie (Harnflußmessung): nicht invasive Messung und Registrierung des Harnflusses als Funktion der Zeit

URR: s. urethrale Widerstandsrelation

Video-Urodynamik: urodynamische Messung von Blasenfüllung bzw. Entleerung mit Röntgen

Waage, elektronische (van Garrelts): elektronische Harnflußwaage mit Dehnungsmeßstreifen: entsprechend der Masse des Harns wird über eine Widerstandveränderung der Harnfluß als Funktion der Zeit registriert (Andromeda)

Zystomanometrie: simultane Registrierung von vesikalem und abdominalem Druck bei kontinuierlicher Blasenfüllung

Zystozele: Senkung des Blasenbodens bei Beckenbodenschwäche und intaktem Ligamentum pubovesikale bzw. Arcus praecervicalis

10 Sachregister

Abdomen-Leeraufnahme 24
Abrams/Griffiths-Nomogramm 50f
–, Zonen 51
–, –, nicht obstruktive 51
–, –, obstruktive 51
Abrams/Griffiths-Zahl 51f
–, Druckwert 52
Abtastfrequenz 65
Abtastrate 65, 68
Acetylcholin 2
ADH-Spiegelbestimmung 75
Afferentierung 89
Aktivitätsantwort, willkürliche 39
Aktivitätsmuster während der Miktion 39
Alfuzosin 89
Algorithmen 66
Algurie 15
Alna® 89
Alpha 1 A-Rezeptoren 3
Alpha-Blocker 82
Alpha-Rezeptoren s. Innervation 3f
Alpha-Sympathicolytika 88f
Alpha-Sympathikomimetika 70
Amyotrophie, diabetische 94
Analreflex 23
Analstöpsel 74
Analstöpselelektrode 37
Anamnese 23
Annulus urethralis 1
Anticholinergika 91, 93
–, kalzium-antagonistische Wirkungskomponenten 91
–, lokalanästhethische Wirkungskomponenten 91
–, myotrop-spasmolytische Wirkungskomponenten 91
–, Nebenwirkungen 91
Apoplex 10, 93, 97
Areflexie 104
Ausscheidungsurogramm 24

Babinski-Zeichen 97
Bauchpresse 33, 40
–, assistierende 50
Beck/Heidenreich 63
Beckenboden-EMG, semiquantitatives 39
Beckenboden
–, Hustenreflex 38
–, Schwäche 13f, 70
–, Training 70
Betanechol 84, 89
Beta-Rezeptoren s. Innervation 4

Bilharziose 11
Bio-Feedback 53
–, Bio-Feedback-Training 77, 82
Blase, autonome 86
–, denervierte 85ff, 94, 97
–, dezentralisierte 85ff
–, hyperbare 11, 103
–, hypersensitive 103
–, hyposensitive 85, 87, 94, 103
–, neurogene 10, 85
–, – areflexive 84
–, –, Klassifikation nach Bors und Comarr 103f
–, neuropathische 85
–, schlaffe 86
–, zerebral enthemmte 15, 85f, 92f, 97f
Blasenaugmentation 74, 91
Blasendehnbarkeit s. Detrusorkoeffizient, Compliance 34
Blasendehnungsfähigkeit 11
Blasendrucksteigerung 29
–, extrinsische 29
–, intrinsische 29
Blasenfüllung 38, 57
–, langsame 32
–, mittelschnelle 32
–, schnelle 32
Blasenfunktionsstörungen, neurogene 103
Blasenhalsinsuffizienz 70
Blasenhalsinzision nach Turner-Warwick 89
Blasenhypersensitivität 9, 72
Blasenhyposensitivität 17
Blasenkapazität 31, 66, 75
–, effektive 31, 35
–, funktionelle 15
–, maximale 31, 35
Blasenkontrolle 93
Blasenschrittmacher 92
Blasenstimulation, medikamentöse 84
Blasenverschluß 5
Bonneyscher Handgriff s. Elevationstest 23
Borreliose 19
Bors 103
Bougie à boule 23
Brindley 74, 91
Brown-Wickham 55, 62
Bulbocavernosus-Reflex 23, 38
Buscopan® 82, 84, 91
Butylscopolamin 82, 84

Carbachol 84, 89
Carbachol-Test s. Lapides-Test 19, 33, 83f
Cardular Uro® 89
CHESS-Klassifikation 52, 54
Cholinergika 89
Cholinesterasehemmer 84
Clitoris-Klips 74
Colon-Conduit 92
Comarr 10
Compliance s. Detrusorkoeffizient 4, 11, 34f, 66
–, Blasendehnbarkeit 31
Compliance-Berechnung 67
Converter, analog-digitaler 65
Corrigast® 91
Credéscher-Handgriff 87

Dantramacrin® 82
Dantrolen 82
Deafferentierung 91
–, intradurale 91
–, sakrale 74
Dehnbarkeit 35
Demenz 97
Denervierungshypersensibilitätstest s. Lapides-Test 83, 89
Denervierungsoperation 91
Denervierungstest 94
Depressionsdruck 60f
Depressionsquotient 60f
Descensus 13, 71
–, rotatorischer 40, 70f
–, vertikaler 70f
Detrusitol® 91
Detrusor, areflexiver 84ff, 88f, 94f
–, hyperreflexiver 15, 85, 90, 93
–, – mit Detrusor-Sphinkter-Dyssynergie 86, 90
–, – ohne Detrusor-Sphinkter-Dyssynergie 86, 92
–, hyporeflexiver 86
–, instabiler 15
–, stabiler 35
Detrusorakontraktilität 83f
Detrusoraktivität 4
Detrusor-Beckenboden-Dyssynergie 19
Detrusor-Blasenhals-Dysfunktion 76
Detrusor-Blasenhals-Dyskoordination 79f, 82
Detrusor-Blasenhals-Dyssynergie 20
Detrusor-Compliance 66

Sachregister

Detrusordehnbarkeit s. Detrusorkoeffizient, Compliance 67
Detrusordekompensation 18, 87
Detrusordruck 45
– am Ende des Flows 45
– bei maximalem Flow 45
–, maximaler 45
Detrusorhyperaktivität 9f, 72
–, ätiologische Zuordnung 98
–, differentialdiagnostische Formen 98
–, neurogene 11
–, Therapie 98
Detrusorhyperreflexie 11, 35, 90
Detrusorhypokontraktilität 18, 70, 82ff, 98
–, differentialdiagnostische Formen 98
–, myogene 84
–, neurogene 83
Detrusorinstabilität 11, 31, 35, 73
Detrusorkoeffizient 34
–, Compliance 31
Detrusorkontraktion 29, 39
–, unwillkürliche 10
Detrusorleistung 41
Detrusormuskulatur 1
Detrusoröffnungsdruck 45
Detrusor-Sphinkter/Beckenboden-Dyssynergie/Dysfunktion 50
Detrusor-Sphinkter-Dysfunktion 76
Detrusor-Sphinkter-Dyskoordination 79ff
Detrusor-Sphinkter-Dyssynergie 15, 19, 41, 81, 90, 93, 95
Detrusor-Sphinkter-Dyssynergie/Dysfunktion 39, 53
Detrusorstabilität 31
Dibenzyran® 82, 84, 89
Diblocin® 84
Diblocin Uro® 89
Differenzdruck 57
Digitalfilter 68
Dilatation, poststenotische 41
–, prästenotische 41
Distigminbromid 84, 89
Doryl® 84, 89
Double voiding 87
Doxazosin 84, 89
Drahtelektrode 37
Dranginkontinenz s. Urgeinkontinenz 8, 14
– bei Detrusorhyperaktivität 73
–, motorische 73
–, sensorische 72
–, Stufentherapie 74
Drangsyndrom, motorisches 72f
Dridase® 74, 91
Druck, intraurethraler 55
–, intravesikaler 56

Druckerhöhung, extrinsische 29
Druck-Fluß-Analyse 45, 68
Druck-Fluß-Kurve 47
Druck-Fluß-Messung 41
Druck-Fluß-Plot 45ff, 49f, 53
Druck-Fluß-Relation 45ff, 50
Druckspikes 68
Drucktransducer 30
Drucktransmission 5, 59ff
–, aktive 58ff, 70
–, passive 5, 58ff, 70
Drucktransmissionsprofil 59
Drucktransmissions-Ratio 60
Drucktransmissionswerte 60
Durchflußflowmetrie 25f
DURR (Dynamic Urethral Resistance Relation) 49f
Dynamic Urethral Resistance Relation (DURR) 49f
Dynamische Urethrale Widerstandsrelation 49, 50
Dysfunctional voiding 40
Dysfunktion 39, 79
Dyssynergie 39, 79
–, autonome 20
–, somatische 19
Dysurie 15, 23

1-Punkt-Klassifikation 53
1-Punkt-Verfahren 50
Eiswasser-Test 33
Elektroden, extradurale 92
Elektromyogramm 45
Elektromyographie 36
–, Aussagekraft 39
–, Indikation 36
–, Meßgrößen 37
–, Normalbefunde 39
Elektrostimulation 70, 89, 91
–, intravesikale 84, 89
Elektrostimulationsverfahren 74
Elevationstest 23
Emepronium 91
EMG 65
–, semiquantitatives 40
–, stilles 39
EMG-Oberflächenelektroden 36
Entleerungsphase 5, 17, 65, 73
–, gestörte 8
Enuresis 23, 25, 73f
–, primäre 75
–, sekundäre 75
Enzephalitis 97

Faszienzügelplastik 95
Fett-Injektion 70f
Fistelbildung 77
Fisteln 16
Flavoxat 74
Flotrin® 89

Flow, Druck bei maximalem, s. Uroflow 66
–, maximaler 51
Flow-EMG 53
Flow-Index 27, 29
Flowmeter 25
–, rotierende Scheibe 25
Flußanstiegszeit 27f
Flußrate 45
Flußzeit 27, 45
Formatio reticularis 4
Frequency/Urgency-Syndrom 7
Füllgeschwindigkeit 66
Füllphase 4
Füllstandsmessung, kapazitive 26
Fundusring 1
Funktionsstörung des unteren Harntraktes 104
Funktionsuntersuchungen 24

Gamma-Aminobuttersäure 82, 84
Ganglion pelvicum 2
Gap junctions 18
Gesamtwiderstand, urethraler 47
–, –, funktionelle Komponenten 47
–, –, mechanische Komponenten 47
Gibbon 104
Guillain-Barré-Syndrom 87
Gyrus frontalis 4

Harnableitung, supravesikale 74, 84, 87
Harnblasendenervierung 91
Harnblasenfunktionen 4
Harndrang, erster 31, 35
–, imperativer 7ff, 15
Harnfluß, durchschnittlicher, s. Uroflow 66
–, intermittierender 28
–, –, undulierend – Stakkato 28
–, maximaler 27, 45, 66
–, mittlerer 27, 45
Harnflußmessung 26
Harnflußrate 26f
Harnfluß-Zeit-Kurve 26
Harninkontinenz, extraurethrale 77
–, kindliche 73
Harnröhrenhypotonie 70
Harnröhrenklappen 76
Harnröhrenkompression 71
Harnröhrenmuskulatur 1
Harnröhrenring, bulbärer 76
Harnröhrenschleimhaut 72
Harnröhrenstenose, distale 76
Harnröhrenstreßprofil 70
Harnröhrenwandung 2
Harnröhrenwiderstand 41
Harnstauung 1
Harnstrahl, abgeschwächter 8
Harnträufeln 25

Sachregister

Harnverlust, drangbedingter, s. Urgeinkontinenz 72
Heidenreich/Beck 55
Herpes zoster 19
Hinterwurzeldurchtrennung 74
Hormon, antidiuretisches 75
Hyperaktivität, motorische 15
Hypermobilität 14
Hyperreaktivität 81
Hyperreflexie 104
Hypersensitivität 15
Hypokontraktilität 28
Hyporeaktivität 61, 70
Hyposensitvität 94
Hysteresekurve 46

ICS (International Continence Society), Standardisierung 103
ICS-Nomogramm 50, 52, 54
Ileum-Conduit 92
Imipramin 74
Implantation, extradurale von Elektroden 92
Impulse, afferente 72
Index, karyopyknotischer (KPI) 23, 72
Indoramin 89
Infrequent voiders 17
Ingelman-Sundberg/Stamey, Einteilung nach, Grad 1 69
–, – –, Grad 2 69
–, – –, Grad 3 69
Inkontinenz 7, 13
–, extraurethrale 16, 76
–, passive 16
Inkontinenzsymptomatik 8
Innervation 1ff
Irritation 9

Jacob-Creutzfeldt-Erkrankung 97

Katheterdurchmesser 64
Kauda-Syndrom 87
Klassifikation, Blasenentleerungsfunktion 103f
–, eigene pathophysiologisch-urodynamisch ausgerichtete 103
–, Harninkontinenz 103
–, komplett/inkomplett 103f
–, neurologische nach Gibbon 104
–, neurologisch-funktionelle nach Lapides 104
–, Neuron, oberes/unteres motorisches 103
–, sensorisch/motorisch 103f
–, urodynamisch ausgerichtete nach Krane und Siroky 104
Klassifikationen 103
– der International Continence Society (ICS) 103

Klebeelektrode 53
Klingelmatte 75
Kneifen 38f
Kollagen-Injektion 70f
Kondomurinal 91
Konus-/Kaudaläsion 97
Konus-/Kauda-Syndrom 87
Koordinationszentrum, pontines 90
Krane 104
Krise, hypertone 96
Kurven-Feinstruktur 65
Kurzzeit-Test 69

La Placesches Gesetz 4, 34
Lähmung, spastische 96
Läsion, untere motorische 18f
Lapides 104
Lapides-Test 19
Lazy bladder syndrome 17, 76
Leak-point-Druck 90
Lioresal® 82, 84
Lipom, intraspinales 95
Listing-Werte 66
Low-Compliance-Blase 11, 92
Lues 87

M. ischiocavernosus 37
– levator ani 2, 37
– pubococcygeus 2
– sphincter ani externus 37f
– – trigonalis 1
– – urethrae 37f
Meatusstenose 76
Membrankatheter 55, 63
Meningozele 95
Meßkatheter 62f
Meßplätze, urodynamische 64f
Meßsignale 65
Mestinon 89
Methanthelin 91
Mictonorm® 74, 91
Mikro-Tip-Katheter 67
Mikro-Tip-Transducer-Katheter 30, 57, 62ff
Mikrotips 55
Miktiometrie 41, 70, 79
Miktion 7
–, dysfunktionelle 20
–, verlängerte 25
Miktionsdauer 45
Miktionsdruck, annähernd geringster, Druck p_{muo} 51
–, geringster, Druck $p_{voidmin}$ 51
–, minimaler 45
Miktionsprotokolle 75
Miktionsschleife 46
Miktionsstörungen 103
Miktionstraining 87f
Miktionsverhalten 75
Miktionsverlängerung 23

Miktionsvolumen 27, 45
Miktionszeit 27, 66
Miktionszentrum, pontines 4
–, sakrales 4
Miktionszystourethrogramm 24
Minipress® 84, 89
Minirin-Therapie 76
Mittelhirn 4
Mononeuritis multiplex 94
Morbus Alzheimer 97
– Parkinson 10, 92, 98
– –, Prävalenz 98
– –, Symptome 98
– Pick 97
Mult.-Punkt-Verfahren (PURR) 51
Multiple Sklerose (MS) 90, 99
– –, Blasenfunktionsstörungen 99
– –, enzephalopathische Manifestation 99
– –, Klassifikation 99
– –, myelopathische Konusmanifestation 99
– –, – suprasakrale Manifestation 99
– –, Prävalenz 99
– –, Therapie 100
– –, –, empirische symptomatische 100
– –, –, urodynamische Klassifikation der Funktionsstörung 100
– –, Urodynamik 99
– –, Verlauf, schubweise progredienter 100
Musaril® 82
Muscala® 82
Myektomie, partielle 74
Myelodysplasie 95
Myelomeningozele 95
–, suprasakrale 90
Myocholine® 84, 89
Myospasmel® 82

N. coeruleus 4
– pelvicus 2
– –, autonome Innervation 2
– pudendus 3
Nabelstoma 92
Nachträufeln 23
Nadelelektrode 37, 38
Nadelstimulation 74
N-butyl-Scopolamin 91
Nekrosefistel 16
–, radiogene 16
Nervenblockaden der Sakralnerven 93
Neurogene Blase 10, 85f, 103f
Neuromodulation 74, 87, 91, 93
Neuropathie, autonome 87
–, diabetische 87, 94
Neuropraxie, reversible 19
Niedrig-Druck-Flanke 47

Nomogramm 27, 29, 51
Noradrenalin 3
Normaldruck-Hydrozephalus 97f
Nullpunkteinstellung 62
Nykturie 7f, 16, 23, 25

Oberflächenelektrode 37f
Obstruktion, funktionelle 19, 78f
–, – infravesikale 19, 76
–, infravesikale 19, 28, 41, 77, 79
–, kompressive 19
–, konstriktive 19
–, mechanische 19, 46, 48
–, – infravesikale 23, 78
–, subvesikale 103
Öffnungsdruck, urethraler 66
Östriol 74
Östrogene 70
Östrogenmangel 7, 70, 72
–, postmenopausaler 9, 15
Omnic® 89
Osmolarität, Messung 75
Ovestin® 74
Oxybutynin 74, 91

Pad-Test 69
Parasympathicus 3
Parasympathikomimetika 84
Pascal 31
Passive Urethral Resistance Relation (PURR) 47f
Passive Urethrale Widerstandsrelation 47
Pelvic bladder 86
Perfusion 57
Perfusionskatheter 62
Perfusionsmanometrie 55
Pessar 70
Phenoxybenzamin 82, 84, 89
Phimose 76
Pollakisurie 7ff, 15f, 23, 25
Polyneuropathie 87, 94
Polyurie, nächtliche 76
Post-Prostatektomieinkontinenz 99
Prazosin 84, 89
Profilometrie 53f, 62
Propanthelin 91
Propiverin 74, 91
Prostatahyperplasie, benigne (BPH) 41
Provokationstest 32, 38
–, zystometrischer 33
PURR (Passive Urethral Resistance Relation) 47f
–, lineare 51f
–, Schäfer-Nomogramm zur linearen 52
PURR-Anstieg 52
PURR-Fußpunkt 48, 52
Pyridostigmin 89

Querschnitt, suprasakraler traumatischer 90
–, traumatischer 90
Quetschhahnphänomen 70

Radiozystitis 9, 11
Reflexaktivität 38f
Reflexblase 11, 90
–, neurogene 11, 92
–, spinale 15, 85f, 90, 93, 96f
Reflexinkontinenz 11, 15f, 76, 90
Reflexprüfungen 23
Reflux 25, 41
–, vesiko-ureteraler 40
Reithosenanästhesie 23
Reizblase, idiopathische 7
Rektumamputation, abdominosakrale 94
REM-Phase 75
Resistance 19
Restharn 31, 45
Restharnbildung 25, 90
Restharngefühl 25
Retention, chronische 16
Rhizotomie 91
Rollenpumpen 67
Rückenmarksläsion, suprasakrale 96
Rückenmarkstrauma 95f
Ruheaktivität 39
Ruheprofil 56ff

Sakralblockade 91, 93
Sakralforamenstimulation 89
Sampling rate 65
Schäfer-Nomogramm 52ff
– zur linearen PURR 52
Schleimhautatrophie 72
Schlingenoperation 71
Schock, spinaler 96
Scott-Sphinkter 95
Selbstkatheterismus, intermittierender 99
Sensitivität 35
–, gestörte 23
SI-Einheiten 31
Silicon-Injektion 70f
Sirdalud® 82, 84
Siroky 104
Sonographie, perineale 70
Spasmex® 91
Spasmolyt® 74, 91
Spasuret® 74
Speicherfunktion 4
Speicherphase 65
–, gestörte 7
–, Zystomanometrie 69
–, Zystometrie 66
Speicherstörungen 103
Sphincter externus 37
Sphinkter, areflexiver schlaffer 95

–, insuffizienter 103
Sphinkterbradykinesie 98
Sphinkterfunktionsstörungen, neurogene 103
Sphinkterinsuffizienz 11, 14
Sphinkterinzision 87
Sphinktermechanismus, quergestreifter 2
Sphinkterotomie, externe 82
–, transurethrale externe 89
Sphinkterprothese 71
– nach Scott 72
Spikes 66
Spina bifida occulta 95
Stabilität 35
Stakkato-Miktion 23
Stamey 69
Stammganglien 4
Startschwierigkeiten 25
Startverzögerung 8, 23
Stimulation, permanente implantierbare 74
Stop-Flow-Test 83
Streß-Scores 7
Streßinkontinenz 7, 11, 13ff, 69, 76
–, Frau 70
–, Mann 71
–, neurogene 97
Streßprofil 56ff
Streßtest 23
Suspensionsplastiken 71
Sympathicus 3
Syphilis 97

Tabes dorsalis 87
Tanagho 74, 91
Tamsulosin® 89
Teflon-Injektion 70f
Terazosin 89
Tethered cord-Syndrom 95
Tetrazepam 82
Tinacidin 82
Tofranil® 74
Toilettentraining 93, 98
Tolterodine 91
Transmission, passive 13
Transmissionsdruck 60f
Transmissionsfaktor 60f
Transmissionsprofil 60
Triple voiding 87
Trospium 91
Trospiumchlorid 74

Überlaufinkontinenz 9, 16, 76, 83
Ubretid® 84, 89
URA (Urethral Resistance Algorithm) 51
Ureter, ektoper 16
Ureterovaginalfistel 16
Urethra, hypotone 14

Urethradruck, maximaler 56
Urethradruckmessung 57
Urethradruckprofil 11, 14, 53, 67, 73
– in Ruhe 65
Urethra-Hypotonie 61
Urethral Resistance Algorithm (URA) 51
Urethral Resistance Relation 46
Urethralänge, funktionelle 12, 55f, 58, 66
Urethralstöpsel 70
Urethraruheprofil 12, 57, 61, 70
Urethrastreßprofil 13, 58, 61, 70
Urethrastriktur 19
Urethraverschlußdruck 12, 56
–, maximaler 56, 58, 66
– unter Streß 60f
Urethritis, atrophe 14
Urethrocystoskopie 23
Urethrogramm 24
Urethrovaginalfistel 16
Urge 7
–, motorische 10
–, sensorische 9
Urge-Inkontinenz 15, 25, 72, 76
–, kindliche 76
–, motorische 7
–, primäre 72
–, sensorische 15
Urge-Scores 7
Urge-Syndrom 76
Urge/Urge-Inkontinenz 76
Urgency 7
Urinom 16
Urinvolumen 66
Urion® 89
Uro-Ripirin® 91
Uroflowmetrie s. Uroflow 25, 30, 66
Uroxatral® 89
URR (Urethral Restance Relation) 46

Vagantin® 91
Vaginalplastiken 71
Vaginalstöpsel 74
Valsalva-Manöver 88
Verschlußdruck, urethraler 57, 66
Verschlußinsuffizienz 11, 69
Verschlußmechanismus 35
–, insuffizienter 69

Vesikotomie 84
Vesikovaginalfistel 16
Video-Urodynamik 40
Vorderwurzelstimulator 74, 91

Waage, elektronische 25f
Wertheimsche Operation 94
Widerstandsrelation, dynamische urethrale 49f
–, passive urethrale 47
Wyodora® 89

Zeitverschiebung 68
2-Kanal-Katheter 62
2-Punkt-Verfahren 51
Zystitis, interstitielle 9, 15
–, tuberkulöse 15
Zystogramm, laterales 24, 70
Zystomanometrie 41, 65, 79ff
– der Speicherphase 66, 69
–, Entleerungsphase 68, 70
Zystopathie, diabetische 94
Zystostomie-Set 64
Zystozele 40
Zystozelenbildung 40, 70